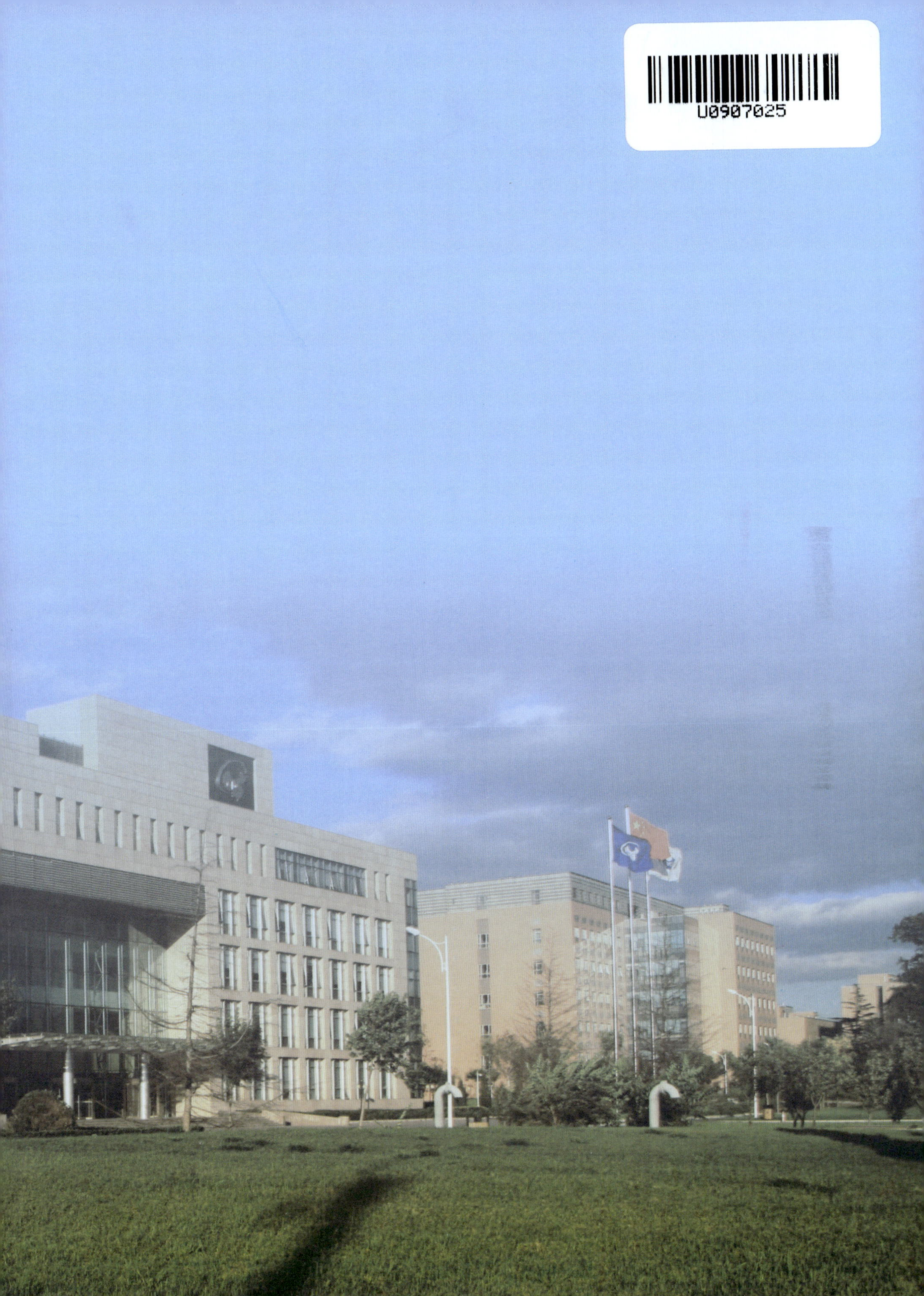

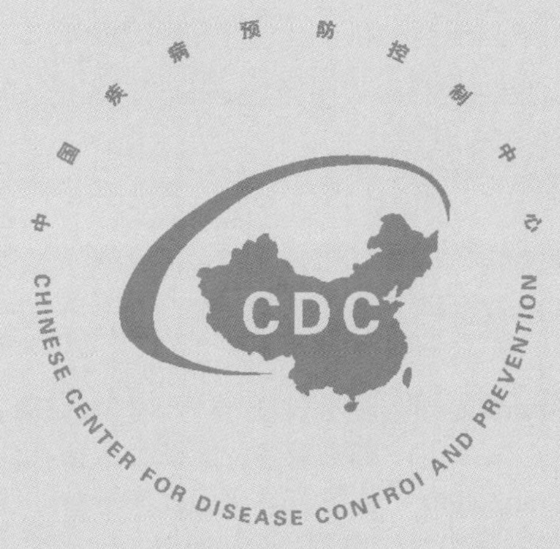

中国疾病预防控制中心年鉴

（2016年）

中国疾病预防控制中心　编著

人民卫生出版社

图书在版编目(CIP)数据

中国疾病预防控制中心年鉴. 2016年 / 中国疾病预防控制中心编著. —北京：人民卫生出版社，2019
ISBN 978-7-117-28121-8

Ⅰ. ①中… Ⅱ. ①中… Ⅲ. ①医药卫生组织机构—中国—2016—年鉴 Ⅳ. ①R197.2-54

中国版本图书馆CIP数据核字(2019)第030666号

中国疾病预防控制中心年鉴
（2016年）

编　　著：中国疾病预防控制中心
出版发行：人民卫生出版社（中继线 010-59780011）
地　　址：北京市朝阳区潘家园南里19号
邮　　编：100021
E - mail：pmph @ pmph.com
购书热线：010-59787592　010-59787584　010-65264830
印　　刷：人卫印务（北京）有限公司
经　　销：新华书店
开　　本：787 × 1092　1/16　**印张**：16　**插页**：8
字　　数：389千字
版　　次：2019年6月第1版　2019年6月第1版第1次印刷
标准书号：ISBN 978-7-117-28121-8
定　　价：117.00元

编写委员会

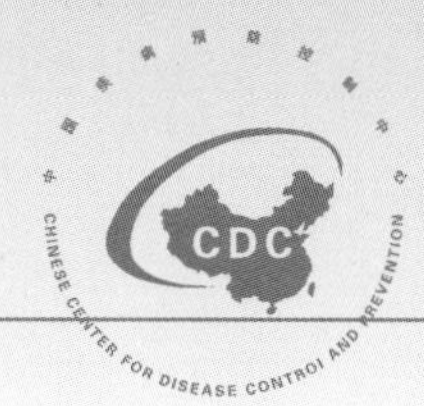

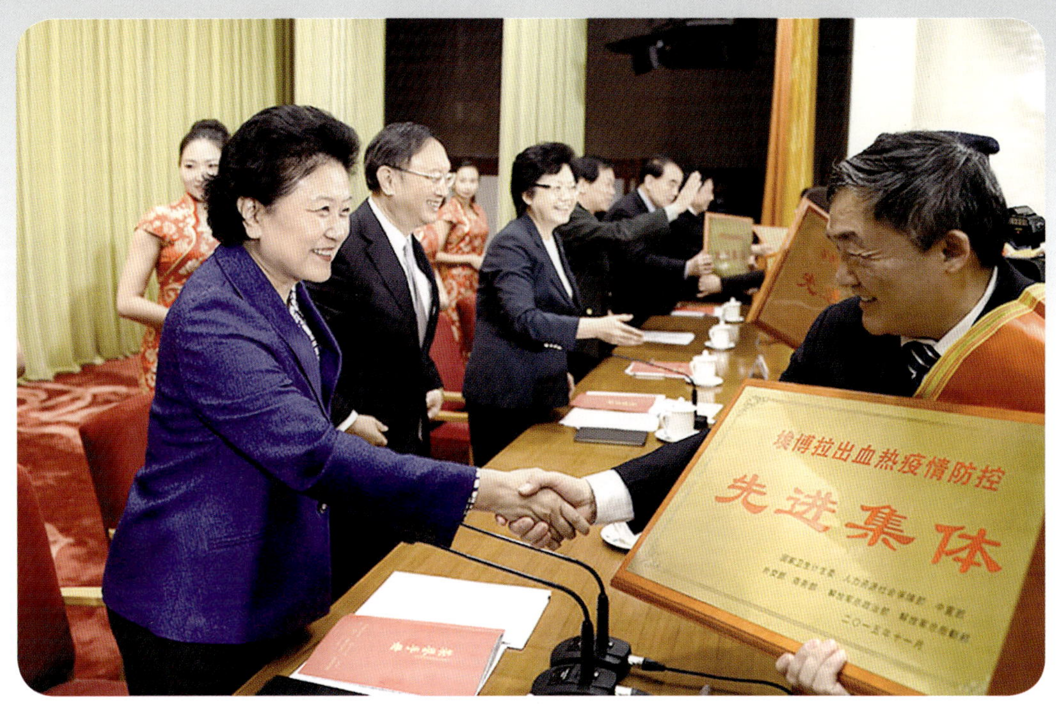

2015 年 11 月 25 日，埃博拉出血热疫情防控工作表彰大会授予中国疾控中心两个集体、十八个先进个人荣誉称号

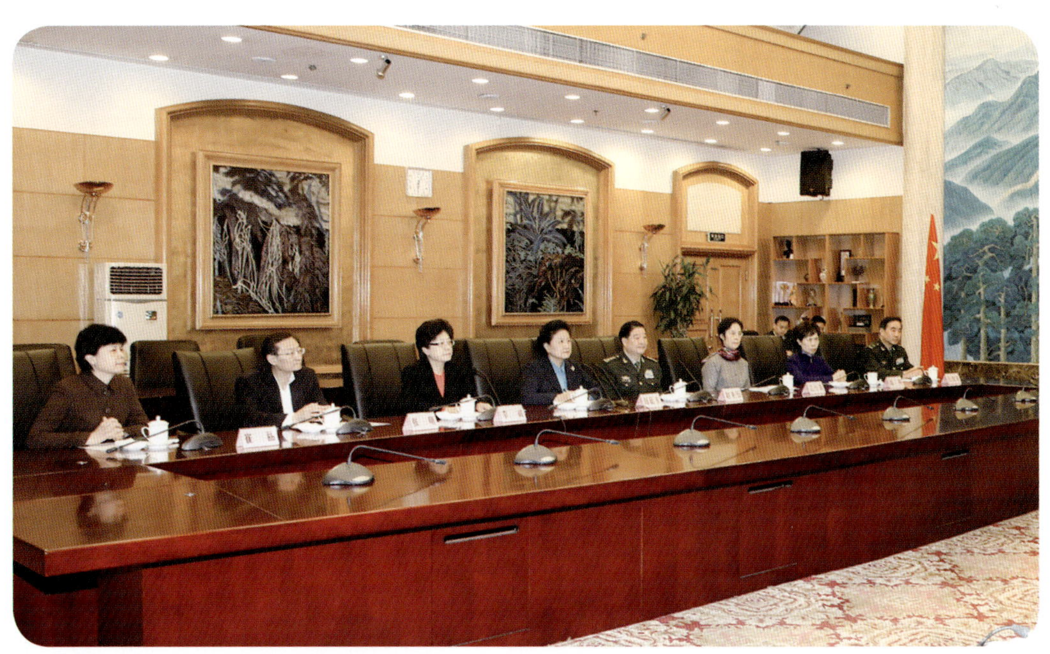

2015 年 12 月 16 日，中共中央政治局委员、国务院副总理刘延东和有关部门领导通过视频连线向我援非抗疫前线队伍致以新春问候

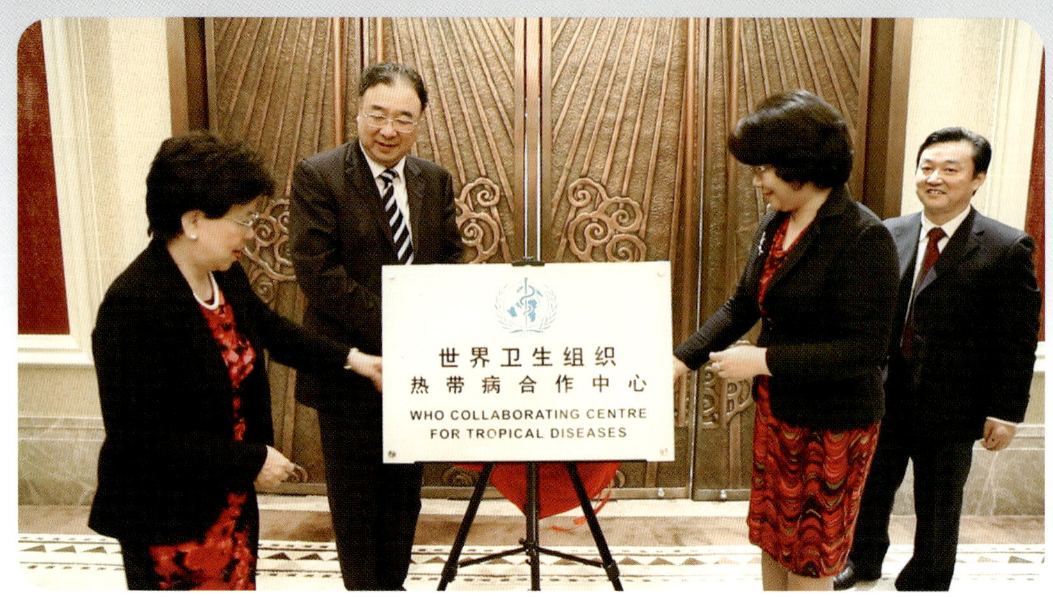

2015 年 10 月 17 日，世界卫生组织总干事陈冯、富珍、国家卫生计生委副主任马晓伟、上海市人民政府副市长翁铁慧为世界卫生组织热带病合作中心揭牌

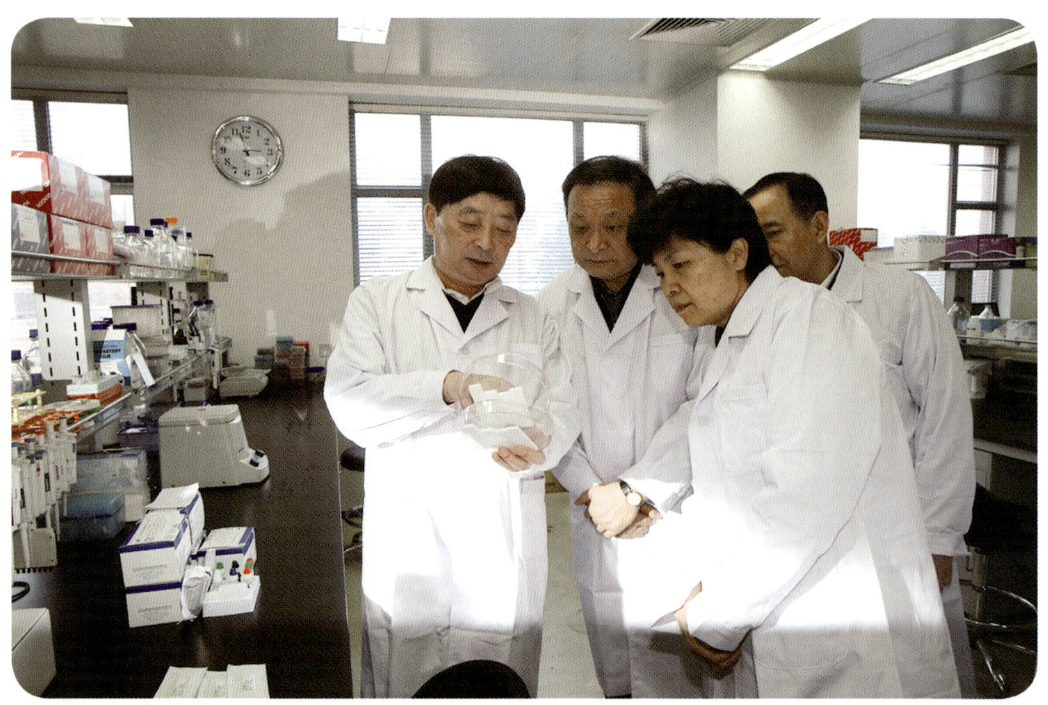

2015 年 2 月 16 日，国家卫生计生委副主任王国强、崔丽到中心调研

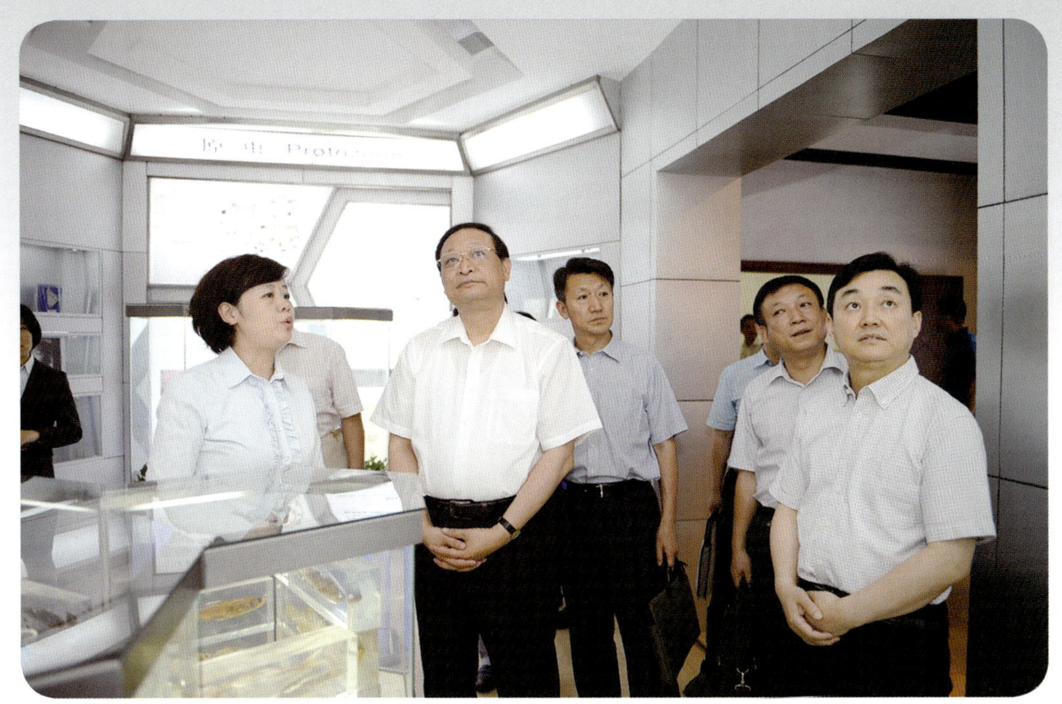

2015 年 6 月 25 日，国家卫生计生委副主任王国强到寄生虫病所调研委市合作共建工作

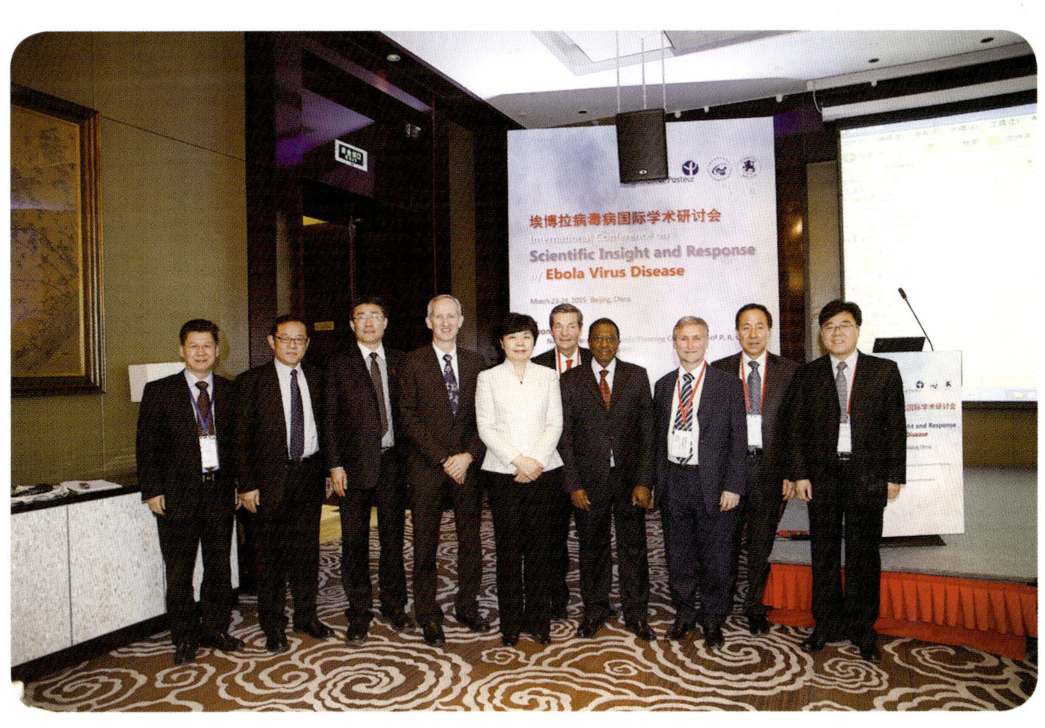

2015 年 3 月 23 日，崔丽副主任与国际合作伙伴在埃博拉病毒国际学术研讨会上

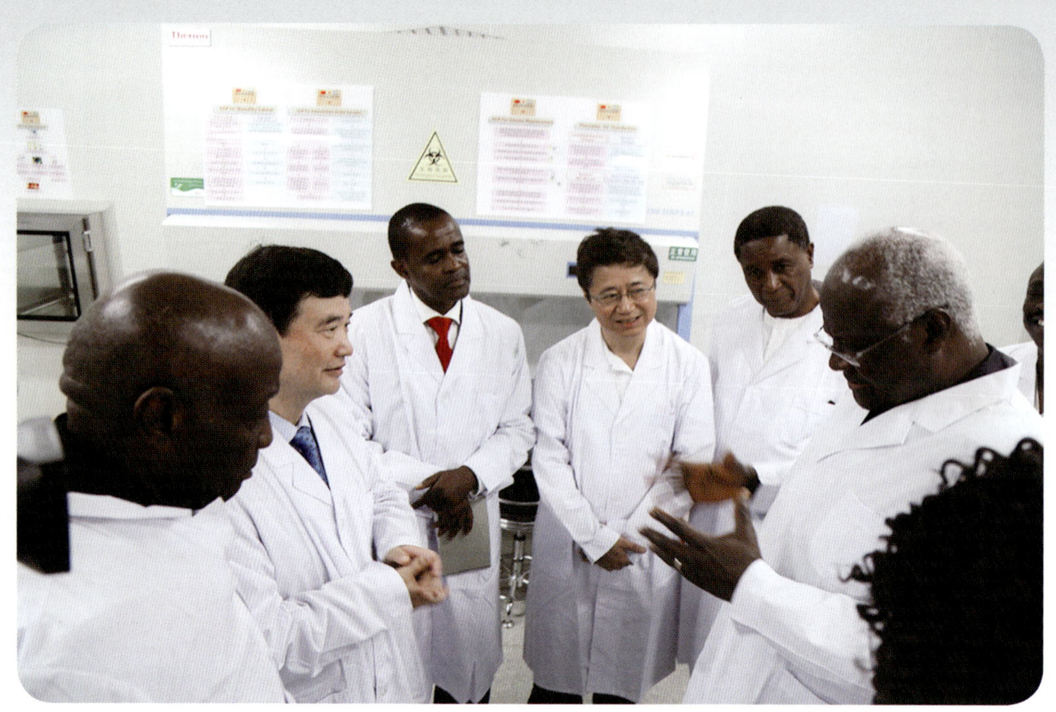

2015 年 3 月 10 日，塞拉利昂总统科罗马参观中国援助塞拉利昂固定生物安全实验室

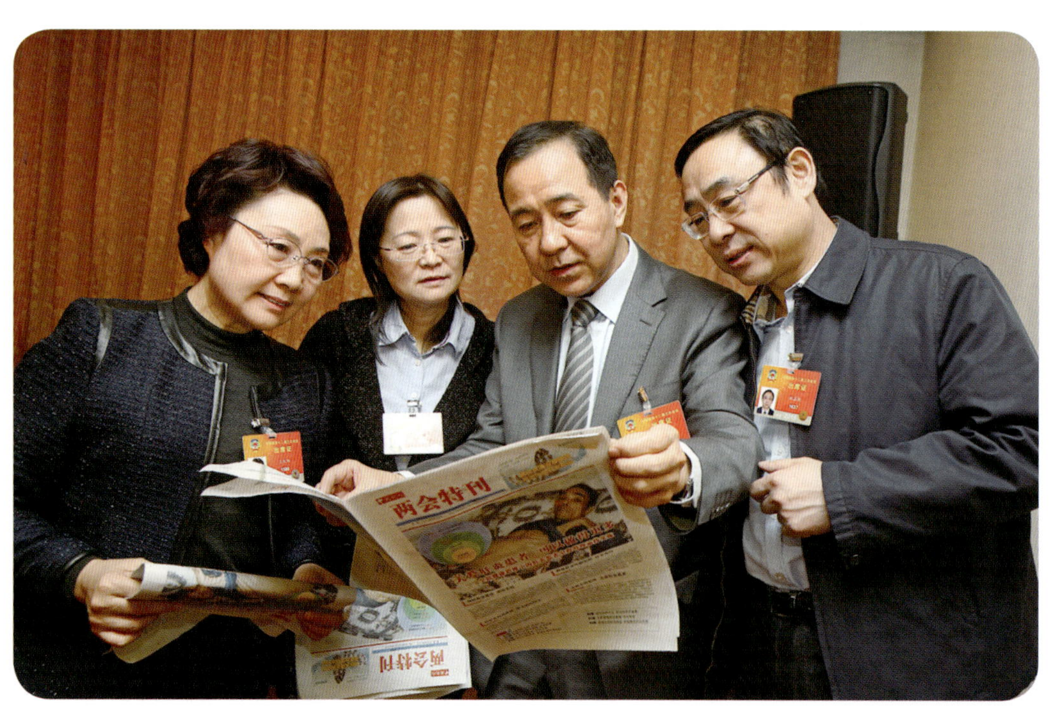

2015 年 3 月 9 日，两会代表关注《中国新闻》两会特刊（病毒性肝炎防治专辑）

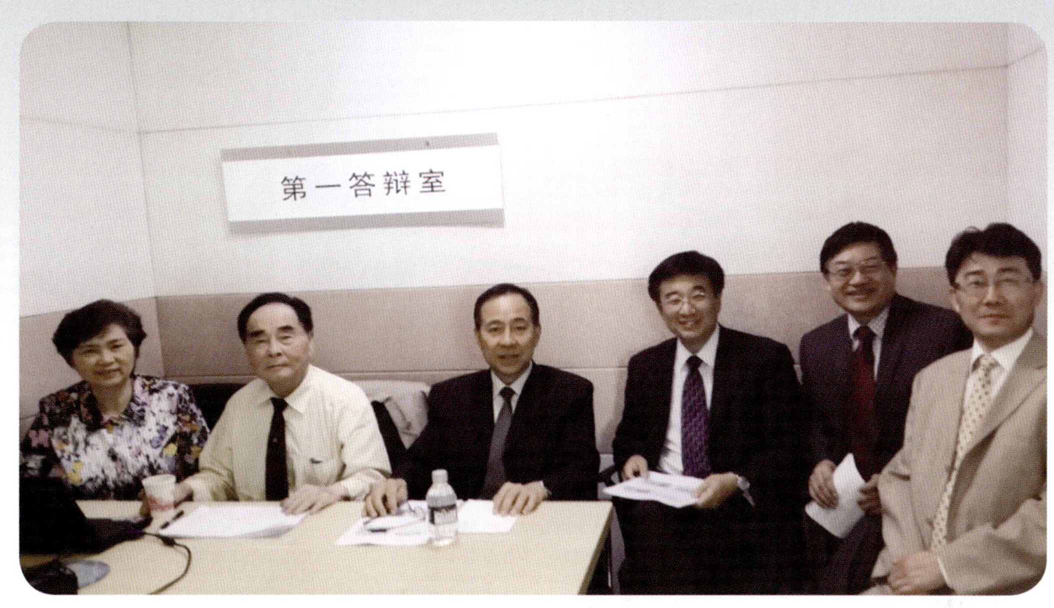

2015 年 1 月中国疾控中心牵头的“我国首次对甲型 H1N1 流感大流行有效防控及集成创新性研究”荣获 2014 年国家科学技术进步一等奖

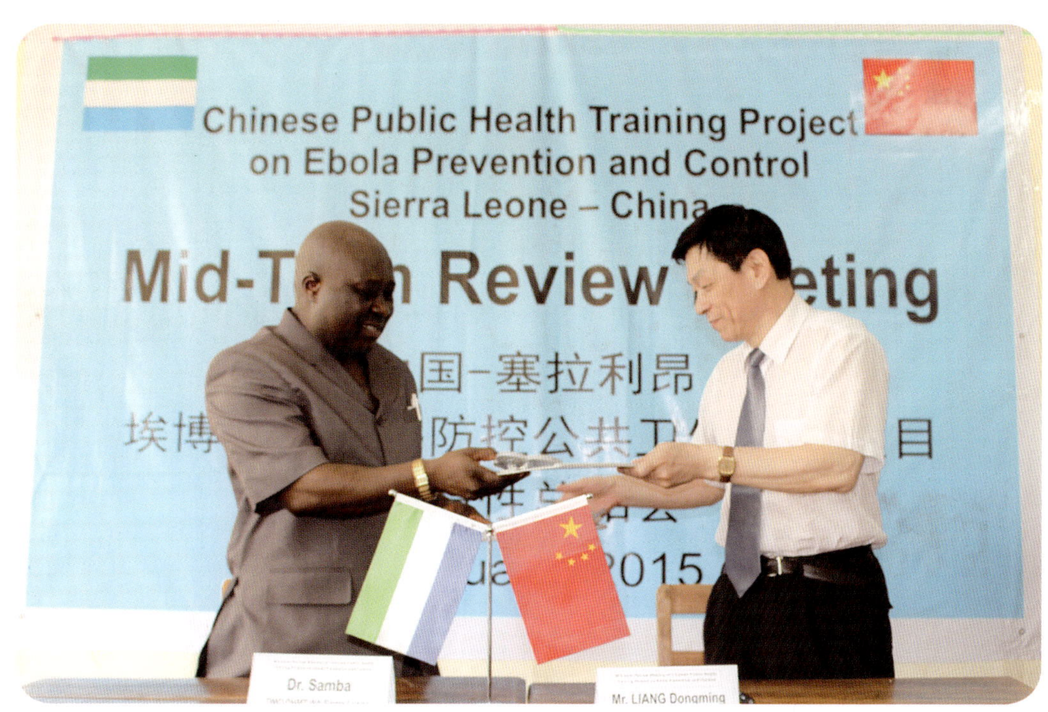

2015 年 2 月 9 日，中国 - 塞拉利昂埃博拉出血热防控公共卫生培训项目阶段性总结，双方签署合作备忘录

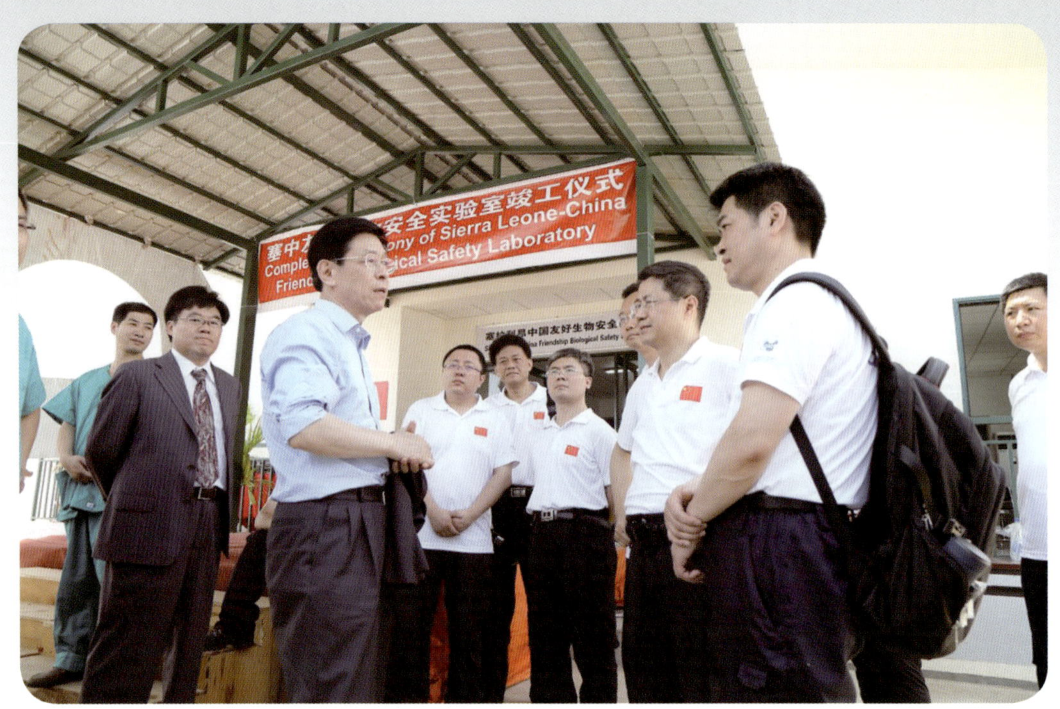

2015 年 2 月中国疾控中心援助塞拉利昂固定生物安全实验室竣工

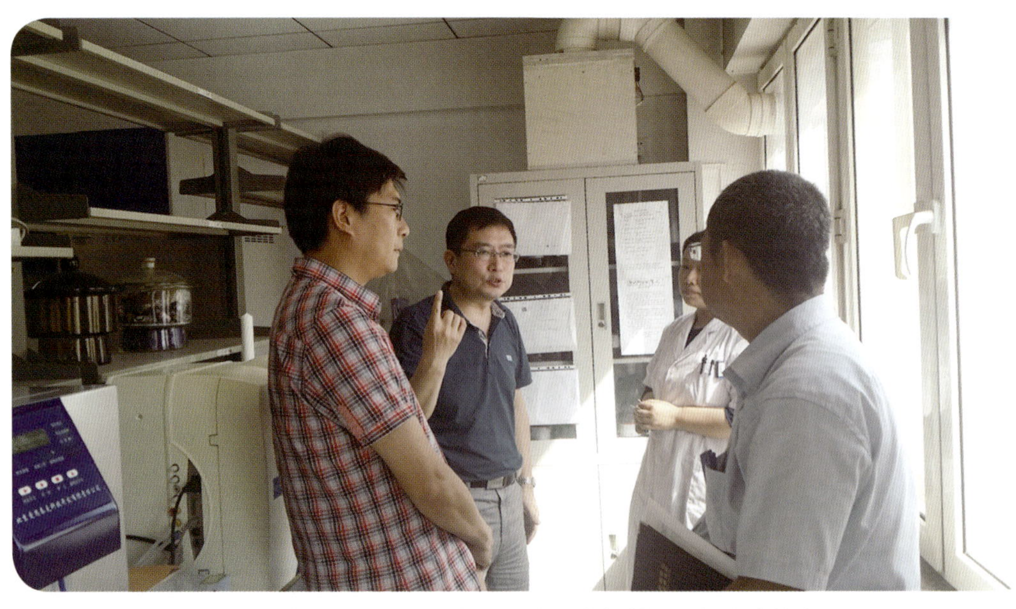

2015 年 8 月 27 日，刘剑君副主任在辐射所进行安全检查

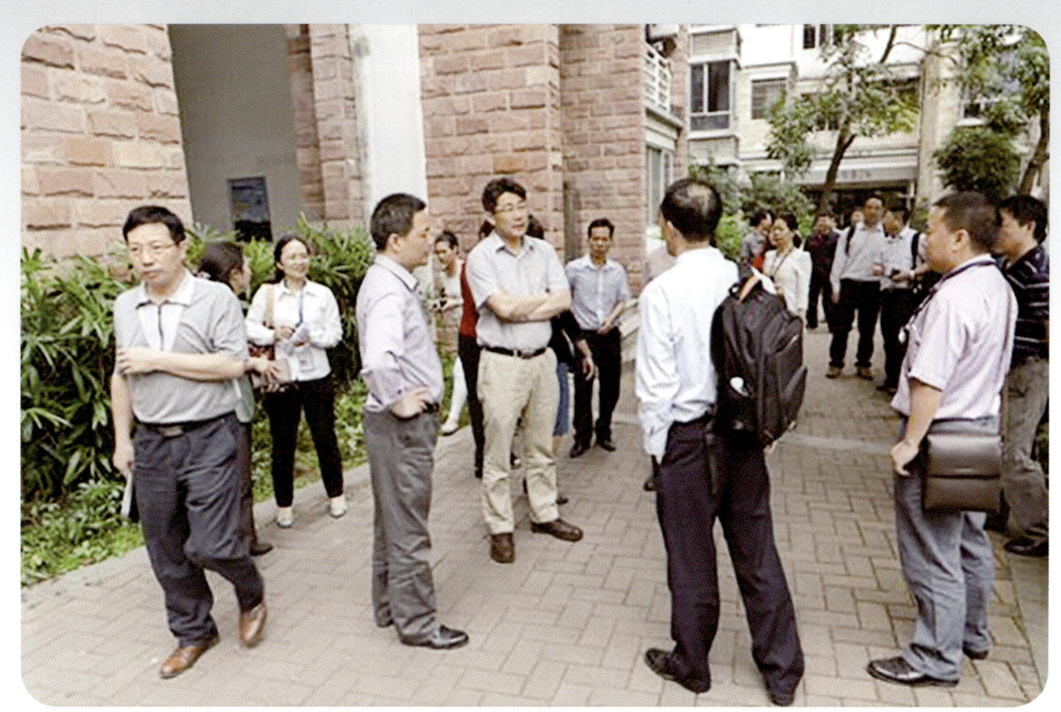

2015 年 4 月 23 日，高福副主任赴广东指导登革热疫情防控工作

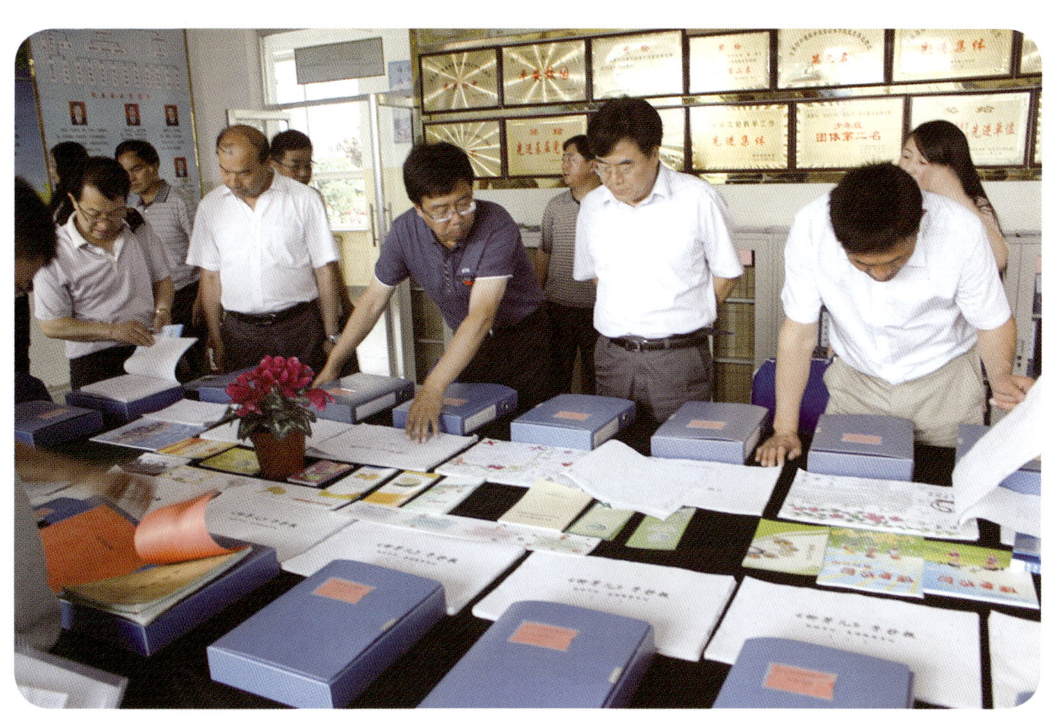

2015 年 6 月，中国疾控中心组队参加国务院“农村义务教育学生营养改善计划”实施情况专项督导

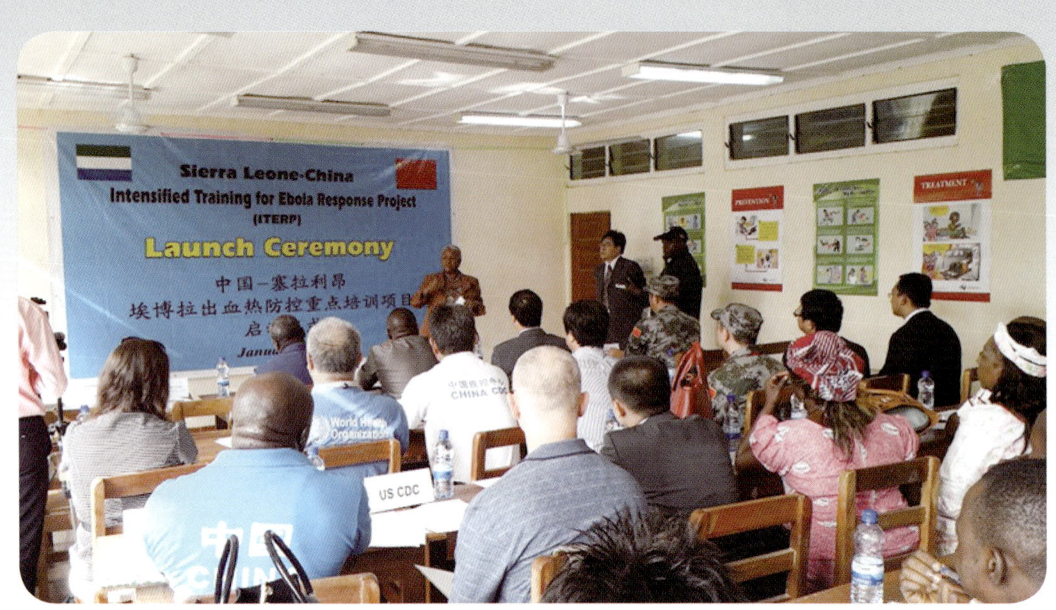

2015 年 1 月，中国—塞拉利昂埃博拉出血热重点培训项目启动

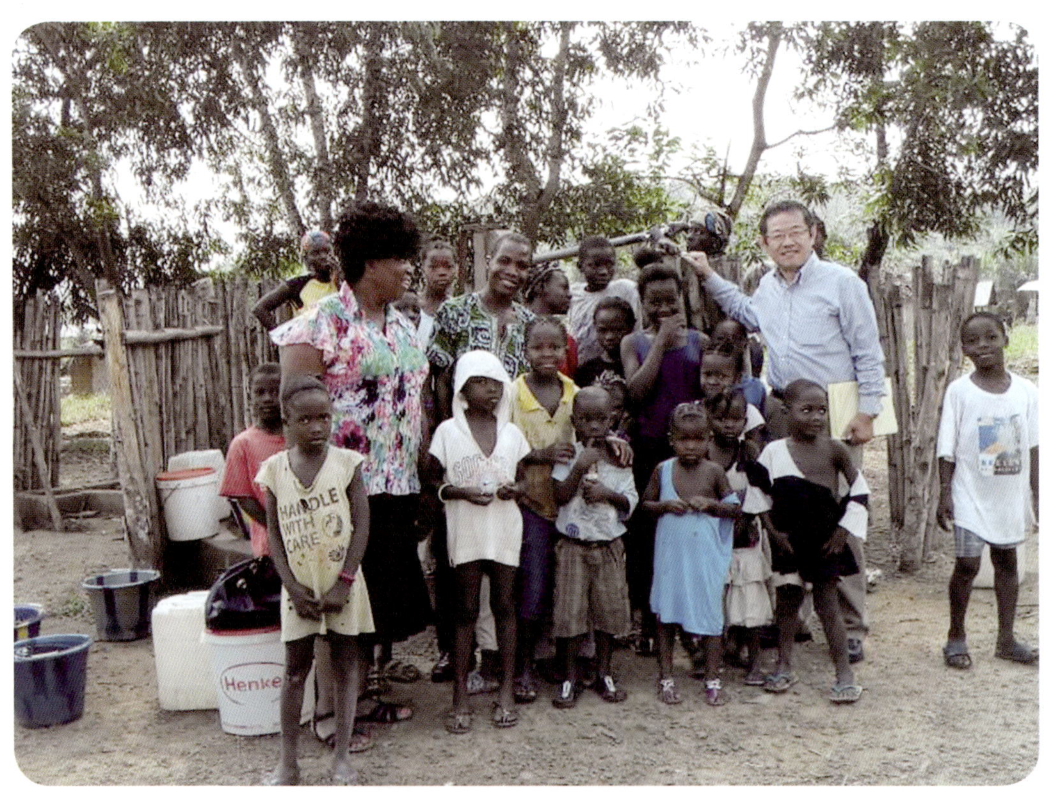

2015 年 1 月 26 日，中心副主任冯子健担任联合国埃博拉应急特派团高级顾问赴利比里亚、几内亚处理埃博拉疫情进行学校评估

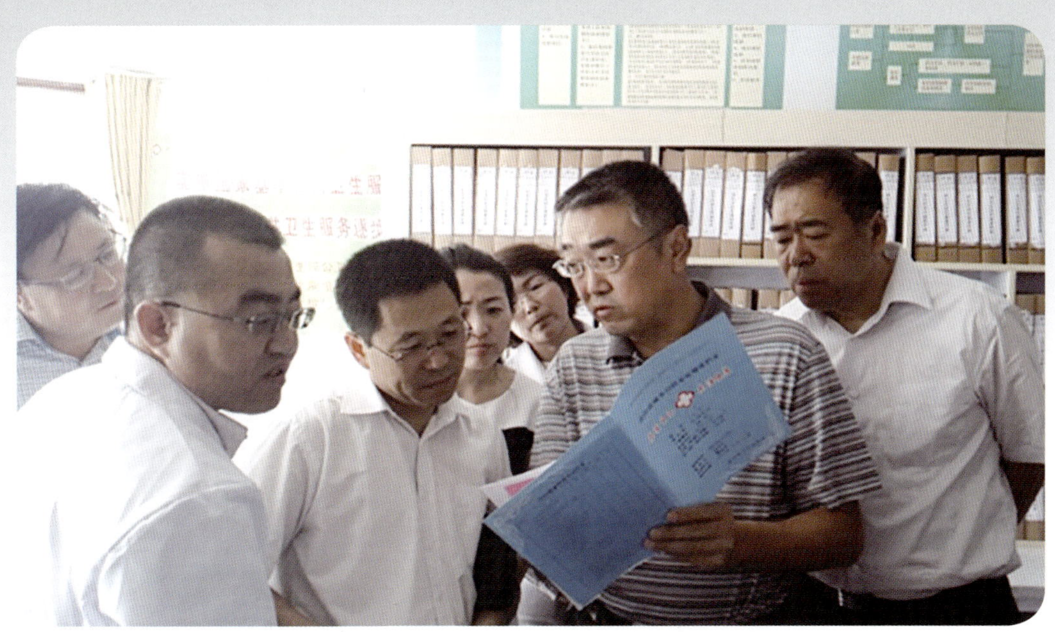

2015 年 7 月 26 日，王健副书记在甘肃西部基层调研

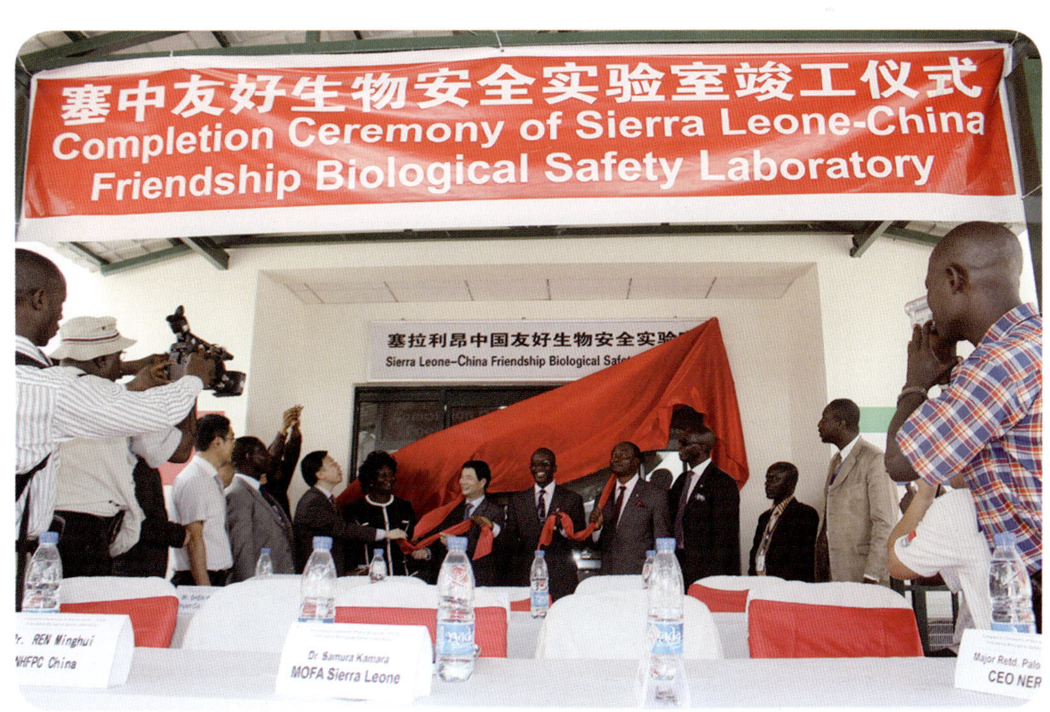

2015 年 2 月 11 日，中国援建塞拉利昂固定生物安全实验室举行竣工揭幕仪式

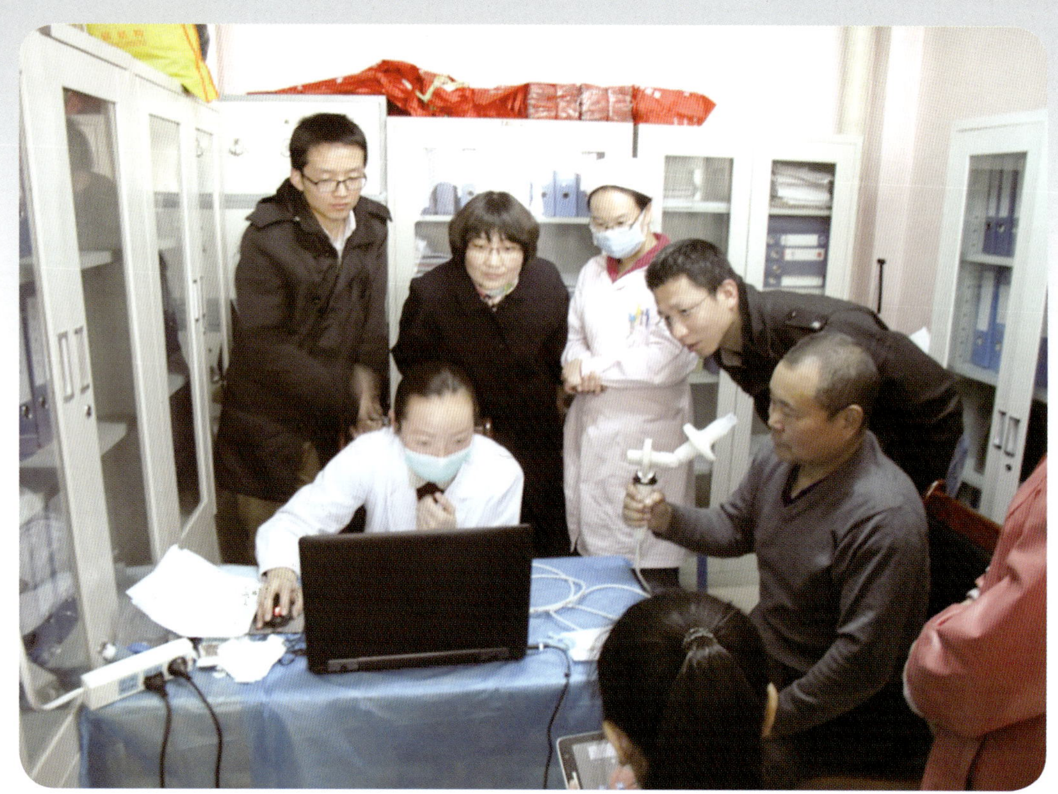

2015 年 3 月，国家慢阻肺监测技术组赴青海省开展中国居民慢阻肺监测现场工作督导

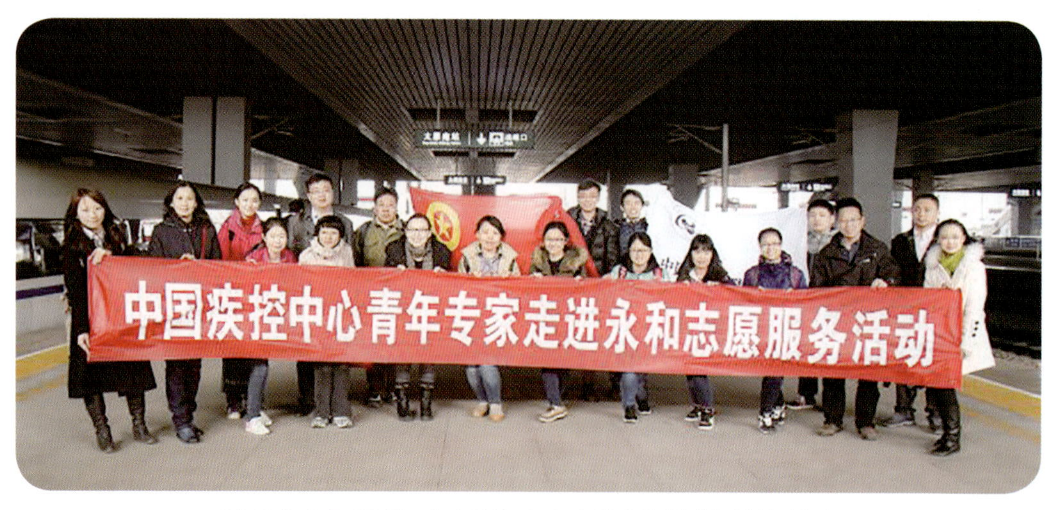

2015 年 3 月 25 日，中心青年专家走进永和县志愿服务活动

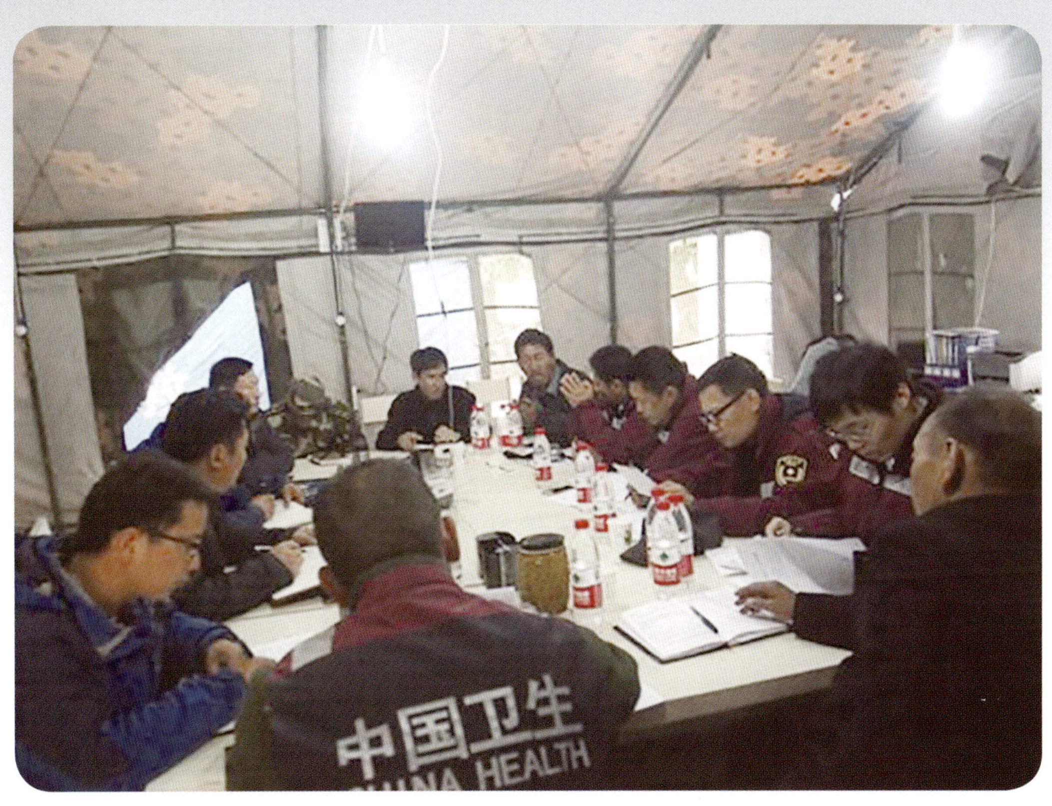

2015 年 4 月，中心重大自然灾害卫生应急先遣队赴西藏日喀则开展地震灾后卫生防疫援助工作

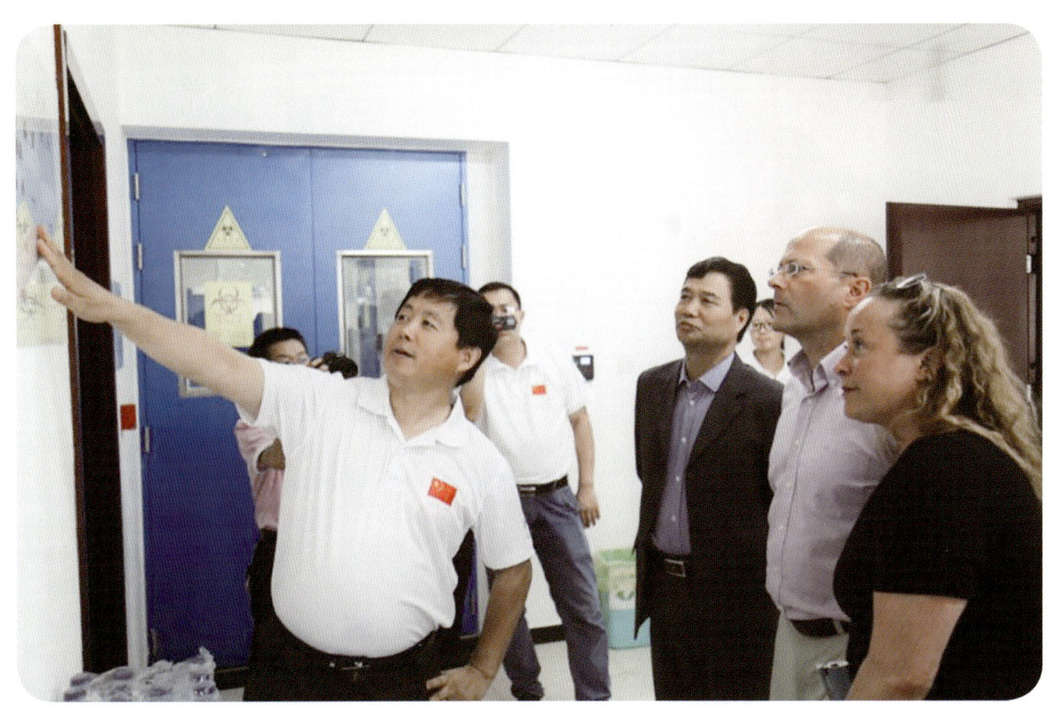

2015 年 7 月，中美两国驻塞大使参观中国疾控中心援助塞拉利昂固定生物安全实验室

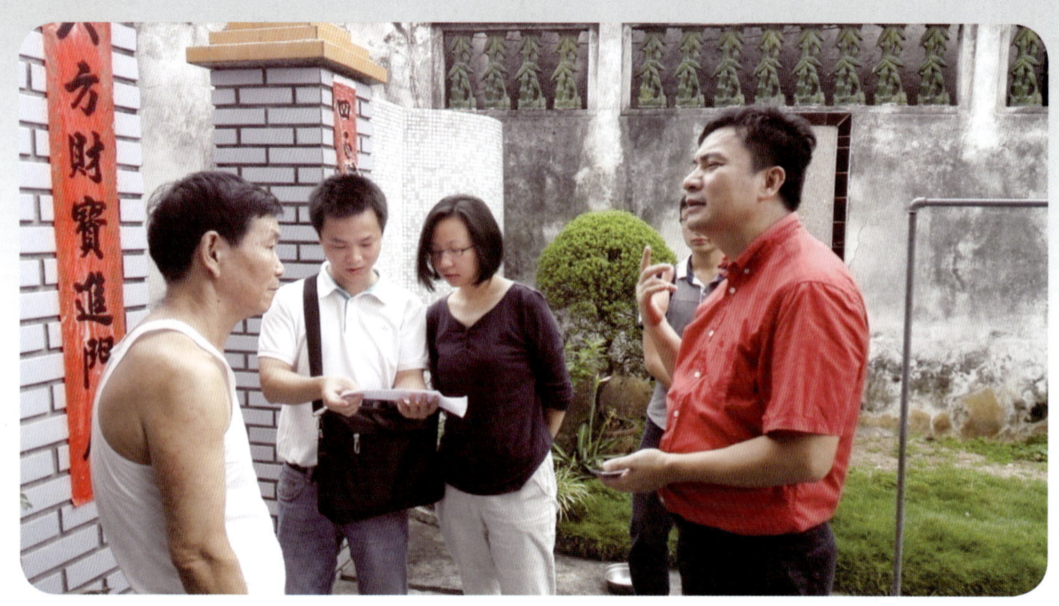

2015 年 9 月，中心增派专家赴广东省潮州市指导登革热暴发疫情处置工作

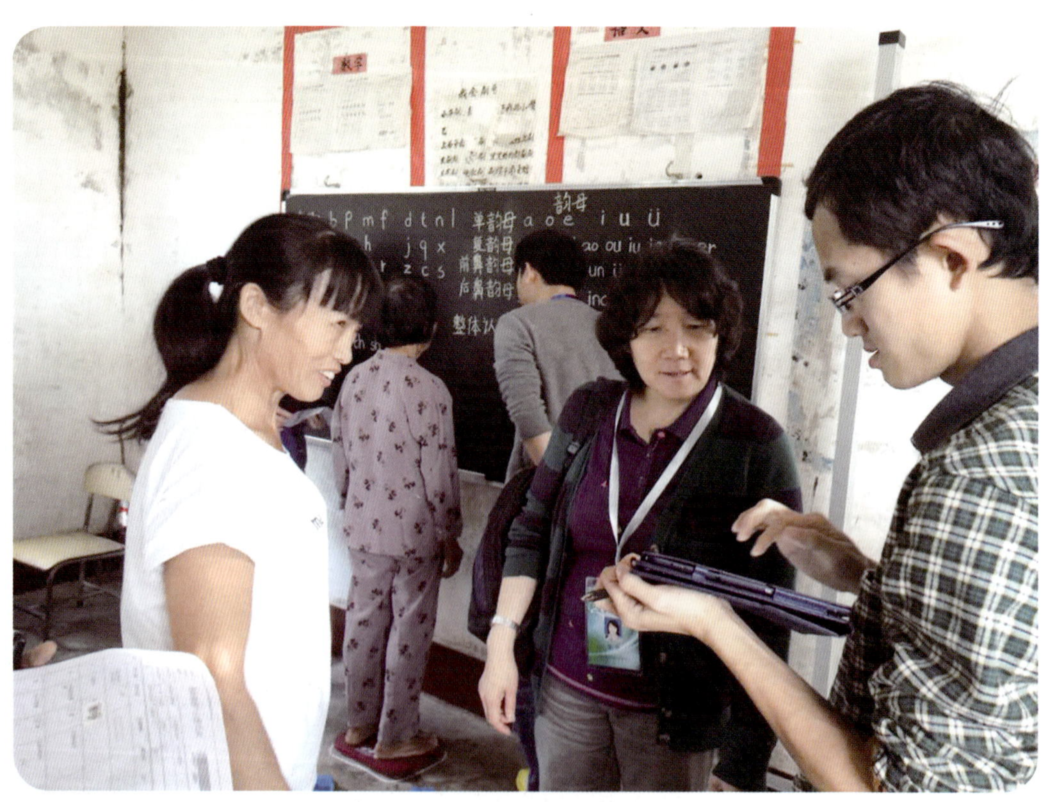

2015 年 12 月 12 日，营养所专家在海南省定安县雷鸣镇体检场所进行营养监测督导

目　录

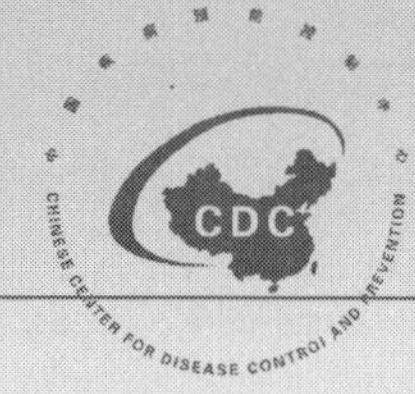

第一部分　重要会议及讲话

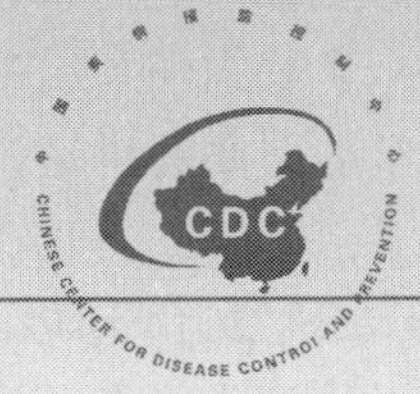

王国强同志在2015年全国疾控中心主任工作会议上的讲话

（根据王国强同志讲话整理）

2015年6月17日

同志们：

大家上午好，很高兴出席2015年全国疾控中心主任工作会议。我这次来的主要目的，第一是来看望大家，通过和大家交流，听取大家对疾控中心发展的有什么意见和建议，第二是为我们疾控中心多年来为我国疾控事业发展做出的贡献点个赞。我分管疾控时间不长，就我目前了解的情况，讲几点意见，供大家讨论时参考。

一、充分认识疾控工作得到前所未有的重视和支持，进一步增强我们的使命感

疾病预防控制工作是卫生计生工作最基本、最核心的内容之一，是体现预防为主方针的根本所在。疾控体系建设与事业发展，历来受到党中央、国务院的高度重视。近几年来，党中央国务院对疾控工作始终给予高度关注、重视和支持。2014年8月，习近平总书记就提高防疫人员待遇等问题作出了重要批示；在今年新年来临之际，习近平总书记向我援非抗疫全体医疗卫生人员致慰问信，高度赞扬援非人员"在病毒检测、病人留观和治疗、公共卫生防疫培训等方面取得显著成效"，给予了我们公共卫生工作者以巨大鼓舞。2014年11月，李克强总理主持召开国务院常务会议，确定进一步加强传染病防治人员安全防护措施，维护传染病防治人员健康权益。在李克强总理和刘延东副总理亲切关怀和直接过问下，2015年1月份，中国疾控中心实施了绩效工资和疾控特岗津贴，职工人均月收入增加1500元。这是2004年以来，特岗津贴首次在国务院备案，体现了疾控工作的特殊性。刘延东副总理在中国疾控中心调研时，亲自归纳提炼出了中国疾控中心疾病控制、卫生应急、科学研究、教育培训"四位一体"的职能特点，为中国疾控中心争取更多的保障政策提供了坚实的基础；刘延东副总理多次主持召开会议，专题研究人感染H7N9禽流感、埃博拉出血热疫情、病毒性肝炎、癌症等重大疾病防治工作；先后召开全国血吸虫病防治工作会议和国务院艾滋病防治工作委员会全体会议，和全国爱国卫生工作电视电话会议，部署防治工作。

国家卫生计生委党组高度重视疾控事业发展，多次召开党组会议进行专题研究。李斌主任到国家卫生计生委履职的第二天，就到国家疾控中心调研；在推进疾控体系建设和疾

控事业发展方面，更是亲自指导、亲自调研、亲自协调解决重大问题。今年召开了全国疾控工作会议，李斌主任亲自参加，并在会上做了重要讲话，这也是她第一次参加全国疾控工作会，做了非常重要的讲话，充分体现了卫生及卫生党组对疾控工作的高度重视，同时也是对疾控系统做出的成绩和贡献的充分肯定。在党中央和国务院的亲切关怀下，在委党组的大力协调推动下，2014 年以来，相继出台了多项疾控利好政策，并正得到落实。一是 2014 年 1 月国家卫生计生委会同中央编办、财政部联合印发《关于疾病预防控制中心机构编制标准的指导意见》，就机构基本职能、机构设置和编制配备等作出了明确规定。目前广西等地已会同相关部门，制定了本地区的实施办法和核编标准。二是 2014 年 12 月国务院印发《关于进一步加强新时期爱国卫生工作的意见》，就加强各级疾控中心实验室建设提出了明确要求。三是 2015 年 1 月国务院办公厅印发《关于加强传染病防治人员安全防护的意见》，提出要建立传染病防疫津贴动态调整机制和突发传染病疫情的应急处置工作补助；推进国家生物安全四级实验室建设，每个省份至少设有一个生物安全三级实验室。目前，国家卫生计生委协调有关部门，正在研究制定卫生防疫津贴调整办法；对援非抗疫人员给予临时性工作补助。中国疾控中心与中国科学院武汉病毒研究所共同组建“新发传染病与生物安全联合研究中心”，利用各自优势，共享资源，使用生物安全四级实验室，联合开展针对其他烈性病毒的研究。四是 2015 年 6 月，国家卫生计生委会同财政部、中医药局印发《关于做好 2015 年国家基本公共卫生服务项目工作的通知》，将 2015 年人均基本公共卫生服务标准提高到 40 元，增加高血压、糖尿病和严重精神障碍患者管理人数，对血压、血糖控制不理想的患者增加随访次数，随访次数，新增加结核病患者健康管理服务，开展可疑者推介转诊，对患者进行随访管理，监督其规范服药；加强预防接种服务，完善建立预防接种证、卡服务并给予相应补助，提高每接种剂次补助水平。这些政策和措施尽管不能完全解决我们疾控中心发展中面临的困难和问题，但是这些政策确实也给了疾控工作大力支持。

各级疾控机构要学习好、传达好、贯彻好、落实好、使用好这些政策精神，传递和放大正能量，提振疾控队伍信心，鼓足干劲，扎实推进疾控工作。

二、充分肯定疾控工作取得的前所未有的成绩和发展，不断增强疾控能力

2014 年以来，各级疾控机构认真履职尽责，发挥疾控工作主力军作用，在突发公共卫生事件处置、传染病防控、慢性病防治、健康危害因素监测评价等方面取得了明显成绩。

（一）有序有效处置突发新发传染病疫情

制定完善埃博拉出血热防控预案、方案，落实各项防控措施，积极防范疫情输入，实现了零输入、零感染的目标。第一次成建制派出公共卫生队伍援非抗疫任务，开展移动实验室检测和公共卫生师资培训，援助塞拉利昂建设固定 P3 实验室，得到受援国、国际社会的充分肯定和高度赞扬。广东惠州出现中东呼吸综合征输入性病例后，疾控机构反应迅速，及时做好病例发现、密接的追踪管理、病毒基因测序、院感控制等工作。及时做好云南鲁甸和西藏震后灾区疫情评估、环境消杀、预防接种等卫生防疫工作，实现大灾之后无大疫。及时派出医疗防疫队，支援尼泊尔震后防疫和医疗救治工作，获得了尼泊尔方面和国际社会的高度赞誉。

（二）扎实做好重大传染病防控工作

免疫规划工作扎实推进，全国以乡（镇）为单位适龄儿童国家免疫规划疫苗报告接种率

继续保持在90%以上，继续维持无脊灰状态。艾滋病疫情总体上继续控制在低流行水平，截至2014年底，报告存活的感染者和病人为50.1万例，有18.4万名吸毒人员和29.5万名感染者、病人正在接受治疗。传染性肺结核患病率明显下降，截至2014年底，全国发现并治疗管理活动性肺结核患者79.4万例，与上年同期相比下降3.7%，新涂阳肺结核患者治愈率继续维持在85%以上。血吸虫病疫情降至历史最低水平，截至2014年底，全国453个流行县区中，已有98.9%的县达到传播阻断或传播控制。此外，及时处置人感染H7N9禽流感、登革热、麻疹、流感和首例输入性非洲锥虫病等传染病疫情。

（三）稳步推进慢性病防治工作

整合慢性病和营养健康监测工作，规范慢性病数据统计管理，初步建立起涵盖居民死因、慢性病及其危险因素、肿瘤随访登记、居民营养状况等内容的综合监测系统，基本掌握重大慢性病发病特征和发展趋势。组织编制了中国慢性病与营养状况报告。修订慢性病综合防控示范区建设管理办法，完成第三批国家慢性病综合防控示范区建设，目前共建成国家慢性病综合防控示范区265个。广泛开展全民健康生活方式行动，已覆盖全国77.4%的县区。充分发挥中医药在慢性病防治中的作用，实施中医“治未病”健康工程。

（四）不断拓展职业卫生、环境卫生等公共卫生监测工作

修订了《职业病诊断鉴定管理办法》《职业病分类和目录》等规章和规范性文件，制定了《职业病诊断通则》等职业病卫生标准。截至2014年现行有效国家职业卫生和放射卫生标准分别达到351项和163项。对全国134个县3600多家企业重点职业病进行了监测，覆盖人群近17万。将城乡饮用水卫生监测扩大至全国所有市、县城区和60%的乡镇，农村环境健康危害因素监测已覆盖全国700个县，空气污染对人群健康影响监测到2014年覆盖全国31个省份。

这些成绩的取得，是因为我们有一支非常宝贵的疾控队伍，他们面对困难和风险，能够挺身而出，能够勇往直前，拉得出，打得响，决战决胜，有一种底气和信心，是令人感动的，值得赞赏的。因此，要继续加强能力建设、作风建设，树立疾控队伍形象。

三、充分研判疾控工作面临前所未有的困难和挑战，不断增强危机感

我国是人口大国，已迈入中高收入国家行列，当前面临发达国家和发展中国家的双重疾病和健康问题。一方面，传染病防控形势依然严峻。部分传统传染病仍然没有得到完全控制，艾滋病经采供血传播、吸毒传播、母婴传播得到有效控制后，经性传播已成为主要的传播途径，干预工作难度加大。目前全国有活动性肺结核病人约500万，每年报告肺结核患者，始终位居全国甲乙类传染病前列。人群乙肝表面抗原携带率仍处于较高水平。同时，新发传染病疫情不断发生，近10年每年都会出现1～2种新发传染病。另一方面，慢性病负担越来越重。近年来，我国慢性病发病人数呈快速上升趋势，心脑血管病、恶性肿瘤等慢性病已成为主要死因，死亡人数已经占到我国总死亡的85%，导致的疾病负担占总负担的近70%，而且严重威胁劳动力人口的健康，2010年我国居民因慢性病死亡的劳动力人口达220万。如果不能有效控制传染病的发生流行，不能有效遏制慢性病的快速上升，将会对我国经济社会发展产生严重影响。

同时，疾控队伍能力现状还不能完全适应当前疾病防控工作的需要。一是疾控人员总体数量不足、素质不高。截至2012年底，全国共有疾病预防控制人员22.4万人，平均每万

服务人口有 1.65 名，距离我国制定的 1.75 人 / 万服务人口的标准还有一定差距。2012 年，全国疾控中心本科以上学历人员仅为 32.6%，县级疾控中心无职称人员比例高达 25.1%。二是队伍建设和人才培养问题仍然突出，目前我国尚未建立符合行业特点的公卫医师规范化培训制度。三是人员待遇亟待改善，如何能够创造吸引和留住人才这样的有利环境。

四、充分意识疾控工作承担的前所未有的任务和责任，不断增强责任感

（一）不折不扣抓好年初确定各项任务的落实

今年时间已过近半，各级疾控机构要对照年初工作安排，抓紧逐条梳理任务完成情况。对于已经完成且见到成效的，要抓好成果的巩固。对于尚未到达预期进度的工作，要查找薄弱环节，组织力量集中攻关，加快执行进度，确保按期高质量完成。各级疾控机构要以求真务实的态度、以只争朝夕的劲头，真抓实干，提高执行力，要层层负责，落实到人，定下来的事情就要雷厉风行，一抓到底，使抓落实形成习惯、形成规矩，真正把好事办好，实事办实。这里，我再重点强调几项工作：一是疾控专项规划多，时间紧、任务重，各级疾控机构要按照部署要求，抓紧开展“十二五”规划终期评估和“十三五”规划的编制工作。二是我国与中东地区国家和韩国各类人员往来频繁，尤其是与韩国毗邻，韩国 MERS 疫情形势目前来看还比较严重，疫情输入的风险明显加大。对此，各级疾控机构要高度重视，及时研判，严防输入，科学应对，把风险降到最低。三是今年国家卫生计生委将选择部分试点地区探索建立高血压、糖尿病等慢性病分级诊疗服务和结核病综合防治管理模式，将重大疾病诊疗交由医疗机构负责，将患者社区健康管理、随访服务和健康教育等逐步交由基层医疗卫生机构承担，各级疾控机构要主动参与，工作重心逐步转向信息管理、早期干预、监测评价等方面，提升防治效果。

（二）不断提高疾控业务核心能力

打铁还需自身硬。各级疾控机构要不断适应疾控新形势的需要，进一步加强队伍能力建设，下大力气提升疾控业务的核心能力。

一是要进一步提升实验室检测能力。要加强和完善国家、省、市、县四级实验室检测网络，各级实验室要分工协作，强化质量控制，加强业务培训，保持技术的尖端性和前沿性，在关键时刻能够起到“一锤定音”的作用。

二是要进一步提升现场流行病学调查能力。现场流行病学调查能力的高低直接关系到病因的确认、防控措施的选择和疫情的控制。特别是在疫情处置中，现场流行病学调查工作会起到决定性的作用。各级疾控机构要通过应急演练、项目培训等方式进一步加强队伍的现场流行病学调查能力，有条件的地方要积极探索公卫医师规范化培训，为建立符合我国国情的公共卫生医师培训制度提供参考。

三是要进一步提升监测评价能力。只有实现疫情的早期发现、早期预警，才能及早采取有效措施，及时控制疫情的传播和蔓延。各级疾控机构要充分利用新兴的科学技术手段，切实提高对各类疾病、公共卫生事件及其危险因素的监测、预警和预测能力，强化风险评估与专题分析水平，及时为重大行政决策提出科学、可行的专业化建议。

四是进一步提升社会沟通能力。各级疾控机构要强化风险沟通意识，健全信息发布常态机制，坚持公开透明发布疾病防治信息；要密切关注舆情变化，加强突发公共卫生事件应对过程中的舆论引导，及时回应社会关切，加强科普知识的宣传，防止公众恐慌。

五是进一步提升专业队伍和群众工作结合的能力。疾控中心要善于运用社会力量。爱国卫生运动和疾病预防控制工作，绝不是单靠疾控队伍的技术水平就能解决的。没有广大群众的主动参与与配合，光靠这支疾控队伍是做不到的。要动员群众参与，同时疾控专业队伍要加强科学指导，两者结合起来，才能真正达到我们的目的。我们进一步增强要加强动员政府的能力，争取政府支持，动员群众参与疾控工作。

六是进一步提升疾控信息化的能力。疾控工作覆盖面广，往往涉及大数据、云计算，因此，如何运用现代化的信息手段做好疾控工作，也是我们争取时间和主动、准确研判疫情的关键所在。

（三）加强行业作风建设

各级疾控机构要把开展“三严三实”专题教育与推动疾控各项工作结合起来，在“三严三实”专题教育中切实提高履职能力，打造出一支善于学习，勤于实践，勇于创新，敢于担当的队伍，以严的精神和实的作风推动各项重点工作任务顺利完成。

各级疾控机构要加强作风建设，认真贯彻落实中央八项规定，坚决治理文山会海、迎来送往、铺张浪费等问题，用更多的时间和精力推进工作的落实。要加强行风建设，认真落实医疗卫生行风建设“九不准”的规定，防止和纠正损害群众利益的不正之风。

各级疾控机构要大力弘扬疾控文化，倡导和践行爱岗敬业、精益求精、敢于吃苦、无私奉献疾控职业精神。加强疾控先进典型人物和事件宣传，发挥典型的模范带动作用。通过疾控文化建设，进一步提高职工文明素质、行业文明程度、文化生活品质以及人民群众对公共卫生服务的满意度。

同志们，我们相信，有党中央国务院的重视和支持，有卫生计生委党组的重视，有全国疾控队伍的倾心协力，攻坚克难，恪尽职守，尽职奉献，就一定能开创疾控工作的新局面，一定会取得更大的成绩。谢谢大家。

围绕中心抓党建　务求实效促发展 努力开创中心党建工作新局面

——在2015年中国疾控中心工作会上的党的工作报告

一、2014年工作回顾

2014年，中国疾病预防控制中心党委在国家卫生计生委党组的正确领导下，在委直属机关党委的关心指导下，认真学习贯彻党的十八届三中、四中全会精神和习近平总书记系列重要讲话精神，紧紧围绕疾控中心工作，转变工作作风，强化服务意识，推动学习型、服务型、创新型党组织建设，不断加强思想政治工作，支持群团组织加强自身建设，为推进中心"四位一体"建设，维护人民群众健康作出了积极贡献。

（一）坚持将思想建党放在首位，深化学习型党组织建设

中心党委坚持用中国特色社会主义理论体系特别是党的最新理论成果武装党员干部头脑，认真组织全体党员干部学习宣传贯彻党的十八届四中全会精神，通过开展喜闻乐见的学习活动，深化中心学习型党组织建设。

1. 认真组织学习党的十八届四中全会精神。中心党委按照党中央的总体部署和上级党组织的具体要求，切实做好四中全会精神的学习宣传贯彻，逐步提高领导干部运用法治思维和法治方式深化改革、推动发展、化解矛盾、维护稳定的能力，培育中心全体党员和广大职工学法、尊法、守法、用法。一是结合纪念新中国第一部《宪法》颁布施行60周年，按照国家卫生计生委培育和践行社会主义核心价值观活动要求，中心党委印发《关于开展培养和践行社会主义核心价值观主题教育活动的通知》，组织开展"学法律•讲道德"主题知识竞赛和网络答题活动。二是采取党务干部会、学习辅导会、座谈研讨会等形式，传达学习委领导在委直属机关党员干部大会上关于学习贯彻四中全会精神的讲话精神，对全中心学习贯彻全会精神作出安排部署，提出了明确要求。三是分层次、有重点地开展四中全会精神学习荐书活动。中心党委为党员干部购买了《中共中央关于全面推进依法治国若干重大问题的决定》单行本，为中心组成员购买《全会辅导读本》等书籍，引导中心党员干部深刻理解全面推进依法治国的实质性内涵和战略举措。

2. 充分发挥中心组学习的引领示范作用。中心党委重视发挥中心组学习的实际效果和引领示范作用，将中层干部纳入学习范围，有效增强了中心组学习的深度和广度。一是以深入学习实践社会主义核心价值观为主题，邀请北京大学教授，作了"理解和践行社会主义核心价值观"的专题讲座，全国政协委员王宇主任以"公益与市场"为题，介绍了参加"两会"的思想感悟和对《政府工作报告》的认识体会。二是以深入学习贯彻党的十八大和十八届三中全会精神为主题，邀请全国党建研究会科研院所专委会专家作"中国梦"的专题讲座，推动中心党员干部用实际行动谱写"中国梦"的疾控篇章。三是以党风廉政建设为主题，分别邀请中国矿业大学廉政研究中心专家和中心常年法律顾问作"中国的法治与廉政""疾控与法律"专题讲座，切实提高了中心各级干部依法履职的意识。

3. 积极开展形式多样的学习活动。一是中心党委坚持理论学习与实践相结合，按照

《国家卫生计生委"读讲一本书"活动方案》的要求，在"读书月"活动中，开展了荐好书、读经典、写心得、讲体会等活动，收到直属各单位推荐的读书征文50余篇。二是结合深入学习习近平同志系列重要讲话精神和培育践行社会主义核心价值观，着眼于"用科学的榜样激发科研的力量"，提振专兼职党务干部做好党建工作的责任心和精气神。组织中心党员干部走进中国空间技术研究院，学习领悟航天精神，开展富有特色的主题党日活动。三是增进横向沟通和基层调研。中心党委书记带队前往中国水利水电科学研究院开展学习考察，为更好地开展基层党建工作探索新思路；带队前往上海寄生虫病所，组织干部座谈，面对面交流，掌握基层动态，促进基层工作。四是组织参加国家卫生计生委的学习培训。推荐4名处级干部参加委党校处级干部进修班学习，进一步提高党员领导干部的马克思主义理论素养。组织中心各级领导干部参加国家卫生计生委"面对面大讲堂"活动。

（二）坚持转变工作作风，推动服务型党组织建设

中心党委始终紧紧围绕疾控业务，坚持不懈做好基层党建工作，紧抓领导班子建设，夯实基层组织基础，落实教育实践活动整改方案，大力倡导为民服务之风，树立正确服务意识，积极推动中心服务型党组织建设。

1. 全面落实教育实践活动整改方案。按照教育实践活动的总体要求，中心围绕坚决反对"四风"，对照本单位"两方案一计划"，认真开展整改落实、建章立制和专项整治工作，共制定整改措施4个方面17条68项、开展制度建设21项，确定专项整治项目5方面15项，并将各项任务分解细化到中心领导班子、机关处室等，一项项抓落实，取得了实际效果。按照国家卫生计生委的部署和要求，中心党委2次开展教育实践活动整改自查，组织机关各处室和直属各单位逐项检查落实，并形成自查报告上报国家卫生计生委，得到了充分认可。目前，中心68项整改措施中已完成了67项，待报批1项；21项制度建设中已完成18项，待印发4项（其中有1项制度根据工作需要分为2项制度）；14项专项整治项目全部按计划完成。

2. 加强党组织领导班子建设。中心党委坚持将班子建设作为基层党建工作的重中之重，抓紧抓好，不断提升中心两级领导班子的凝聚力、战斗力和向心力。一是坚持执行"三重一大"决策制度，不断提升集体决策的科学化、民主化水平。全年召开中心党委常委会16次、主任办公会18次，讨论"三重一大"议题187项。二是召开高质量的领导班子专题民主生活会，以"严格党内生活　严守党的纪律　深化作风建设"为主题，以"三严三实"为准绳，通过深入学习、征求意见、谈心谈话、查摆问题和深刻剖析，严查"四风"问题和"7个有之"现象，认真开展对照检查及批评与自我批评，及时制定了落实委分管领导讲话精神的具体措施。中心党委班子成员分头前往直属各单位指导民主生活会，并进行点评，进一步强化二级单位班子建设。三是坚持执行党建联系点制度。2014年，根据中心领导班子成员的调整和分工，中心党委调整党建联系点，印发了《关于调整中心党委常委党建工作联系点的通知》，中心领导班子成员既负责分管单位的业务工作，也负责联系单位的党建工作，真正做到"一岗双责"。

3. 以严肃党内政治生活为抓手夯实基层组织。中心党委紧紧围绕疾控业务，紧抓基层党的建设，严明党的纪律，严肃党内生活，为中心各项工作任务顺利完成提供了坚强的组织保证。一是全面开展直属单位党组织届满换届选举工作。中心党委积极落实委领导的部署要求，大力推动直属各单位的换届工作和召开中心第二次党代会的各项准备。第一，指导领导班子相对健全、条件相对成熟的病毒病所和环境所率先召开党员大会完成换届选举

(机关两总支和性艾中心分别于2012年和2013年完成换届工作，2014年尚未届满)。第二，对3个直属单位党组织设置进行调整。经过中心党委常委会、党委全委扩大会议审议，上报委直属机关党委同意，分别将妇幼中心党总支调整为党委、将慢病中心和改水中心党支部调整为党总支，并如期召开了成立大会。第三，针对班子不齐的直属单位党组织，积极向委人事司和直属机关党委请示，加快选配党组织主要负责人，推进换届选举。目前，中心12个直属单位和机关党组织，已基本完成了届满换届(成立大会)选举工作。二是重点做好中心党委的换届选举工作。10月27日，中共中国疾病预防控制中心第二次代表大会如期召开，中心137名代表到会(应到会代表151名)并行使代表权力。大会分别审议并通过中心第一届党委会和纪委会的工作报告以及党费报告，选举产生了由19名同志组成的中心第二届党委会和由11名同志组成第二届纪委会。三是增进横向沟通交流和基层调研。3月份，由中心党委书记、副书记带队，携相关处室负责人一行前往中国水利水电科学研究院开展学习考察，为进一步做好基层党建工作获取了新的思路和启示。8月份，中心党委书记一行到上海寄生虫病所，以“深化改革的进程中，打造过硬的疾控干部队伍”为主题，与中层干部面对面进行座谈交流，为寄生虫病所落实医改任务和疾控工作目标提供了良好的思想指导和方向指引。中心党委常委也分别结合各自业务分管单位和党建联系单位的实际情况，进行工作调研和党建工作指导。四是关心离退休党支部和学生党支部的党内生活。向离退休老同志通报中心工作情况、组织参观学习，做好走访慰问等工作；向入学新生宣传中央和国家卫生计生委对党建工作的要求和党的组织纪律，增强学生党员的党性观念和责任意识。

4. 发挥一线临时党组织的战斗堡垒作用。2014年，西非国家暴发埃博拉出血热疫情，按照国家卫生计生委的统一部署，中心启动应急响应机制，先后派出移动实验室检测队、公共卫生师资培训队以及固定生物安全三级实验室建设队3批次34人次前往西非开展埃博拉疫情防控工作。中心党委注重“支部建在前沿”的实践探索，在中心工作人员集中的西非塞拉利昂组建了临时党支部，这也是中心首次在国际援助中建立基层党组织。中心党委通过邮件、视频等网络技术，保持与一线的畅通联系，确保临时党支部切实在疫情防控一线发挥战斗堡垒作用。按照新的《中国共产党发展党员工作细则》的要求，在委直属机关党委的大力支持下，中心党委批准临时党支部在一线培养发展了2名预备党员。

5. 加强组织日常管理和党员服务。中心党委将组织管理和党员服务作为基层党建工作的重要一环抓紧抓好，努力提升服务意识和管理水平，增强党组织的凝聚力。一是严格管理党费收缴和使用。2014年，中心党费收入210 459.07元(其中，下级党组织上交168 459.07元，上级党组织下拨42 000.00元)，支出258 719.27元(其中，上缴上级党组织137 426.27元，下拨中心基层党组织16 500.00元，全年使用104 793.00元)。截至2014年底，中心党费账面共有73 140.38元。二是认真做好党内统计工作。按照委直属机关党委的统一部署和要求，中心党委组织直属各单位和机关两总支不断完善党员和党组织数据库建设，保证了党内统计数据的准确性和上报的及时性。截至2014年底，中心共有基层党组织83个，党员1998人，其中在职党员1106人、学生党员174人、离退休党员569人(其他党员149人)。本科及以上学历党员1565人，35岁及以下青年党员657人，女党员1090人。三是严控党员发展质量。组织深入学习贯彻新的《中国共产党发展党员工作细则》，按照控制总量、优化结构、提高质量、发挥作用的总要求，做到三坚持，严把入口关，确保党员队伍的纯洁性和先进性。2014年，中心共发展预备党员13名，转正预备党员18名。

（三）扎实开展思想政治工作，强化精神文明创建

中心党委始终将思想政治工作放在突出位置，坚持以人为本，坚持与疾控业务工作相结合，加强精神文明创建，引领全国疾控系统思想建设，积极营造和谐稳定的工作环境。

1. 坚持不懈地抓好精神文明建设。中心党委坚持“两手抓，两手都要硬”的方针，紧密结合疾控业务工作，创新活动载体、拓宽活动渠道，广泛开展群众性精神文明创建活动，促进业务工作与精神文明建设协调发展。组织中心直属各单位认真学习贯彻《国家卫生计生委文明委关于开展文明单位创建活动的意见》等通知精神，对照标准，自检自查，提升创建水平。组织、9个直属单位完成了2013年度中央国家机关文明单位复核工作，并通过审核，保持“中央国家机关文明单位”称号。

2. 引导行业思想建设。中心党委积极发挥中国卫生思想政治工作促进会疾控分会的引领示范作用，紧密结合疾控工作的新形势和新任务，运用党的理论创新成果，组织开展培训与交流活动，指导全国疾控系统的思想政治工作。为进一步学习贯彻党的十八大和十八届三中、四中全会精神，推动全国疾控系统学习和理解社会主义核心价值观，不断探索疾控系统思想政治工作的新思路、新方法，疾控分会组织学习了中央领导关于加强党风廉政建设、落实好党风廉政建设主体责任和监督责任等相关讲话精神，组织参观了广东省疾控中心历史文化展馆和应急指挥中心，组织开展了全国疾控机构“践行核心价值观　凝聚疾控正能量”的演讲比赛，展现了疾控行业18个先进集体和10名优秀个人，弘扬了正能量。

（四）落实党委主体责任，推进党风廉政建设

认真学习中央和国家卫生计生委党组有关党风廉政建设会议精神，传达学习了十八届中央纪委二次、三次、四次全会和全国卫生计生委2014年纪检监察工作会议精神，深入分析了中心所面临的党风廉政建设和反腐败斗争形势，切实履行中心党委党风廉政建设主体责任。

1. 支持纪委落实“三转”。中心党委印发了《加强中国疾病预防控制中心纪检监察组织建设的意见》，全面阐述了中心纪检监察组织建设的重要性和必要性，按照“三转”的要求，就建立健全直属单位纪检监察审计机构与岗位设置、加强纪检监察干部能力建设等作出了明确规定。

2. 将廉政学习与警示教育相结合。加强《中心工作人员行为规范（试行）》宣传教育工作，为中心全体职工印发《行为规范》2500本，举办了2场“工作人员行为规范与职业伦理讲座”。加强对党员领导干部的警示教育，组织中心京内各单位党员领导干部、国家级课题负责人130余人赴北京市反腐倡廉教育基地参观学习。坚持做好常规宣传教育，共下发《党风廉政建设》书刊11期，《每月一课》教育片8张，《中国疾控中心报》“廉政之窗”连载12篇。

3. 推进日常廉政风险防控工作。举办廉政风险防控工作信息员培训班，结合案例，解读《中国疾病预防控制中心权力运行公开与监控暂行规定》；加强对出国（境）工作的监管，确保中心外事工作平稳顺利进行，全年审批因公出国（境）238批次，414人次，使用经费56.83万元；加强对招标采购工作的监管，重点强化对政府集中采购目录以外限额以下招标采购工作的管理，全年监督招投标项目160个，金额近3亿元；严肃查办违纪违法案件，全年中心通过不同渠道收到信访件30封，均已经集体排查，逐个落实处理，做到事事有回应、件件有落实；着力提升纪检监察队伍整体素质，组织17名纪检干部参加驻委监察局举办的培训学习。

4. 选好用好管好干部。认真执行《党政领导干部选拔任用工作条例》和《国家卫生计生委直属和联系单位干部人事管理办法(试行)》的要求，严格按照规定程序，坚持集体研究，选好用好干部。2014 年，中心共选拔任用处级干部 21 名，平级调整处级干部 6 名。中心纪委履行监督职责，采取召开视频会议和面对面谈话的形式，先后在 6 月、11 月和 12 月分三批对新任用的 27 名干部进行了廉政集体谈话，做到了应谈尽谈。

(五)充分发挥群团组织作用，维护和谐稳定大局

中心党委支持群团组织按照各自的章程开展工作。工会组织依法完善基层组织建设，开展"职工之家"创建和特色文体活动，履行组织、引导、服务、维护职工合法权益的职责。召开了中心第一届职代会第二次全体会议，审议通过了中心 2014 年工作报告、财务报告和《2015—2020 年中国疾病预防控制中心发展规划》。举办了 800 余名职工参加的趣味运动会和乒乓球、羽毛球比赛等；帮扶特困职工、工伤职工、失独职工 62 人次，发放补助金 20 余万元；慰问援疆援非职工 45 人次，发放慰问品 2.5 万元；推选应急中心荣获中央国家机关五四奖状称号、慢病处石文惠家庭荣获全国妇联五好文明家庭称号。中心团委召开第二届团员代表大会，完成换届选举工作，举办"与信仰对话·飞 Young 疾控梦"主题团日活动，组织与第二炮兵装备研究院、航天五院多场联谊活动，推选免疫中心尹遵栋同志荣获第一届国家卫生计生委优秀青年称号。

在总结工作、肯定成绩的同时，我们也要清醒地认识到，中心党的工作还存在着不足和亟待解决的问题：一是党组织如何适应转变，提高吸引力、感召力，需要我们认真思考与探索；二是党建工作融入中心、促进"四位一体"建设的思路不宽，办法还不多。三是少数党务干部存在对疾控业务知识了解较少，工作缺乏针对性，存在党建业务"两张皮"现象；四是学习与工作之间的矛盾和冲突依然存在，造成个别党员以工作繁忙为由不能自觉参加党的组织生活现象。五是随着 2014 年绝大多数单位党组织换届选举工作的完成，一些专业技术干部走上党务工作新岗位，迫切需要通过组织学习、教育培训使他们尽快适应和履职尽责。

二、面临的形势任务和 2015 年主要工作

2015 年，是全面深化改革的重要一年，是全面推进依法治国的开局之年，是全面完成"十二五"规划的收官之年，也是推动疾控事业改革发展的关键一年。新的一年，面临着新的机遇和挑战，按照习近平总书记提出的"三严三实"、"心中四有"要求，坚决抵制"7 个有之"现象，认真分析和准确把握疾控工作面临的形势和任务，对于做好各项工作至关重要。

2015 年全国卫生计生工作会议对深入学习贯彻党的十八届三中、四中全会精神和习近平总书记系列重要讲话精神，进一步深化医改做出了全面部署，对落实疾病预防控制工作规划提出新的要求。面对埃博拉出血热疫情的输入防控和援非抗疫工作，艾滋病、结核病等重点传染病的防治规划，慢性病、职业病的综合防控，农村改厕工作和妇幼保健工作的推动等，要求中国疾控中心充分发挥自身的专业优势，抓住重点工作，不断提升服务人民群众健康的水平和质量，更需要中心各级党组织大力发挥政治优势，强化责任意识，为推进医改、推动疾控事业的持续发展做出应有贡献。

2015 年，中心党委要继续深入学习宣传贯彻党的十八大、十八届三中、四中全会精神和习近平总书记系列重要讲话精神，培育和践行社会主义核心价值观，在国家卫生计生委党组和直属机关党委的正确领导下，紧密围绕疾控中心工作，坚持从严治党，严明组织纪律和

政治规矩，严肃党内政治生活，重点加强基层服务型党组织建设，巩固和拓展教育实践活动成果，推动文明单位创建，全面提升中心党建工作科学化水平，为推进中心“四位一体”建设，维护人民群众健康提供思想政治和组织保证。现就做好2015年党建工作提五点意见：

（一）深入学习习近平同志系列重要讲话精神，强化理论武装工作

要认真贯彻落实《关于加强和改进党委（党组）中心组学习的意见》，以中心组学习扩大会为龙头，坚持党员领导干部带头学、带头讲，亲自抓、坚持抓，重点学习贯彻习近平总书记就新形势下坚持从严治党的“八项要求”，强化党员干部自觉执行政治纪律、组织纪律、廉政纪律和保密工作纪律的意识。要求党员领导干部全年集中学习时间不少于12天，自觉撰写学习心得和理论文章，坚持每年完成1次重点发言或辅导报告。中心党委会适时对直属各单位党委中心组学习情况开展互查。

以主题党日、主题演讲和知识竞赛等活动为载体，采取集中培训、讲座、轮训等形式，认真学习党的十八届四中全会精神，强化法制观念，提高全体党员特别是党员领导干部遵纪守法的自觉性和能动性。要有重点、有步骤地学习习近平同志系列重要讲话精神，深刻领会讲话核心要义和精神实质，切实做好新思想、新举措、新要求的贯彻落实。充分领会、准确把握中央对深化医药卫生体制改革提出的新要求，贯彻落实对疾控工作的新部署。加强党章学习，组织全体党员干部深入学习中国特色社会主义理论体系，继续培育和践行社会主义核心价值观，以实现“中国梦”为目标，把思想和行动统一到中央精神上来，统一到落实中心党委决策部署上来，统一到服务中心改革发展的大局上来。

开展以“深入基层一线、增强服务意识，勇于攻坚克难、提升服务能力”为主题的党日活动，以走访参观、报告讲座、义务服务等方式，扎根基层组织，融入一线工作，广泛联系群众，践行服务宗旨。在“六五普法”收官之际，组织召开学习贯彻四中全会精神情况交流会，举办“学习‘决定’精神•共话法治思维”主题演讲比赛，提高中心干部职工依法行政、依法办事的能力。开展纪念“宪法日”专题活动，推动宪法宣誓制度落实，组织好宪法宣誓活动。

（二）牢固树立“作风建设永远在路上”的思想，推进工作作风转变

要坚持不懈地抓好作风建设，始终抓好中央八项规定的贯彻执行不松劲，严肃党纪党规，将作风建设与疾控业务工作有机结合，牢固树立持续整改、长期整改的思想，继续开展教育实践活动“回头看”。对已经完成的整改措施要巩固成果、防止反弹，正在落实的要加大力度、抓紧抓好，尚未落实的要查明原因、整改到位，保证每一项承诺都得到有效落实。中心党委将组织对整改落实工作和巩固活动成果情况开展专项检查。

要结合反“四风”转作风的实践，探索和完善改进作风建设的有效办法，努力形成贯彻群众路线的常态化、长效化的体制机制，使作风建设落地生根。认真贯彻落实《国家卫生计生委党员领导干部联系群众制度》，畅通群众诉求反映渠道，建立落实情况反馈机制。严肃查处违反中央八项规定的行为，认真执行中央《党政机关厉行节约反对浪费条例》等文件精神，从厉行节约反对浪费着手，常抓作风建设不松劲。中心党委将汇总中心党员干部联系群众的情况，作为“三重一大”的重点内容进行专题研究，把作风建设作为班子建设的生命线。

（三）严明党的组织纪律和政治规矩，推动服务型党组织建设

要落实“党委抓、书记抓、一级抓一级、层层抓落实”的党建工作责任制，坚持党建工作和中心工作一起谋划、一起部署、一起考核。健全党组织书记负总责，履行好抓党建工作第一责任人的职责，分管领导具体抓、党组织综合协调、行政负责人“一岗双责”的党建工作责

任体系。推动建立中心党建工作领导小组，建立健全党组织书记党建工作述职评议考核制度，努力破解党建和业务工作“两张皮”难题。中心各级党组织积极参与中心工作，发挥党组织在完成中心工作中的协助监督作用和政治核心作用。

要加强中心基层党组织领导班子特别是书记队伍建设，把信念坚定、为民服务、勤政务实、勇于担当、作风正派的高素质干部选拔并及时任用到领导岗位，配齐配强各级班子。落实党员领导干部参加双重组织生活制度，坚持开好党员领导干部民主生活会，在党言党、在党忧党、在党为党，不断增强班子在党性原则基础上的团结。要有计划地培养基层党支部书记，充实专职党务干部队伍，加强专兼职党务干部教育培训和监督管理，更好地发挥基层党组织在各项疾控工作中应有的作用。

贯彻落实《关于加强基层服务型党组织建设的意见》，以服务群众、做群众工作为主要任务，广泛开展基层服务型党组织创建活动。坚持推进在职党员进社区报到、带头参加志愿服务活动，不断提升基层党组织服务改革、服务发展、服务民生、服务群众、服务党员的能力。坚持把党支部建设作为重点和基础，推广和运用支部工作法，推动基层组织建设规范和创新。指导基层党支部严肃党内政治生活，坚持和完善“三会一课”、民主评议党员、党员党性分析等制度。研究建立党建工作考核评价办法，探索和完善党支部工作考核测评，推动形成党建考核测评体系。

开展“贯彻三严三实、强化党性观念”主题教育活动。教育引导广大党员干部特别是领导干部要严守党的政治纪律和政治规矩，把“同党中央保持高度一致”变成实实在在的行动，扎扎实实为职工群众做好事、办实事、解难事。按照“三严三实”的要求，养成守纪律讲规矩的习惯，自觉置身于规矩之下，做到懂规矩、用规矩、守规矩，严格按党性原则办事，按法律规范办事，让守纪律讲规矩成为党员干部的行为习惯。同时围绕疾控中心工作，大力宣传党员业务骨干在抢险救灾、基层蹲点和援疆援外中的工作经验，发挥榜样力量。

要认真学习贯彻落实新的《中国共产党发展党员工作细则》和国家卫生计生委直属机关党委的最新指示，按照控制总量、优化结构、提高质量、发挥作用的总要求，加强对发展对象入党前的集中培训工作，实行发展党员公示制，切实做好中心党员的发展工作，突出政治上的先进性、素质上的全面性、标准上的严肃性，确保党员发展质量。

（四）落实从严治党的主要责任和党风廉政建设的主体责任，推进反腐倡廉建设

组织中心各级党组织深入学习贯彻中央纪委五次全会精神，做好对干部的反腐倡廉教育和对职工的廉洁自律教育工作。修订和完善中心党风廉政建设责任制，进一步明确党委主体责任和纪委监督责任，细化各级领导班子成员在党风廉政建设中的职责和分工，健全考核制度、检查考核结果运用和责任追究制度。研究制定落实中心《建立健全惩治和预防腐败体系 2013—2017 年工作规划》的具体措施，明确领导小组和办公室工作规则以及加强党风廉政建设和反腐败工作分工，建立健全抓好党的作风建设、大力惩治腐败和科学有效预防腐败等规章制度，从源头上防止腐败现象的发生。深化“三转”，推进中心纪检监察审计组织建设，向直属各单位派驻审计专员，严格执行财经纪律。坚持做好信访和执纪问责工作，规范反映党员干部问题线索处置，做到件件有落实、事事有回音。

（五）进一步加强思想政治工作，促进精神文明建设

大力加强人才队伍建设，做好耐心细致的思想政治工作，特别要做好职工的心理疏导。要关心爱护中心的干部职工，特别是技术骨干、学科带头人和领军人物的工作生活。多做

一些增进团结、消除误解的工作，多做一些体现中心团队向心力和凝聚力的工作，多做职工的心理疏导工作。针对因业务工作繁忙艰巨，工作上难免产生的一些冲突，要做好化解矛盾、解惑释疑的工作，多一些相互配合，少一些误解和纷争。对于职工的一些不满情绪，如对实施绩效工资阶段性结果不满意的情况，要因势利导、有针对性地做好解释和疏导工作，要教育干部职工，调整心态，做到讲政治、讲原则、讲风格、讲奉献，理解和支持中心的各项决策部署，这样更有助于解决问题，更有助于团结向上凝聚力的形成。

深入学习《国家卫生计生委文明委关于开展文明单位创建活动的意见》，以开展道德品质教育、“讲文明•树新风”等主题实践活动为载体，以“五个一”创建活动为抓手，突出重点，以点带面，推动中心直属各单位文明创建工作。遵循疾控文化建设的特点和规律，制定文明单位创建实施意见，建设有凝聚力的疾控文化，推动中心机关精神文明创建工作，把中心机关建成文明机关，把全中心建成具有疾控文化特点的文明单位。

坚持正面舆论宣传，发挥中心网站、《中国疾控中心报》、党群工作信息简报等宣传载体的舆论导向作用，加强时事政治、中心发展、工作业绩、党建工作的宣传报道，弘扬主旋律、传播正能量。坚持用身边的好人好事教育职工，在全中心发掘一批叫得响的先进事迹，树立一批立得住、走得远的榜样典型，发挥正面引导作用。加大中心党建工作的宣传力度，健全党建信息员队伍，中心各级党组织及时向上级组织报送党建信息，中心党委及时向委直属机关党委报送党建信息。

落实《中共中央关于加强和改进党的群团工作的意见》，继续支持群团组织加强自身建设。筹备中心工会换届选举、职工代表培训工作，开展陶冶情操、积极向上的文体活动，营造和谐奋进的工作环境。成立中心志愿者服务队，寓教于乐开展活动，激励青年岗位建功。按照党的统战政策，发挥民主党派参政议政的作用，为中心改革发展建言献策。加强离退休人员和困难职工的关怀帮扶工作，按规定落实离退休人员的政治和生活待遇，支持离退休党支部开展活动。

主动适应新形势　准确把握新要求
促进疾病预防控制事业再上新台阶
——在2015年全国疾控中心主任工作会议上的报告

王　宇

（2015年6月17日）

同志们：

刚才，王国强副主任作了重要讲话，对于我们疾控战线提振士气、振奋精神具有重大意义，全国各级疾控工作者要认真学习领会讲话精神，结合各地工作实际，认真抓好贯彻落实。今天会议的主要任务是：总结回顾近期各项工作，学习、认识当前我们面临的新形势和新任务，准确把握新要求和新特点，讨论交流促进各项工作开展的经验办法。

一年来，我们认真学习领会中央领导和委领导的重要讲话和批示精神，各级疾控中心紧紧围绕疾控工作重点，凝心聚力，改革创新，认真做好本职工作，扎实推进重点疾病防控，积极参与全球卫生，圆满完成各项疾控工作任务。下面我从四个方面进行汇报。

一、开拓进取，积极参与全球卫生

一年来，我们疾控战线在国家援外任务中思想统一、步伐一致，听指挥、担重任，经受住了历次考验，在国际公共卫生舞台上迈出坚实的一步。

（一）积极应对西非埃博拉出血热疫情防控

西非埃博拉出血热疫情发生后，中心和各省疾控中心协调联动，国内、国外两条战线同时作战，防控埃博拉疫情。

在国内防控方面，科学、缜密进行疫情形势分析判断，提出积极客观、可持续的技术方案建议；组织开展埃博拉防控培训班并指导各地逐级培训；开展大众宣传和风险沟通工作；指导开展疫情国家来华（归国）人员的入境筛查和21天随访；与江苏共同完成了青奥会卫生应急保障工作。

在国际援助方面，通过开展移动实验室检测、援建固定P3实验室和公共卫生师资培训三个项目，累计组织包括13个省份的疾控和医疗机构、解放军相关单位等在内的近40家单位的人员，共17批、140人149人次（其中我中心职工85人94人次）奔赴西非，迄今（6月16日）为止累计在非工作时间7532人天。

一是开展移动实验室检测。2014年8月，在疫情最严重的四个半月里，移动P3实验室累计检测样本4867份，其中阳性1484份。二是援建固定P3实验室。为提升当地埃博拉病毒实验室诊断能力，我国决定为塞拉利昂援建固定生物三级安全实验室。实验室全部建设工作从奠基到竣工仅用87天，成为西非国家最好的和唯一的生物安全实验室。截至6月10日，累计检测标本2193份，检出埃博拉阳性73份。三是公共卫生师资培训。自2014年11月9日，中心联合部分省、市疾控中心，先后派出4批53名专家赴塞开展埃博拉防控公共卫生师资培训。在疫情流行最严重的6个地区，累计完成6095名社区埃博拉防控骨干和专业人员的培训工作，是塞国规模最大、覆盖地域最广、覆盖人群最广的培训项目。此外，北京、黑龙江、浙江、福建、山西、宁夏、四川、广东等省份分别承担了援几内亚等8国的培训任务，与中国疾控中心共同顺利完成了9国1.3万人的培训工作。国家疾控中心和河北省疾控中心还以技术和专家资源的形式参加了联合国和WHO埃博拉应对工作。

总体来说，这次援非抗疫工作有两个特点：一是我们首次派出了公共卫生的队伍，成为国际公共卫生事件应急处置的生力军，独立地承担了国际任务。二是我们自始至终总体思路正确，在各个环节为国家和各级领导决策提供了正确的、可持续的判断和建议，发挥了明显的优势和作用。习近平总书记在今年新年伊始时专门向中国援非抗击埃博拉出血热疫情的医务人员发出慰问信，让我们倍受鼓舞。

（二）积极参加中国政府医疗防疫队赴尼泊尔开展工作

4月25日，尼泊尔发生8.1级地震。根据党中央、国务院指示，国家卫生计生委、云南省人民政府迅速组建了中国政府医疗防疫队，由云南省疾控中心主任陆林任队长，队员包括我中心5名应急队员及云南省疾控机构的38名专业人员。在1个月的现场工作中，医疗防疫队迅速开展相关灾后卫生防疫工作，圆满完成了任务，做到了四个唯一：唯一与尼泊尔卫生部、军方等6个机构建立联合工作机制的外国医疗队；唯一对灾区开展了传染病风险评估并提供全面技术支持和支撑的外国医疗队；建立了唯一能在灾区开展传染病、饮用水、食品和虫媒全方位检测的实验室平台；唯一培训当地卫生人员超过1000人的外国医疗队。

（三）积极参与非盟疾控中心的组建

目前，非洲疾控中心建设是非洲公共卫生发展的迫切需求，积极参加与支持非洲疾控中心建设符合我国对非洲外交工作的需要，是我国公共卫生经验走进非洲的重要桥梁，也有利于防控烈性传染病传入我国。

为落实刘延东副总理关于积极参与非洲疾病预防控制中心建设的指示，本着“请进来和走出去”的原则，2015年3月邀请非盟组团和部分非洲国家高层专家来华现场考察了北京、河北等各级公共卫生服务机构，进一步理解中国的公共卫生服务体系；两次参加了在非洲联盟总部召开的建设非洲疾控中心多国特别工作组会议，介绍中国在疾病预防控制体系建设中的成功经验；派3名专家留在埃塞俄比亚工作一个月，与非盟官员商讨非洲疾控中心建设相关技术问题，对非洲疾控中心的实施方案提出了具体修改建议。

二、履职尽责，扎实开展各项疾病防控工作

一年来，在国家卫生计生委的领导下，中国疾控中心与各级疾控中心、挂靠单位、兄弟单位紧密联系，团结协作，圆满完成了各项工作任务。

（一）开展各类突发事件应急准备和应对工作

公共卫生专业技术的支持和实施是疾控体系立家之本，在不断的磨炼中，我们的突发公共卫生事件应对日趋成熟。在接到国家卫生计生委要求追踪韩国输入性MERS病例通知后，广东省、惠州市疾控中心协同作战，在短短的几个小时内即发现病人并隔离治疗。国家、省、市三级疾控中心密切合作，迅速核实了实验室检测结果，率先向世界公布了基因测序结果。广东省凭借丰富的防控经验和充分的应对准备，及时开展流调和医学观察，确保及早发现可能发生的续发病例，有效防止疫情扩散蔓延，与韩国不能及时识别并有效管理密切接触者以至于造成疫情蔓延的情况形成了鲜明的对比，向全世界展示了中国疾控人员的风貌。

近年来各种类型动物源性流感时有发生。全国报告H7N9禽流感病例数在2015年1～2月达到高峰，随后经过近半年的有效防控，目前只有少数零星散发病例报告。此次疫情的成功应对得益于既往应对工作中积累的经验，以及国家疾控中心与全国各级疾控机构更为紧密的合作，各级疾控机构与农业、工商等部门建立应对人感染禽流感疫情联防联控工作机制。

（二）扎实开展传染病监测和防控工作

1. 艾滋病。截至2014年，我国已发现存活的艾滋病病毒感染者/病人50万人，发现率达到61%；正在治疗艾滋病病毒感染者/病人29.5万人，抗病毒治疗覆盖率达到87%。开展的病人诊治"一站式"服务试点工作已经覆盖全国重点省份的重点区县。尽管艾滋病防治工作已取得了较大进展，但男男性行为人群、青少年学生人群和老年男性人群的疫情仍在上升；男性同性性行为者的干预等世界性难题仍未破解；随着社会对多性伴、男性同性性行为的容忍度增加，故意传播艾滋病行为屡有发生等新问题，进一步加大了防控难度。

2. 结核病。经过多年的不断努力，结核病防控工作取得了较大的成效，但是目前我们要清醒地认识到，结核病防治体系、机制和经费都出现了新的巨大的变化。一是实施近12年的全球基金结核病项目于2014年6月底正式结束，项目结束后，中央财政经费有所增加，但经费的使用方式与项目有较大区别，需要我们及时调整工作模式；二是构建医防结合的新型结核病防治体系工作不断推进，今年国家卫生计生委将选择部分试点地区探索建立高血压、糖尿病等慢性病分级诊疗服务和结核病综合防治管理模式，将重大疾病诊疗交由医疗机构负责。全国现有结核病定点医院占全部县区规划单位的34.0%。在新型体系下，部分定点医院积极性不高，全国活动性肺结核患者的发现数量呈下降趋势，患者出院后的治疗管理还需要加强。因此，今后要进一步完善对定点医院的补偿机制，明确和细化机构职责，健全监管机制。

3. 重要寄生虫病。截至2014年底，12个血吸虫病流行省中5省已达到传播阻断标准，4省达到传播控制标准。血吸虫病防治工作取得显著成效，刘延东副总理对我国血防成绩给予了高度肯定。近年全国包虫病流行形势严峻，流行县集中在西部9个省份共计350个，受威胁人口5000多万，人群包虫病患病率为0.24%，推算患病人数11.5万人。国家领导非常关注西部少数民族牧区包虫病的防治工作，全国政协组织了专题调研。2015年6月上旬，俞正声主席在全国政协双周会上专题听取了包虫病防治工作报告，下一步重点就流行区防控体系进行强化。

4. 免疫规划工作。2014年我国继续维持无脊灰状态，急性弛缓性麻痹（AFP）病例监测系统保持高质量运转。目前部分省市的麻疹疫情仍呈高发态势，表明接种率仍存在较大地区差异，特别是与真实接种率仍然存在较大差距。国家卫生计生委已经将2015年作为预防接种规范管理年，中国疾控中心也会与各省一起，继续开展风险评估、疫情调查处置工作，狠抓落实。

2014年疑似预防接种异常反应（AEFI）监测板块的相关工作以98分的高分再次通过WHO评估，标志着我国的疫苗监管体系达到了国际水平。

（三）积极推进慢病防控各领域工作

一方面，慢病防控各项工作稳步推进，重点突出。成功整合营养状况调查和成人慢性病及行为危险因素监测，每3年完成一轮，在策略、管理和技术上有所突破。死因监测点扩展为605个，覆盖人群超过3亿，监测数据不但具有全国代表性，而且具有省级代表性。组织多部门共同开展中国慢性病基线数据综合分析。另一方面，工作中也更加重视机制调整。慢病防控需要深刻研究认识、理解经济社会发展对人的健康以及寿命的影响，对于出现的一些现象头脑要清楚，要利用我们的专业知识科学地对一些热炒概念进行分析，掌握慢病防控的特点，分清政府、社会、专业机构、个人在慢病防控中承担的责任和起到的作用。

（四）不断强化卫生技术支持能力

2013年各卫生专业监管职能由原卫生部监督局调整至委疾控局之后，疾控局适时调整工作布局，逐步实现思路理念、工作方式、职责任务的转变，先后设立"空气污染对人群健康影响监测"，"全国重点职业病监测与职业健康风险评估"，"医用辐射防护监测网试点和放射性职业病监测"3项重点监测项目，率先促使各专业机构行动起来，通过项目推动工作、锻炼队伍；同时，立足基层能力建设，加大资金投入，两年来已经累计投入工作经费近7亿元，极大促进了全国环境、职业、辐射等专业的发展。

当前，空气污染对人群健康影响监测点已展至全国31个省市107个监测点；我国城乡生活饮用水卫生监测网络已经实现"两水合一"；新的《重点职业病监测和职业健康风险评估工作方案》并于2015年4月正式印发并组织实施；我国医用辐射防护及放射诊疗质量控制水平得到显著提高。希望各省认清当前形势，把握这一机遇，有效开展工作，促进公共卫生工作向大范围、多领域、深层次推进。

（五）稳步推进疾控信息化建设

在推进人口健康信息建设工作中，通过国家疾控中心和地方各级疾控中心的共同努力，率先在浙江省宁波市试点地区利用区域人口健康信息平台实现了医院电子病历与国家、省、市三级数据平台的实时数据交换，打通了医防之间的信息鸿沟，推动了区域疾病监测与管理一体化业务管理模式的实现。

（六）拓宽教育培训工作的新思路

2014年7月，中心成立研究生院，进一步突出"四位一体"中"教育培训"的职能，加强专业人才队伍的终身医学教育管理，探索建立符合疾控行业特点的公共卫生人才培养制度。2014年财政经费首次设立"专业公卫人才培养项目"支持中心研究生教育。中国现场流行病培训项目管理和运行机制进一步完善，在22个省及地方疾控机构培训基地的支持和共同努力下，截至2015年已累计招收了14期269名学员，毕业191人。

（七）积极开展对口支援工作

援疆、援藏、援助中央苏区、援助吕梁片区等工作在中心已蔚然成风，通过项目倾斜，分别对新疆、西藏等地区的艾滋病、结核病、脊髓灰质炎防控和信息化建设等方面的经费给予倾斜。2014年，中心协助西藏自治区疾控中心完成门户网站的建设；以南疆工作站为依托，通过长期派驻、现场指导、远程视频培训等方式，指导和协助南疆开展免疫规划、重点传染病防控等工作，带动各省市开展援疆工作。

三、深刻分析，认清疾控事业新形势带来的机遇与挑战

目前，我们疾控事业得到党中央和国务院的高度重视。2015年两会政府工作报告中，李克强总理提出我们要不断提高医疗卫生水平，打造健康中国。这既是难得机遇，也是对全国疾控战线发出的动员令，是我们要共同努力实现的宏伟目标。我们要客观分析现阶

段存在的问题和矛盾，进一步立足全局、辩证思考、厘清困惑，主动适应新形势，准确把握新要求。

（一）不断适应疾控队伍建设发展新形势

近期，国家在疾控队伍建设方面发布了两个重大政策性文件。一是去年年初下发的《关于疾病预防控制中心机构编制标准的指导意见》，二是今年年初国务院印发的《关于加强传染病防治人员安全防护的意见》。这两个文件的发布对疾控系统明确职能定位、编制要求，振奋士气，调动防治人员积极性方面具有重大的意义。

2015 年 1 月份，国家疾控中心实施了绩效工资和疾病预防控制特殊岗位津贴。这是疾控中心的一件大事，是多年来国家领导关怀，多位委领导、委有关司局和疾控中心积极争取的结果，来之不易。经过充分的研究测算和制定实施方案，2015 年 1 月，中心统一规范了由岗位工资、薪级工资、绩效工资和津贴补贴 4 部分组成的工资结构。通过实施基础性和月奖励性绩效工资以及疾控特岗津贴，中心职工月收入人均增加 1500 元。目前虽然与部分省、市疾控中心的人均收入或是与医疗、科研、教育系统职工收入还有一定差距，但绩效工资的实施，从根本上解决了经费保障问题，入轨后还会建立动态调整机制。任何事情都有一个渐进的过程，我相信疾控机构职工的待遇会随我们作出的贡献增大而得到不断提升。

（二）新媒体传播方式带来巨大压力和挑战

2014 年度国家和省级疾控机构媒体沟通评估报告显示，涉及省级疾控机构媒体报道 4039 篇。随着互联网的高速发展，我们已经进入了大数据、全媒体时代，新媒体提供了更加多样化的传播手段，创造了更为开放、互动的环境。部分疾控机构也在利用微信、微博等新媒体开展健康传播。但是，在这种新媒体舆论场中，一些公共卫生事件由于未能得到及时的纠偏而衍生为媒体事件，例如 2014 年乙肝疫苗事件、胶原蛋白风波等。部分专家在接受媒体采访时存在缺乏技巧，定位不清等现象，容易导致一些负面事件的发生。

因此，要健全疾控机构媒体沟通能力建设，在卫生计生行政部门的统一领导下，从专业技术角度及时进行回应和疏导，化解舆论危机；要着手培养自己的权威专家，增强沟通的艺术性，找到与公众健康需求的契合点，提升公众的信任度。

（三）信息化建设和信息安全管理亟须加强

当今信息技术已经逐渐渗透到社会生产和生活的各个领域，迫切需要信息技术与业务的深度融合。信息安全保障工作也经历着从以安全设备为主要手段的网络技术外部防范，向内外兼顾的综合全面的安全防护体系方向转变。可以说信息化给疾控精细化、科学化管理水平提出了巨大的挑战。

（四）基层医疗卫生机构疾控服务能力亟待加强

我们要清醒地认识到，疾控工作中还存在一些薄弱环节，尤其是基层疾控能力建设亟待加强。县级疾控机构在基本公共卫生服务项目经费中没有任何补助，难以调动其积极性。以免疫规划为例，根据 2013 年全国免疫规划督导评估资料，在省级评估的 947 个县中，仍有 18.6% 的县未落实预防接种补助经费，2012 年补助经费平均为 3.7 元 / 剂次，79% 的县补助经费 <5 元 / 剂次标准。县级疾控机构在基本公共卫生服务项目的考核、经费分配使用方面不能发挥应有作用，影响了免疫规划工作的可持续发展。

麻疹疫情是预防接种工作质量的晴雨表，2012 年以来，全国报告麻疹发病数持续上升。多地疫情暴发反映出免疫规划常规接种工作不扎实、甚至出现滑坡，发生疫情后的应急接种等处置措施落实不到位，个别地区未组织开展应急接种，导致疫情持续扩散蔓延。

（五）境外传染病输入监测与防控难度加大

我国的对外交流与往来日益密切，人员贸易在国际的流动逐年增长，登革热、疟疾、血吸虫病以及近期 MERS 等传染病的跨境传播也给我国的防控带来空前的挑战。2014 年，我国疟疾病例总数的 98% 为境外输入性病例，成为我国消除疟疾的主要挑战。由非洲工程建设人员输入的血吸虫病也逐年增多，2012 年调查某赴非洲铁路建设工程队的感染率达 10%。2014 年，全国共报告登革热 46 864 例，为登革热纳入乙类传染病以来的历史最高水平。疫情发生的主要原因除了输入性病例引起本地暴发的风险外，我国南方省份存在登革热蚊媒滋生的适宜环境，而且疫情发生地区的政府部门对疫情重视不足、蚊媒控制不力，一定程度上导致了登革热疫情的扩散。

（六）不断适应领导干部管理新要求

从 2014 年起，中组部、国家卫生计生委通过加强领导干部管理、规范领导干部行为等方式和系列动作，一方面坚持干部队伍的先进性、纯洁性和纪律性，另一方面进一步完善和规范企事业单位、社会组织和出版发行等机构的职能和管理。在这种大环境下，中心按照上级的要求，陆续开展了处级及以上干部在企业兼职、在严格报纸期刊杂志担任副主编等以上职务和退休处级以上干部在社会组织兼职的清理规范工作，即将开展在职处级及以上干部在社会组织兼职的梳理规范。

四、携手并肩，落实完成好几项具体任务

天下之事，虑之贵详，行之贵力。我们要在充分考虑到存在的问题，把握好面临的机遇的前提下，继续认真履行突发公共卫生事件应急处置、传染病防控、慢病防控和公共卫生危害因素监测等各项职能，齐心协力，形成共识，共同把近期几项具体工作做实做好。

（一）做好公共卫生国际化的能力建设

随着全球化程度加深，跨国界的传染病传播风险日益增加。妥当处置这些风险，既能维护中国的政治和经济利益，也能彰显中国的外交声誉。我们在援非抗疫等国际公共卫生舞台上迈出这坚实的一步并非一蹴而就，而是得益于多年的追求和积累。国家级和省级疾控中心都应该继续做好国际化人才储备，打造具有国际化视野和国际竞争力的学术带头人和专业骨干队伍，积极推动中国疾控品牌国际化。一是做好人才选拔和储备，在各省的大力支持下继续派员长期驻点，做好援塞拉利昂固定生物安全实验室后续两年运转和科研培训；二是继续派出专家支持非洲疾控中心建设，合作推动其他发展中国家的公共卫生能力建设，还要双向交流，接收非洲专业人员开展培训；三是强化现场流行病学“金字塔”培训模式，源源不断地生产和输送国际化公共卫生人才。

（二）不断加强疾控机构卫生应急体系建设

李斌主任在 68 届世界卫生大会上明确表态，中国支持将卫生系统建设和卫生安全纳入 2030 年“可持续发展目标”，并愿积极参与全球突发公共卫生事件的应急响应行动。可以说，公共卫生安全是国家安全的重要组成部分，疾控系统需常备不懈，不断加强卫生应急体系和能力建设，保障国家公共卫生安全。

我们要按照“规范化、专业化、协同化、信息化、国际化”的总体要求，做好突发公共卫生事件应对准备，系统加强卫生应急队伍和能力建设，实现全天候、全专业、全地域覆盖；

继续健全卫生应急“一案三制”，提高卫生应急管理规范化水平；继续推进卫生应急信息化建设，提高突发事件监测预警能力，早期发现并有效处置各类突发公共卫生事件。

（三）开发中国居民健康状况报告技术手册

国民健康状况报告是反映一个国家或地区居民健康现状及变化趋势的可靠工具，可为国家卫生政策制定提供科学依据。近年来，我国部分省份和地区陆续发布了当地的人群健康状况报告。为了形成我国省、市两级人群健康状况报告的内容、指标和技术规范，为各地开展人群健康状况报告相关工作提供参考，我中心启动“中国居民健康状况报告技术手册”专项工作。

目前，已完成国内外人群健康评价指标及健康状况报告现状分析，形成指标体系和技术规范初稿。下一步将广泛征求相关领域专家意见，最终确定指标体系和技术规范并指导各地开展人群健康状况报告相关工作。

（四）积极推进疾控信息化建设

为更好地响应国家“互联网＋”战略，委规划信息司组织牵头，疾控局全面启动了疾控业务信息系统的建设工作。我们应紧紧抓住国家全民健康保障信息化工程建设的契机，全面推进疾控信息系统的规划、设计与研发。研制完善传染病、死亡登记及重点慢病交换数据标准；优化国家统一数据交换平台并对有条件地区提供数据交换接口技术支持；扩充网络直报现有虚拟专网，在有条件的地区实现各级各类医疗机构全覆盖；对地方各级疾控机构用户实行实名认证管理；加强系统运维和网络安全管理，降低系统运行故障率，梳理重要信息系统风险，对涉及个案的业务信息系统进行安全加密、访问、隐私保护等改造。

在新的形势下，我们的疾控工作将面临更大的任务和挑战，国家卫生计生委也对我们提出更高的要求。希望通过这次会议，大家能够凝心聚力、统一思想，提高认识、明确方向，畅所欲言、献计献策，共同科学谋划各项工作，促进全国疾控工作再上新台阶。

我的汇报到这里，感谢大家。

凝心聚力 改革创新
努力开创国家疾控中心工作新局面
——王宇主任在2015年中国疾控中心工作会上的报告

（2015年1月30日）

同志们：

今天会议的主要任务是：认真学习贯彻党的十八届四中全会精神和2015年全国卫生计生工作会议精神，全面总结回顾2014年各项工作，深入分析当前面临的机遇和挑战，研究部署2015年的重点工作。2014年，中心全面落实国家卫生计生委各项工作部署，严格遵守中央八项规定，扎实开展反“四风”活动，坚守“公益性”、“专业性”不动摇，全面推进“四位一体”建设，认真做好本职工作，参与全球卫生，在全体职工的共同努力下圆满完成了各项工作。

一、认真做好2014年重点工作

一年来，中心的各项工作得到了社会公众和委领导的高度评价，可以说2014年是自“非典”、汶川地震、三鹿婴幼儿奶粉事件、甲型H1N1流感大流行、人感染H7N9禽流感等之后，又一次以主要技术和实施力量，为国家贡献自己的才智、勇气和力量，以优异的成绩展现了国家疾控中心的能力和水平。现梳理出五项比较重要的工作进行回顾。

（一）埃博拉出血热疫情防控

西非埃博拉出血热疫情发生后，中心密切关注，群策群力。根据国家卫生计生委应急响应机制的要求，各有关处室和直属单位全体总动员，领导干部带头，同志们积极踊跃，精心组织、策划，国内国际两条战线作战。在国内，组织编写各类防控预案、技术方案等；实时了解埃博拉疫情信息，进行疫情分析编报，开展疫情应对各项技术准备；开展针对媒体及普通民众的风险沟通、知识宣传，举办援非人员、埃博拉出血热实验室检测技术培训班；加强监测，开展入境人员中留观病例的实验室检测工作；参与南京青奥会、广交会、北京APEC会议等大型活动期间的卫生保障工作；为其他部委，如商务部，外交部，质检总局等提供技术支持。对外，赴西非三国协助开展物资捐赠和培训，执行先遣任务，迅速摸清情况，为决策提供了依据。派专家赴塞开展实验室检测，组织专家赴塞实施固定实验室建设、公共卫生师资培训，派专家参加联合国埃博拉防控高级顾问团。在国内首获埃博拉出血热检测实验室认可，研制的“埃博拉病毒胶体金免疫层析法抗原检测试剂盒”首批获准，不失时机地用于一线检测。截至2015年1月30日，中心已派出自己的专家11批47人次赴西非三国开展技术支持或先遣调研。目前我们还有实验室建设、病毒检测和公共卫生培训的专家在塞拉利昂现场工作。

此次派出这么大规模的专家队伍赴非洲开展工作，属首次，不仅很好地参与了国家的外交战略，更取得了援非抗疫的显著成效，赢得了受援国家政府和人民赞誉，受到了国际社会好评。习总书记专门致信慰问全体医疗队员，使我们在非洲、在国内工作的同事们倍受鼓舞。因此，特别感谢我们的队员和专家，克服家里的种种困难，也在此衷心感谢这些队员的家庭，对我们工作的理解和支持。

（二）中心中长期规划编制

为促进中心发展，年初启动了《2015—2020 年中国疾控中心发展规划》编制工作。在充分调研论证基础上，经过 5 轮次征求各方意见和建议，完成了规划送审稿。本次规划站在疾控事业发展的角度，以机构发展的"点"带动疾控事业发展的"面"。2014 年 12 月 12 日，中心第一届第二次职工代表大会讨论通过了该规划。此次规划是中心成立以来第一次制定中长期发展规划，对中心主要建设项目和分级规划有很好的指导作用，对明确发展方向有着重要意义。

（三）研究生院成立

为适应新形势下疾控事业的快速发展对人才的迫切需求，2014 年 6 月，中心成立了研究生院，教育培训在"四位一体"中的职能得到切实推进，标志着中心将建设具有国家疾控特色的研究生教育等人才培养工作，提升到更显著的战略地位。

在委财务司的大力支持下，2014 年财政经费首次设立"专业公卫人才培养项目"支持中心研究生教育，也是对中心基础性的支持；中国现场流行病学培训项目（CFETP）正式纳入职业后继续教育，建立了与中心疾控、应急等工作相结合的条件，管理得到进一步加强。2014 年共招收各类研究生 183 人，毕业授予学位研究生 164 人，CFETP 培训毕业 23 人。

（四）科学研究工作取得新的突破

由我中心牵头，国内多家单位共同完成的"我国首次对甲型 H1N1 流感大流行有效防控及集成创新性研究"荣获 2014 年国家科学技术进步奖一等奖。基于中心多年来的工作积累和多部门的参与、支持和贡献，该项目成功建立了"我国应对突发传染病防控技术网络体系"，取得了 8 项世界第一的研究成果，对我国和全球的疫情控制作出了突出贡献，获得国际组织和全球科学家的公认。同时，我中心还在耐多药结核病防控新技术和禽流感 H5N1 流行病学领域分别获得中华医学科技奖 3 项，北京市科学技术奖 1 项，华夏医学科技奖 1 项。

（五）空气（雾霾）污染对人群健康影响监测

环境与健康之间的矛盾，是国家当前迫切需要解决的重大问题，但也一直是我中心工作的薄弱环节，2014 年开展了空气（雾霾）污染对人群健康影响监测项目，包括医院就诊人数、超额死亡人数以及易感人群相关疾病和症状的影响，监测范围由 2013 年 16 个省 43 个监测点扩大至 2014 年 31 个省 77 个监测点，初步获得了不同地区空气污染对健康的影响状况。

二、全面完成 2014 年计划任务

（一）开展突发事件应急处置和卫生保障工作

自年初就做好充分准备，应对 2014 年人感染 H7N9 禽流感疫情出现暴发。配合国家卫生计生委完善《人感染 H7N9 禽流感疫情防控方案（第三版）》等技术文件。完成了科技部重点课题《人感染 H7N9 禽流感关键流行病学特征研究项目》。

媒体信息监测到兰州市发生自来水苯含量超标事件后，及时开展应急响应，派出专家赴当地开展应急处置。2014 年 7—10 月，中心和鼠布基地及时派出专家前往现场处理甘肃的 3 起鼠疫疫情。

8 月 3 日，云南鲁甸发生 6.5 级地震。灾害发生后，按照国家卫生计生委领导指示，我中

心24小时内即派出第一批4人专家组连夜赶赴灾区。在2个月的应急响应期间，我中心累计派出7批26名专业技术人员，克服恶劣环境条件，协助尽快恢复网络报告，指导开展各项卫生防疫工作，坚守到最后。

（二）扎实开展传染病防控工作

敏感、及时地研判我国艾滋病疫情趋势，针对疫情新特点，强化重点监测，到最前沿基层、到老年居民、男同性恋人群中开展调研，深入了解疫情动向，向委领导及时汇报提出正确建议。紧紧抓住结核病医防结合的发展要求，开展试点，积极推广经验。推进全国血吸虫病、包虫病、肝吸虫病监测，完善全国寄生虫病诊断参比实验室网络，处置我国首例输入性非洲锥虫病疫情，启动第三次全国人体重点寄生虫病流行病学抽样调查。持续开展鼠疫、霍乱和乙肝等重点传染病和病媒生物监测，开展“传染病监测技术平台”项目五大症候群监测工作，继续开展省级流感参比中心建设工作，做好罕见病原、新病原、动物源性病原体等的实验室检测技术储备。完成了省、市、县三级脊灰输入传播风险评估、脊灰灭活疫苗试点方案。重点维持新疆无脊灰状态，密切监测麻疹疫情，完成了全国1～29岁人群乙肝血清流调工作。疑似预防接种异常反应（AEFI）监测板块再次以高分通过WHO的疫苗监管体系（NRA）职能评估，迅速平息了乙肝疫苗事件。

（三）积极推进慢性病防控领域工作

针对我国慢性非传染性疾病数据体系不健全，数据较少且数出多门，2014年与WHO密切合作，重点组织开展了我国慢性非传染性疾病数据整理和测算。对中国居民慢性病与营养监测进行整合，制定《中国居民慢性病与营养监测工作方案（试行）》和相应的技术方案。死因监测点扩至605个，可同时提供一些代表性的数据，组织开展了第四次全国慢性病防控能力调查。

依托省部联合减盐防控高血压、淮河流域癌症综合防治等项目实施，加强慢性病综合防控工作，这两项工作也是国家卫生计生委慢病防控工作中的重点。

开展全国伤害监测系统评估，进行了伤害综合监测和干预试点，开展了儿童伤害死亡流行病学分析并修订《中国儿童伤害报告》。

完成了2010—2012年营养与健康监测报告，开展以水产类食物为重点的食物营养监测；完成了2014年度农村义务教育学生营养改善计划、贫困地区儿童营养改善项目监测评估和培训工作。开展早期营养与健康队列研究、养老机构老年人等特定人群营养状况调查工作，建立营养传播工作网络，宣传贯彻《预包装食品营养标签通则》。

落实中办和国办关于公共场所禁烟的通知要求，推进城市立法和执法，参与国家控烟立法，开展烟草控制调查及政策评估工作。

协助制定妇幼保健机构相关工作规范、管理办法或行业标准；继续组织、实施农村妇女宫颈癌、乳腺癌检查等国家重大公共卫生服务项目。继续承担实施母婴保健法相关证件管理、人类辅助生殖技术管理的相关工作。

（四）开展健康危险因素监测和卫生监督技术支持工作

长期以来，我国饮水卫生监测分为城市和农村两大体系，2014年，在国家卫生计生委改革饮水卫生监测管理体制基础上，重点研究，探索我中心城市、农村饮水整合的监测网络、管理机制、体系，努力实现“两水合一”。目前全国饮水监测已覆盖全国31个省份和新疆生产建设兵团的2000多个县，60%的乡镇。超额完成全国农村饮用水水质卫生监测工作，完成计划任务量的120.89%。

推动全国重点职业病网络直报、重点职业病监测和职业卫生实验室检测能力考核比对等基础工作；收集、整理2012—2013年度重点职业病监测数据，建立重点职业病国家数据库。与北京大学第三医院合作，共同建立中国疾控中心职业病临床基地。

持续开展医疗卫生机构医用辐射防护监测、职业性放射性疾病监测与职业健康风险评估，做好食品放射性风险监测、重点地区饮用水放射性监测的技术支持，持续开展全国放射卫生检测质量控制、培训工作，各类放射诊疗设备性能检测合格率从2011年的74.8%提高到2013年的91.0%，我国医用辐射防护及放射诊疗质量控制水平得到显著提高。

（五）推进信息化建设和实验室管理工作，强化业务支撑能力

配合国家卫生计生委完成《全民健康信息保障工程项目建议书疾控信息系统》编制；公共卫生三级平台试点应用工作稳步推进，在浙江宁波试点地区正式启动基于区域卫生信息平台的传染病监测数据自动交换；10个直属单位内部业务门户系统已完成部署上线；实现了灾后疫情监测的直报点由原来的乡镇卫生院延展至村卫生室或安置地点的医疗点。

加强信息安全管理建设，中心五个核心系统顺利通过公安部门信息安全等级保护测评。选派8人参加与北京航空航天大学联合开展的信息化专门人才培养。

对中心的实验室进行不定期抽查，确保实验室生物安全；组织论证生物安全四级实验室建设工作，提出中国疾控中心生物安全四级实验室建设方案；积极推进中国疾控中心病原微生物菌（毒）种保藏中心组建工作。

（六）加强科研和国际合作，提升业务能力

2014年获国家传染病重大专项研究22项，获973、863、国家技术支撑项目、国家自然科学基金等90项；在《新英格兰杂志》《柳叶刀》和《科学》等医学顶尖学术杂志上发表文章6篇，共发表SCI文章436篇。建立和完善科研管理制度，包括伦理委员会、学术委员会、论文发表、科研项目和成果管理、科研诚信规范等；加强科研经费的使用和管理。推进流行病学学科建设，不断提高中心流行病学专业学术水平。

制定中心因公临时出国管理办法和外事接待管理办法；初步建成国际合作专家资源库平台。积极参加非洲疾病预防控制中心建设。继续推进与美国疾控中心等卫生机构开展合作，与法国部分机构签署合作谅解备忘。

（七）科学做好健康传播和学术出版工作

中心加强健康传播制度建设，修订了新闻宣传工作规章制度，制作了《中国疾控中心简介画册（2014版）》。主动策划“鱼生导致寄生虫病”等专题宣传活动10余次。受理常规媒体采访160人次，全年媒体报道中心2123篇，较2013年增加了25%，创造了中心成立以来的新高。编写了《12320卫生热线管理规范》，各地12320卫生热线受理量约270.4万人次。

抓住社会热点，对埃博拉防控工作、鲁甸地震、广东登革热疫情等迅速启动风险沟通与健康传播机制，安排多名专家接受《新闻联播》《新闻1+1》等栏目专访，组织了“科学家与媒体面对面”等活动，举办中国疾控中心专家媒体素养培训。

继续加强中心学术出版工作，明确学术出版在中心工作中的重要定位，明确中心期刊未来发展方向。

（八）大力开展对口支援工作，加强与各挂靠单位的密切合作

援疆、援藏、援助中央苏区，在中心已蔚然成风，通过主动策划“CCTV记者走基层-新

疆免疫规划和结核病防治进展”等工作，扩大疾控工作的影响力和对基层工作的了解。通过项目倾斜，分别对新疆、西藏等地区的艾滋病、结核病、脊髓灰质炎防控和信息化建设等方面的经费给予倾斜。全年组织了14期远程视频培训，接收西部之光访问学者4名，新疆特培人员3名，全年共有70余名业务人员进修学习。

全年派出专家约400人次入疆、入藏工作，中心派出的第七批共4位援疆干部均获当地党委表彰、记功。派出第八批路凯、赵康峰、拓飞、李涛4位援疆干部赴疆工作，派出第15批博士服务团成员孙宗科、鲁茁壮分赴甘肃甘南州、青海省任职。陆续选派16名专家驻南疆工作站工作等。

2014年与中心的各个挂靠单位开展了大量合作，与精神卫生中心合作开展的全国精神卫生调查进展顺利，正在进行结果处理分析；陪同委领导专程赴鼠布基地进行调研，与鼠布基地的专家共同处置甘肃的疫情；与结核临床中心共同推进结核病医防结合机制的研究和探讨，共同申报国家的培训试点奖励；与地病中心共同研究讨论2015年碘补充问题。

三、不断加强内部管理工作

（一）努力争取实施绩效工资，提高职工福利待遇

实施绩效工资是一项重大的人事制度改革，是发展的机遇，也面临巨大挑战，中心不畏险难，积极推动实施绩效工资，目的是提高职工待遇、建立激励机制，逐渐将中心塑造成一个具有“公益性”和“专业性”两大特点的国家级事业单位。多年来，中心始终多方呼吁、争取支持，这项工作牵动了国务院和国家卫生计生委等多位领导，他们亲自出面协调和研究，委有关司局给予鼎力支持，中心更是主动跟进、及时回应，在这些综合因素共同作用下，2014年3、4月份，绩效工资和疾控特岗津贴相继得到批复，中心成为国家卫生计生委所属事业单位中首批实施绩效工资和得到国务院特批发放专业技术人员岗位津贴的单位。中心作为公益一类国家级单位，发放疾控特贴，是全国首创，对财政部也是首次。

经过充分调研和测算后，经反复研究修改，中心上报了绩效工资实施方案。12月底，2009年10月—2014年12月绩效工资补发测算工作完成，并按照分批实施绩效工资、广泛听取意见后逐步改进完善的原则，从2015年1月1日起，在规范津贴补贴项目和标准的基础上，实施了按月发放的基础性绩效工资和疾控特岗津贴，1月底将在绩效考核的基础上，拿出奖励性绩效工资的50%，发放月奖励性绩效工资，人均625元。通过实施基础性和部分奖励性绩效工资，中心职工的待遇都有了不同程度的提高，参加工作第一年的职工也能达到4000元以上的工资收入。

积极听取职工意见，重新招标了新址园区餐饮服务公司，加大了对餐厅管理力度，在新址餐厅两侧修建门斗，为广大职工创造温暖舒适的就餐环境，特别是寒冷季节能有热餐供应，并保证职工饮食安全。两次召开办公会讨论南纬路办公区职工就餐事宜，在多方努力下，南纬路办公区食堂已在年底前开办。

为方便职工就医，根据职工需求，2014年增加中心机关职工公费医疗就诊定点合同医院8家，满足了广大职工的就医需求。每月如期受理报销职工医药费。

努力提高职工福利待遇，缩短职工体检周期，40岁以下职工由两年一次体检调整改为每年一次，并根据不同性别、年龄增加调整了职工体检项目，其中，8—9月份完成机关职工共计477人的体检工作。

（二）不断加强干部队伍和人才队伍建设

加大干部选拔任用、培训和监督管理工作力度，加强干部队伍力量。严格按照委人事司的各项要求，基于民主推荐，广泛听取意见，克服各种困难，经历了长期空缺的营养所、环境所所长终于到位。2014 年新选任干部 27 名，干部选任和调配使用数量达历年之最。重视提高干部素质，组织专题学习，增强价值观、干部责任和管理意识。组织 96 名处级以上干部参加了集中轮训。加强人才队伍建设，公开招聘高校毕业生 66 人，招聘海外留学人员 2 名。聘任后中心专业技术岗位高级、中级、初级比例是 38%、39%、23%。

（三）进一步加强预算管理，建立项目库滚动预算机制

2014 年，全中心年度财政经费预算执行为 89.25%，其中妇幼中心预算执行为 100%。公共卫生应急反应机制运行项目经费预算执行进度为 91.65%，其中，妇幼中心、慢病中心、病毒病所、寄生虫病所 4 家单位达到序时进度。预算执行慢，分析原因，有客观因素，也有主观因素。客观上，2014 年突发应急事件多、计划外任务多，有的单位领导班子尚不健全，使得正常的预算执行进度受到一定程度的影响；还有采购进口设备的审批推迟，采购活动推迟到年底，大型购置项目的采购合同首款已支付，但尾款结存在账上；部分采购项目招标后，项目经费结余。主观上，我们对预算编制的科学性、预算管理的客观性还要把握，预算执行是刚性要求，要进一步提高对预算执行的重视程度，提高预算的执行力。“三公”经费在预算内执行。

建立滚动预算机制，实施项目库建设。中心完成了 2016—2018 年项目申报工作，建立了项目库，共申报项目 123 个，申请经费 27.4 亿元。

（四）严格内控管理，接受国家全面审计

2014 年，中心一如既往的加强对单位内控管理工作，被委财务司定为内部控制示范点单位。中心部门预算和决算两项工作均得到了委财务司的通报表扬。接受了财政部、审计署对我中心“小金库”专项检查以及预算执行和财政收支审计，没有违纪违规，充分证明了中心管理规范。

完成了中心一期工程调概，发改委批复追加投资 1536 万元，最终总建筑面积为 77 942 平方米，总投资为 68 649 万元，通过了环保部的环评终验，一期工程的资产交付使用的手续全部完成，一期工程决算工作基本完成。二期工程项目建议书已报发改委审批。

严格执行招标采购制度，2014 年共计完成采购项目 101 项，总计采购预算约为 29 523 万元，总计中标金额为 28 044 万元，共签订采购合同 137 份。节约资金约 2249 万元，资金节约率约为 7.3%。

坚持审计委派制度，对中心及项目执行省的审计资金量达 10 个亿，审减及纠正错误金额 2433 万元，提出审计建议 518 条。特别在内部控制、规范管理方面，发挥了内审的监督职责。

（五）认真稳妥做好后勤、安全保障和离退工作，丰富文化活动

梳理调整后勤管理工作和职能，将后勤管理处的职能并入新址管理办公室，并更名为后勤运营管理中心。完成了中心办公用房使用情况的调查。

为方便职工通勤，优化班车线路 12 条。全年中心租用的 18 辆通勤班车和 15 辆自有班车总计出车 11 228 次，安全行驶 85 万公里，保障了职工上下班交通安全。

2014 年全年无安全责任事故发生，无火灾及重大刑事治安案件发生。

认真贯彻落实离退休干部政治待遇和生活待遇，走访慰问离退休老领导、老干部，慰问在职患病职工。为机关离、退休老干部及支部征订并发放报纸杂志。协助变更定点医院，为看病就医提供方便；帮扶特困职工、困难家庭、工伤职工、失独职工62人，发放补助金20余万元。

组织召开了中心第一届第二次职工代表大会，支持中心工会开展"职工之家"创建活动，举办了800余名职工参与的趣味运动会，成立中心职工乒乓球和羽毛球两个文体协会。组织开展多种形式的活动，丰富职工生活。

四、切实发挥党委政治核心作用，促进疾控工作发展

（一）大力加强党组织自身建设

全面推进中心各级党组织届满换届工作。指导中心6个直属单位党组织完成换届选举，并调整妇幼中心党总支为党委、慢病中心和改水中心党支部为党总支。组织召开中心第二次党代会，选举产生了由19人和11人组成的中共中国疾病预防控制中心第二届委员会和纪律检查委员会，增强了基层党组织的创造力、凝聚力和战斗力，为顺利完成各项疾控工作任务提供了组织保证。

（二）有效推进中心作风建设

认真做好党的群众路线教育实践活动整改工作，对照"两方案一计划"，紧抓整改落实和建章立制，扎实开展"四风"突出问题专项整治工作。坚持完善集体研究决策制度。强化中心两级领导班子执行"三重一大"事项集体讨论决定力度，提升集体决策的科学化、民主化水平，2014年中心分别召开党委常委会和主任办公会16次和18次，共计讨论"三重一大"议题187项。

中心党委围绕形势任务，结合中心改革发展实际，认真安排好中心组学习，2014年先后结合社会主义核心价值观、中国特色社会主义教育，党的十八届三中和四中全会精神、党风廉政建设等4个专题，开展集中学习讨论10次，部署自学篇目32个。为进一步加深中心干部职工对"中国梦"的理解和认识，举办了"理解和践行社会主义核心价值观"的讲座，开展中国特色社会主义宣传教育。

五、保持优良传统，弘扬无私奉献的疾控精神

2014年，中心全体干部职工凝心聚力，圆满完成了各项工作任务，在救灾防病、突发公共卫生事件处置、重大疾病防控等工作中，进一步树立了中国疾控中心的专业地位，塑造了良好的国际形象。以上成绩的取得，主要得益于以下四个方面。

（一）找准定位，始终围绕卫生计生工作大局开展工作

多年来，中心从实践中体会凝炼，明确并紧紧抓牢公益性和专业性的定位，发展思路和定位符合全局，避免走弯路。中心始终把各项工作围绕于服务卫生计生工作大局，将技术与资源全部投入到面向社会的公益性服务当中，充分体现了中国疾控中心是政府公共卫生服务技术实施主体的特点，在各专业领域逐步树立国家队的权威地位。事实证明，正是由于中心的思路正确，方向清晰，我们的定位特点与国家的改革顺利衔接，为绩效工资的顺利实施做好铺垫，使得绩效实施过程中没有走弯路。今后，我们仍然要坚定不移地立足于公益性和专业性两个基本点，围绕疾控、应急、科研、教育"四位一体"的职能任务开展工作。

中心拥有一支特别能吃苦、特别能奉献、特别能战斗的职工队伍，默默地在自己的工作岗位上辛勤耕耘，毫无怨言。国家哪里发生了灾难和公共卫生事件，我们的队伍都是第一时间冲上去，克服恶劣的条件，坚守到最后时刻，无数次地保障了“大灾无大疫”。中心特别珍惜和感谢这支奉献、坚守和勇于担当的队伍，为拥有这样的职工感到自豪。

（二）准备充分，从容应对多样化挑战

在查找问题、全面审计的多轮检查中，中心没有出现大的问题，这得益于多年来中心在内部管理上，不断铸牢内控管理的大堤，制定完善并贯彻“三重一大”制度，严格实行预算管理，对“三公”经费进行事前审核、定额管理，全面杜绝“小金库”。一是建立规则并严格执行。规避了决策风险和不正之风，保护了干部专家，并通过设立固定和临时聘请审计会计公司等方式，严格检查执行情况；二是把握经费严格管理与方便使用的度，在中心内形成共识，共同执行。

2014 年，中心援非抗疫在国际公共卫生舞台上迈出这坚实的一步并非一蹴而就，而是得益于多年的追求和积累。一是长期将国际交流与合作作为中心的主要工作，人员交流保持高水平，国际交流非常活跃。2010 年以来，因公出国年均约 350 批 500 人次，2014 年约占委直属单位总量的 46%；派往国家（地区）数 60 个；每年接待国外来访或研修 500 人次以上。二是长期开展全球基金、儿基会、英国国际发展署等众多大型国际合作项目，了解和熟悉国际合作规则。一大批技术骨干迅速成长为具有国际化技术水准的公共卫生专家，中心专家现任国际组织各专业委员会成员 35 席，赴国际组织任职 / 借调 10 余人。三是具备了积极开放的全球卫生意识，走出去的主动意识深入人心，并形成了集体共识。2011 年，中心就开始尝试探索走出去，派出专家赴纳米比亚、尼日利亚和巴基斯坦等国家开展脊灰防控工作，积累援外经验。四是注重应急准备，通过多次应对自然灾害等突发事件等，系统加强中心卫生应急队伍和能力建设，正是由于平时功夫下得足，才能在登台一刻展示出我们的风采。五是得益于长期以来国家卫生计生委领导和国际司的全力支持，出国申请几乎全部获批。

（三）团结协作，形成多部门合作的良好机制

一直以来，中心悉心维护与委司局间的良好工作关系，积极保持与兄弟单位、挂靠单位以及省级疾控中心的业务联系和合作，不断探索与农业部、质检总局、商务部等有关部委的专业机构以及解放军疾控中心、武警疾控中心、农垦疾控中心等多部门合作机制，妥善处理了与农业部门在 H7N9 禽流感命名方面的争议，调动各方面力量共同开展工作，逐步形成了大公共卫生理念和良性的联系沟通机制。

（四）同心同德，切实发挥党组织保驾护航的作用

中心党委紧密围绕疾控业务工作，开展思想政治建设，通过加强学习培训，逐步提高中心党员干部的政治理论水平，凝聚共识，促进班子团结，充分发挥基层党组织的政治核心作用，保障职工利益，选优配强干部，推动疾控各项业务健康发展。每次在突发公共卫生事件的现场，都成立临时党支部，起到保驾护航的作用。

六、面临的问题与挑战

（一）疾控工作许多难点、热点问题仍亟待解决

尽管我们在禽流感、脊灰、埃博拉防控及抗震救灾等疾控、应急工作中取得了较好的成绩，但依然有许多难点和热点问题亟待解决。例如：2013 年出现麻疹疫情反弹，2014 年达

感、登革热和中东呼吸综合征等新发传染病疫情，在重点省份严防境外输入性疫情引起的暴发或流行，做好技术储备。继续做好援非抗击埃博拉出血热疫情工作，协调确定援塞固定生物安全实验室运行及使用管理机制，为“后埃博拉时期”防控其他相关传染性疾病发挥支撑作用。

做好重点传染病防控。艾滋病、结核病防控面临复杂的社会环境，要有改革创新精神，形成新思路、新模式，努力推动工作发展，再上一个新的台阶。进一步提高感染者和病人发现率，将高危人群自主检测作为扩大检测的策略之一。持续提高艾滋病宣传教育的针对性和有效性。加强感染者随访管理、强化高危人群艾滋病抗体检测与早期抗病毒治疗工作试点。扩大抗病毒治疗覆盖面，降低艾滋病病死率。继续加强结防措施研究，规范结核病防治工作行为，深化耐多药结核病防治。研究在分级诊疗等新政策下，开创结防工作的新模式。推广新诊断技术，加强对基层的培训和业务指导。结合医改，推动病毒性肝炎的控制。继续做好维持无脊灰工作，全面做好麻疹等免疫规划疫苗针对传染病的控制工作。发现并努力减少预防接种薄弱地区。完善预防接种疑似异常反应监测和加强现场处置工作，加强肠道病毒 71 型（EV71）疫苗等疫苗评价及免疫策略制定科学研究工作。继续加强细菌性传染病、病毒性传染病、寄生虫病及相关病媒生物监测、风险评估与预警工作，组织实施重点传染病专项调查研究。推动血吸虫病传播控制达标、消除疟疾考核、包虫病控制、全国第三次寄生虫病流调等工作，继续推动委市共建“中国热带病研究中心”。

继续深入推进全民健康生活方式行动。加强死因监测工作常规质量控制机制。拓展慢病示范区，继续开展省部联合减盐防控高血压、淮河流域癌症综合防治等项目。开展中国成人慢性病与营养监测工作，同时开展全国慢阻肺监测、全国第 4 次口腔流调工作、心脑血管监测等监测工作。贯彻 2013—2020 年食物营养发展纲要，制定全国营养工作方案，研究解决重点人群、重点地区营养改善问题；加强农村妇女“两癌”检查项目及农村地区宫颈癌监测试点项目，继续推进妇幼卫生信息化建设和妇幼保健服务体系建设工作。

全力推进 2014—2015 年度空气污染（雾霾）人群健康影响监测和全国城乡饮水水质监测工作；调整改水中心工作职责，界定职责任务，完善工作体系，推动新时期农村爱国卫生运动各项工作；着力推动重点职业病监测和健康风险评估工作，力求取得初步成果；加强医用辐射防护监测网和放射性职业病监测哨点工作；加强中毒救治基地体系管理和工作规范化建设，提升中毒咨询、防控和救治能级，继续做好核事故医学保障工作。

加强研究生院建设，加强病原生物学等重点学科和导师队伍、研究生队伍和管理队伍建设，实施学位授权点合格评估工作。继续完善 CFETP 运行机制，强化培养质量，推动现场流行病学网络建设。继续加强科学研究，力争继续在疾控重点、难点等问题上有所突破。促进国际交流与合作，加强中心业务骨干国际合作能力的培训，推动完善国际援助相关保障机制，开拓建立与俄罗斯、非盟和阿盟国家的合作，参与非洲疾控中心筹建等。规范管理，开展期刊审读及质量评估，发挥学术期刊的作用，促进疾病预防控制工作发展。

紧跟时代步伐，创新信息化工作。全面落实全民健康保障信息化工程建设任务，组织实施疾控六大业务信息系统和数据容灾备份中心建设。做好核心业务信息系统和基础网络的运行维护。为在非洲建立传染病网络直报系统提供技术支持。提升科技情报和文献数字资源服务水平。

进一步挖掘社会媒体服务潜力，发挥 12320 热线、网站、微博、微信等新媒体作用，做好到 5 万多例，达到近 4 年来最高峰。消除麻疹工作复杂，受多方面因素制约，但预防控作不落实，易感人群仍大量存在是疫情回升的主要原因。

2014 年广东等南方省份，出现登革热暴发，4 个省份共计 46 541 例，是 1989 年纟类传染病以来的历史最高水平，也是 2005 年来首次报告死亡病例。由于灭蚊措施云缓，蚊媒控制不力，错过了疫情早期局限在少量、单点暴发的最佳控制时机，很大程度由于随着经济社会发展，新的社会形态变化，人的行为也在发生很大变化，但爱国卫生却缺乏相应变革，传统的爱国卫生运动，已经不适应现在的社会环境，应尽快进行调整如李克强总理指出的，应以改革创新精神，推进新时期的爱国卫生运动。

另外，在结核防治、空气（雾霾）污染对人群健康、慢性病（肿瘤）等方面，还有许多解决的问题，不能以不变应万变。

（二）干部管理和人才队伍建设仍需加强

中心在 2014 年多次开会提到干部教育要经常化的问题，就是希望能在中心营造律、机会平等、和谐创新的良好工作氛围。一个合格的领导干部是群众的表率，是培养的伯乐，是执行政策任务的先锋。

我们每一位干部，无论什么时候都要有大局意识，遵守组织纪律，自觉维护国家心的声誉，修身养性，谦谦君子，卑以自牧，以谦逊的态度做人做事。习总书记在关作风建设的讲话中提到，要既严以修身、严以用权、严以律己，又谋事要实、创业要实要实。

我们每一位干部，要通过加强学习研究，不断提高自身素养，逐步做到知新、用新。要注意多投入精力管理，增强执政意识，增进团结，创造和谐的氛围和环境，首到自己内心的和谐，“心似白云常自在，意若流水任东西”。

七、2015 年主要工作思路

（一）全面深化体系建设，建立新型激励机制

认真学习、贯彻落实十八届四中全会精神，强化干部职工法制观念，遵纪守法，我管理、严格管理、依法管理的意识和水平。适应新情况，全面深化体系建设，制定《控中心工作规则》，完善配套制度，提高工作效率。抓住实施绩效工资的契机，制定方化岗位设置和考核机制。积极申请增加人员编制，多方争取政策支持，建立新型激励促进人才队伍稳定和发展。

启动《2015—2020 年中国疾控中心发展规划》报批工作，明确各单位在发展规划务和责任。加强中心纪检监察组织建设，按照监督细、执纪严、问责到位的工作要求职责与分工，统筹谋划新常态下的各项工作。完善中心内审制度，加强审计与检查，单位内控制度完善与执行情况的审计检查力度。提高工作计划性，加强预算管理和执

按照党政机关办公用房建设标准，对超标的办公室进行全面整改，对已腾退的进行统筹安排、功能整合。根据委办公厅统一部署，近期将逐步调整清理到位。组力量继续推进中心二期工程建设，进一步完善生物安全四级实验室的选址和建设方动立项。

（二）改革创新，进一步做好疾控重点、难点工作

做好突发公共卫生事件应对准备，加强卫生应急队伍和能力建设。严密监测评

健康教育核心信息、社会热点问题以及卫生政策信息的传播与解读，在突发卫生事件中做好大众风险沟通和舆情监测应对工作。

新的形势，新的任务，中心的发展已进入改革新时期，中心将在党的十八届三中、四中全会精神的引领下，在国家卫生计生委领导下，在干部职工的共同努力下，进一步认清形势，提高认识，明确任务，紧紧围绕疾控、应急、科研、教育“四位一体”的职能特点，凝心聚力、改革创新，努力开创国家疾控中心工作新局面，为维护人民群众健康做出更大的贡献。

第二部分　工作进展

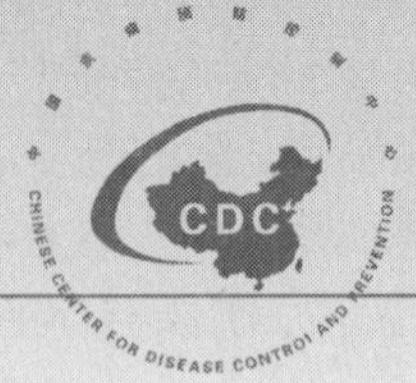

传染病控制

【有效开展登革热疫情防控】 中国疾病预防控制中心高度重视2015年登革热防控工作，按照年部署、季调度、月评估、周分析、日监测的原则，于2015年4月下发了《登革热疫情分级防控技术指导方案》，指导全国疫情防控工作，并于4月和5月对省级技术骨干开展培训，累计受训达150余人次。自2月28日起，对全国登革热疫情开展连续监测，累计开展专题周分析近40期、月评估4期，季度分析1次，并派出专家26人次，分赴广东佛山、潮州，云南临沧、德宏和西双版纳指导疫情防控，并在9月疫情高峰期下发《关于加强登革热防控技术工作的通知》。本年度登革热疫情较2014年下降92%，无死亡病例。

【积极应对疟疾疫情】 2015年9月，海南省三亚市在连续4年无本地疟疾发生的情况下出现了一起三日疟感染的本地疟疾疫情。在收到疟疾的预警信息后，中国疾病预防控制中心立即进行核实并多次派专家赴现场协助开展疫情的调查与应对，并组织专家讨论，开展平行检测核实病例诊断，加强落实疟疾防控措施，进一步开展媒介调查和控制工作，并对三亚市疫点和周边地区开展风险评估进行疫情研判。

【2015年炭疽突发疫情处置】 2015年辽宁、陕西和云南先后报告炭疽暴发疫情，累计报告病例34例，引起社会广泛关注。传染病预防控制处对疫情高度重视，累计派出专家8人次赴现场指导疫情处置，疫情迅速得到有效控制。

【制定颁布《诺如病毒感染暴发调查和预防控制技术指南（2015版）》】 诺如病毒具有高度传染性和快速传播能力，是全球急性胃肠炎的散发病例和暴发疫情的主要致病原，疾病负担严重。2014年冬季以来，我国由诺如病毒感染引起的暴发疫情显著增加，为帮助全国专业技术人员及时更新诺如病毒防控知识、规范全国诺如病毒感染暴发疫情调查处置和预防控制工作，中国疾控中心组织流行病、实验室和临床等相关领域的专家编写了《诺如病毒感染暴发调查和预防控制技术指南（2015版）》。该指南于11月16日正式印发全国，将为全国各级疾病预防控制机构、医疗机构和有关单位在开展诺如病毒感染暴发疫情的发现、报告、调查、处置、预防和感染控制等相关工作提供技术指导。

【更新中国季节性流感疫苗应用技术指南】 2015年，中国疾病预防控制中心组织专家根据国内外最新研究进展对《中国季节性流感疫苗应用技术指南（2014—2015）》的部分内容进行了更新，主要包括：①2015—2016年度流感疫苗抗原组分；②慢性基础性疾病患者的流感疾病负担以及接种流感疫苗的免疫原性、效力和效果的最新证据。

【组织召开 2014—2015 年度全国传染病与寄生虫病监测与防治业务工作年会】 中国疾病预防控制中心于 9 月 23 日在成都市组织召开了全国传染病与寄生虫病监测与防治业务工作会，各省（自治区、直辖市）、新疆生产建设兵团疾控中心，各省级血吸虫病和寄生虫病管理机构，以及中心传染病所、病毒病所、寄生虫病所，传染病处、应急中心、信息中心和鼠布基地的 150 余代表参加了会议。会议系统总结分析了 2014—2015 年 8 月全国法定传染病疫情形势，介绍了人感染禽流感、登革热、狂犬病、手足口病和布病的疫情形势与防控要点，并交流了疟疾、血吸虫病和包虫病等寄生虫病的监测防治工作进展，有力地推进各省急性传染病与寄生虫病监测与防控工作的全面开展。

【推进全国法定传染病疫情常规监测管理】 组织完成了全国法定传染病疫情监测日报、周报、月报（含月度疫情新闻代拟稿）、年报的编发，全年累计完成各类常规分析报告 441 期，确保国家卫计委和中心对各类暴发疫情及时发现、分析研判、决策建议和快速响应。

【推进重点传染病疫情研判与风险评估】 中国疾病预防控制中心持续开展传染病的常规疫情分析，完成月度疫情形势分析与风险评估，并以《传染病专报》为平台及时反馈监测结果，全年累计编发 41 期，其中监测报告 41 篇、防控技术指南 2 篇、暴发调查 1 篇，为各地开展重点传染病防控提供了技术支持。

【持续开展全国重点传染病和病媒生物监测工作】 中国疾病预防控制中心与 43 个省级监测管理机构分别签订了 2015 年度重点传染病和病媒生物监测任务委托书开展 25 种重点传染病及 4 种病媒生物监测工作，并组织编写完成《中国重点传染病和病媒生物监测报告·2014 年》。该报告主要内容包括重点传染病和病媒生物监测系统运行概况、年度主要监测结果、分析与工作建议等。

【组织修订并印发《全国消除疟疾监测方案（2015 版）》】 针对消除疟疾形势与任务的变化，为加强全国消除阶段疟疾的监测工作，2015 年中国疾病预防控制中心组织制定并印发《全国消除疟疾监测方案（2015 版）》。该方案经过多次专家讨论修订，8 月 26 日由中国疾病预防控制中心正式印发，10 月 15—16 日在江苏组织举办了全国培训班。新版的监测方案具有以下几个特点：按照消除阶段和消除后阶段设立不同的监测任务和要求，覆盖了全国所有县（市、区）；与世界卫生组织要求的统计报表进行了有效衔接；在无消除后监测技术可参考的情况下确定了消除后阶段的监测内容，还增加了病例分类、疫点判定等新内容；突出了监测能力维持等。

【组织开展包虫病监测试点工作】 为加强全国包虫病监测工作，中国疾病预防控制中心于 2015 年制定包虫病监测试点工作方案，在新疆、西藏、四川等包虫病重点流行省份设立 20 个监测点，开展人群查治病、中间宿主动物和终末宿主动物感染情况的监测。2015 年 12 月，组织对监测试点工作进行了总结，并对全国包虫病监测方案进行了研讨。2016 年，包虫病监测将纳入中央转移支付项目支持，计划在 137 个点开展监测，今年的试点工作为全面铺开的全国监测打下了坚实的基础。

【启动手足口病监测试点运行】 手足口病报告病例数居法定报告传染病之首，无专病监测系统。中国疾病预防控制中心牵头设计、组织制定了手足口病专病监测试点运行方案，于 2015 年 9 月 25 日以国家卫生计生委正式文件印发全国。该中心还组织开发了在线信息系统，并对试点省份进行业务培训，于 11 月 1 日在北京、内蒙古、吉林、江苏、浙江、安徽、河南、湖南、甘肃、广东和云南11省份正式启动手足口病专病监测试点运行工作，运行周期1年。试点工作主要加强重症和死亡病例的监测，规范收集重症和死亡病例的个案关键信息；开展病原学监测，阐明手足口病病例中肠道病毒血清型构成及EV-A71和CV-A16的基因特征；掌握暴发疫情规模和特点，为有效处置疫情提供依据。

【全国住院严重急性呼吸道感染病例（SARI）监测系统扩建】 在2015年4月国家卫生计生委印发《住院严重急性呼吸道感染病例监测方案（2015版）》的基础上，为保障住院SARI监测工作按照2015年版监测方案的要求顺利开展，6月初中国疾病预防控制中心在哈尔滨召开了全国住院SARI监测培训班，并于7月初正式上线基于网络的SARI监测信息管理系统。目前，全国住院严重急性呼吸道感染监测网络从10省市扩大至25省（市、自治区）。自2015年7月扩大后的SARI监测系统正式运行以来，该监测系统运行良好，提高了信息报告和反馈的及时性。

【完成新版《全国人间布鲁氏菌病监测方案》】 20世纪90年代中后期以来，我国布病疫情持续上升，已成为我国的重大公共卫生问题。因此传染病预防控制处组织国家、省、市级相关专家，于2013年起，草拟修订了新版《全国人间布鲁氏菌病监测方案》。该方案在现行《全国人间布鲁氏菌病监测方案（试行）》的基础上，加强了病例暴露史调查和病原监测力度，并对数据监测上报体系加以规范。

【完成《全国人间狂犬病监测方案（2015版）》】 中国疾病预防控制中心组织国家、省、市级专家，于2013—2015年起草拟定了《全国人间狂犬病监测方案（2015版）》并上报国家卫生计生委疾控局。该方案在现行《全国狂犬病监测方案（试行）》的基础上，强化病例及暴露者监测，并建立专病信息管理系统，进一步规范我国人间狂犬病防控工作。

【建立中国疾病预防控制中心甘孜州包虫病防控工作站，推动甘孜石渠县包虫病综合防治工作】 11月7日，按照国家卫生计生委关于加强四川省甘孜藏族自治州及其石渠县的包虫病防治工作的统一部署，中国疾病预防控制中心在甘孜州设立包虫病防控工作站，以推进当地各项包虫病综合防治措施的落实，降低包虫病对牧区群众的危害。

【中国疾病预防控制中心云南省登革热和热带病防治瑞丽站挂牌成立】 根据卫生计生委疾控局加强对云南省登革热防治工作指导的精神，中国疾病预防控制中心组织专家研究制定了云南省登革热和热带病工作站计划框架，经过近1年的多方努力与筹备，工作站于2015年4月2日在瑞丽市正式挂牌成立。建立瑞丽工作站旨在探索登革热和热带病高风险地区可持续预防控制策略，提升云南省尤其是边境地区登革热和热带病防治能力，为全国登革热等热带病防治提供经验。

【开展新的专题研究，继续做好血防联系点工作】 继续支持湖北省监利县、公安县、湖南省岳阳市君山区和华容县4个血防联系点和湖北荆州市疾控中心开展“淘汰耕牛、以机代牛”后农机使用情况调查、血吸虫病流行区“无害化厕所”使用情况调查、查螺工具箱（包）及查螺组件配置和现场测试等11项应用性专题研究。其中查螺工具箱（包）由我中心牵头组织4个血防点和湖南、湖北血防所共同进行研发和测试，经过3次专家研讨和2次现场测试，截至2015年底该工具包已基本定型，下一步将组织更大范围的基层工作人员测试和国家血吸虫病咨询委员会专家进行论证，争取在全国的血吸虫病流行区推广使用，进一步规范全国的查螺工作。

【开展扩大流感疫苗使用公共卫生策略研究】 为推动我国的流感疫苗接种，中美合作

“扩大流感疫苗使用公共卫生策略研究”项目继续在北京市和浙江省宁波市开展。两地分别在学龄前儿童和老年人中开展试点干预，取得良好效果，目标人群流感疫苗接种率显著提升。

【完成登革热血清学现场调查工作】 为提升瑞丽市的登革热防治能力，了解当地人群登革热的感染状况，为边境地区登革热防治策略提供科学依据，中国疾病预防控制中心于2015年12月在云南省瑞丽市开展社区人群登革热血清学调查，最终招募并完成1600余名调查对象的问卷调查和现场采样。该调查结果将为制定我国边境地区的登革热防控策略提供科学依据。

【为国家卫生计生委提供技术支撑】 中国疾病预防控制中心于2015年1月到2015年12月间按时向国家卫生计生委报送年度、半年度，冬春季、春夏季、夏秋季和秋冬季等重点传染病疫情形势与防控建议报告6份，完成非洲可能输入的重点传染病防控技术指南汇编、关于已控制传染病防控能力储备机制研究报告、抗日胜利70周年活动卫生防病周报，河北、西藏、广西、广东等省份疫情形势等专题分析报告，为国家卫生计生委做好传染病防控、出台相关政策建议提供了技术支撑。

（李中杰、王丽萍、陈秋兰、冯录召、常昭瑞、孙军玲）

卫生应急

【监测预警与风险评估】 按时、保质完成重点传染病疫情及突发公共卫生事件系统及媒体的常规监测分析。2015年共完成突发公共卫生事件监测日报338期、周报49期、月报11期、季报3期和年报，完成媒体监测日报338期，完成2015年春节、五一及国庆假期旅行卫生提示。开展风险评估日会商226次、月度风险评估11次，组织突发事件公共卫生专题风险评估师资培训，并及时组织开展了人禽流感、MERS疫情、尼泊尔地震等专题风险评估10次，编写应急快报21期。9月23—24日，国家卫生计生委应急办在南京举办2015年度省级突发事件公共卫生专题风险评估师资培训班，卫生应急中心负责制定培训方案、编制培训教材、组建师资队伍和承担部分授课任务。

【全面开展埃博拉出血热防控工作】 2015年，中国疾控中心在应对埃博拉出血热疫情联防联控机制的统一部署和国家卫生计生委的直接领导下，继续高效、有序地开展埃博拉出血热疫情防控工作。在国内疫情防范方面，密切关注国际疫情和防控进展，适时开展风险评估，及时修订防控技术文件，继续做好疫区来华人员的健康监测与管理、留观病例的检测和排查、境外公民疫情防范指导、大型活动卫生保障等工作，加强检测试剂、疫苗、药物和防护装备的科技攻关和国际交流与合作。在做好国内防控的同时，该中心顺利完成了援塞拉利昂等国公共卫生师资培训、援塞拉利昂固定生物安全实验室建设、向塞拉利昂继续派遣检测队、援塞拉利昂基层公共卫生体系示范等4个应急项目，同时承担了为期2年的援塞拉利昂固定生物安全实验室技术合作项目。高速度高质量完成援塞固定生物安全实验室的建设，并得到塞拉利昂总统的高度评价；使用自主研发的试剂及时准确地完成了9000余份标本的检测任务；积极推广中国防控经验，继续开展公共卫生师资培训，累计完成6000余人的培训，给当地留下了一支带不走的防控队伍；开展综合防治示范区建设，在塞疫情最严重的地区率先阻断疫情传播，并建立了可推广、可复制的防控模式；7月，塞国疫情基本控制后，继续依托固定实验室开展援非技术合作和防控能力长期建设。

2015年，该中心先后组派了第三批移动P3检测队（共4人）、第三和第四批公共卫生师资培训队（共27人）、援塞固定实验室督导自查队（共5人）、第一和第二批固定实验室检测队（共39人）、援助非洲CDC建设工作组（共4人）、WHO志愿者（共3人）等10批次共计112人次的援非抗疫队伍（其中中心职工70人）。卫生应急中心作为应急响应工作的组织协调部门，在埃博拉疫情监测和分析、风险评估、防控技术准备、物资保障、队伍派遣等中发挥了重要作用。病毒病所作为实验室技术支撑部门，制定了埃博拉相关的检测方案，指导全国开展实验室检测工作，并先后派出45名专业人员赴塞国开展实验室检测和培训任务。

2015年2月，国家卫生计生委党组对西非埃博拉出血热疫情防控工作先进集体和先进个人进行奖励，中国疾控中心病毒病所记大功，26名同志记功，11名同志给予嘉奖。11月，人力资源和社会保障部、国家卫生计生委等七部委授予该中心卫生应急中心和病毒病所"埃博拉出血热疫情防控先进集体"，18位同志获得"埃博拉出血热疫情防控先进个人"。

【新发和再发传染病防控】

1．人感染禽流感防控。自2013年首次出现人感染H7N9禽流感疫情以来，在做好24

小时疫情监测的基础上，卫生应急中心持续开展H7N9禽流感疫情防控，同时做好其他亚型禽流感疫情的应急处置，及时开展疫情研判和风险评估，总结流行规律，为科学决策提供技术支撑，为全国各省疫情应对准备提供有力的技术支持，对重点疫情和重大事件及时、科学、高效应对提供有力保障。2015年该中心共协调了10例人禽流感病例的诊断和处置，派出4人次赴现场处置2起疫情，编写13期疫情周报和3期专报，组织8次风险评估会议，撰写2份专题风险评估报告，完成11人次禽流感防控相关督导。同时，该中心继续积极参与国际组织和国际社会的疫情防控和应对准备行动。

2. 中东呼吸综合征应对。2015年5月29日，我国诊断了首例输入性中东呼吸综合征（MERS）病例。疫情发生后，卫生应急中心作为牵头单位，全面负责中国疾控中心的MERS应对工作。主要应对内容包括：派出专家到广东现场，协助当地开展现场调查和各项疫情防控工作；实时追踪国际（尤其是韩国）疫情及其防控信息，动态开展风险评估，为决策者提供依据；在中国疾病预防控制中心网站上开辟了MERS的专门网页，审核上传疾病防控相关信息；审核并发布13期中东呼吸综合征态势简报；协助卫计委修订《中东呼吸综合征疫情防控方案（第二版）》和《MERS-CoV实验室检测技术指南》；派专家接受各种媒体的采访，进行有效的风险沟通；参加WHO或东盟组织的国际电话会议，交流疫情防控最新信息；为第28届世界大学生运动会中国代表团提供MERS疫情防控建议，提出对中国居民赴韩旅行的建议等；组织开发针对全国专业人员的视频培训材料等。6月10日，该病例所有密接均解除医学观察，未发生二代病例。6月26日，该病例痊愈出院。

3. 鼠疫防控工作。5月，卫生应急中心在重庆召开了全国鼠疫监测工作会议，总结2014度监测工作情况，通报2014年度鼠疫监测工作考核结果，交流各地鼠疫监测及防控工作经验，分析全国鼠疫疫情形势，并部署2015年鼠疫监测工作和“十二五”规划评估事宜。8月，该中心在河北省张家口市召开了国家鼠疫菌种保藏中心及河北鼠疫演练基地管理办法的研讨会。9月，完成行业专项《鼠疫自然疫源地空间流行病学研究》课题总结验收。

4. 西尼罗病毒病监测。2015年，中国疾控中心继续组织和支持新疆喀什地区开展西尼罗病毒病的监测工作。自2013年开始，该中心已连续三年在疆开展监测工作，获得大量信息并初步开展分析，证实当地存在西尼罗病毒、宿主动物、传播媒介和人间现症病例，为自然疫源地的判定提供了科学依据。监测工作在为新疆西尼罗病毒病监测和防控能力奠定了坚实基础的同时，也为我国新发传染病的防控工作实践进一步探索了有益的途径。

【其他重要突发事件公共卫生应对】

1. 参加尼泊尔地震灾害国际救援和西藏日喀则地震灾害应急响应。4月25日，尼泊尔发生8.1级地震。中国疾控中心迅速启动应急响应，48小时内组织完成了尼泊尔地震灾后风险评估报告，并派出5名先遣队成员加入中国政府卫生防疫队赴尼泊尔灾区现场开展灾后卫生防疫工作。组织后方专家为中国政府卫生防疫队提供技术支持，完成专题灾后风险评估报告和一系列技术文件。5月28日，圆满完成现场工作后回国。5月5—14日，根据国家卫生计生委和中国疾控中心领导的要求，派遣4名先遣队员赴西藏日喀则地震灾区指导开展灾后卫生防疫工作。

2. 天津港“8•12”瑞海公司危险品仓库特别重大火灾爆炸事故现场卫生应急处置。2015年8月12日天津港爆炸事件发生后，中国疾控中心迅速响应，卫生应急中心组织协调相关业务所第一时间派专家赶赴现场，参与天津港爆炸事件应急指挥部工作，并参与起草天津港爆炸后环境健康影响评估方案。

3．参与新疆皮山地震灾后卫生防疫工作；赴湖北省监利县参与“东方之星”客轮抢险现场的血吸虫病环境传播风险评估；完成中国人民抗日战争暨反法西斯战争胜利70周年纪念活动、新疆维吾尔自治区成立60周年、西藏自治区成立50周年、十八届五中全会、世界法律大会等活动保障工作。此外，还参与了部分医院肉毒中毒病例标本检测和医疗救治、新疆伽师县黑热病暴发疫情、安徽省宿松县血吸虫病调查、海南省三亚市新发疟疾病例、辽宁省丹东市疑似疟疾病例、兰州理工大学腹泻事件、云南楚雄不明原因猝死事件、云南玉溪扁豆中毒和弥勒蘑菇中毒事件等突发事件的应急处置。

【应急准备与应急能力建设】

1．组织突发急性传染病防控和突发中毒事件应急处置全国技能竞赛复赛。根据国家卫生计生委应急办要求，中国疾控中心卫生应急中心组织开展突发急性传染病防控和突发中毒事件应急处置全国技能竞赛活动，经过预赛和初赛，于2015年7月21—22日在北京举办了全国技能竞赛复赛。来自全国各省、自治区、直辖市和新疆生产建设兵团的210余名专业技术人员参加了复赛。最终突发急性传染病防控组和突发中毒事件应急处置组各有3支队伍获一等奖，6支队伍获二等奖，9支队伍获三等奖。此次复赛，既达到了以赛代训的目的，也加深了各个代表队之间的沟通交流，为不断全面提升我国突发急性传染病防控和突发中毒事件应急处置能力奠定了基础。

2．国家卫生应急队伍建设顺利通过终期评估。自2012年开始，中国疾控中心开始承建突发急性传染病防控队、突发中毒事件应急处置队、核和辐射突发事件卫生应急队等三支中央本级的国家卫生应急队伍建设。项目以卫生应急中心牵头，相关10余个部门（所）积极参与，明确责任，落实分工，充分利用既往的卫生应急队伍建设工作基础，结合国家级疾控中心的职责，组织专家反复论证，形成了科学合理的队伍建设方案。在国家卫生计生委要求建立的三支队伍人员规模基础上，主动扩充人员数量，遴选了215名队员报送国家卫生计生委备案；队伍相关车辆、仪器设备和保障物资基本配置到位并积极开展人机结合训练；累计开展10余次20余期，共计1200余人天的应急综合培训和5次累计300人天的较大规模应急演练。历经三年的建设，中国疾控中心于2015年顺利完成三支国家卫生应急队伍建设任务，并于2015年10月16日顺利通过国家卫生计生委应急办组织的终期评估，正式成军。

3．继续开展不明原因肺炎监测系统评估。2015年，完成了在北京、湖北、浙江和贵州四省43家医疗机构和487名医务人员的现场调查、调查问卷信息录入和清理和调查报告的撰写工作。下一步拟选择安徽省六安和阜阳的两家医疗机构，对临床医生及医院专家组进行不明原因肺炎病例报告的行为调查，为将来的监测方案的修改提供依据。

4．开展食品安全事故应对准备。9月14—19日，卫生应急中心在新疆乌鲁木齐举办全国食品安全事故现场流行病学调查培训班，培训内容设计流行病学调查、食品卫生学调查和实验室检测等。参加了国家卫生计生委组织的食品安全法修订；组织征求并起草了中国疾控中心关于食源性疾病管理办法、食品安全风险监测、风险评估、食品安全标准管理办法等重要规章的修改建议；编写食品安全事故流行病学调查案例；在肉毒中毒突发事件应急处置的基础上，梳理肉毒中毒监测报告现状，组织储备肉毒中毒检测试剂，做好开展肉毒中毒病例监测的论证工作和前期技术准备工作。

5. 推进突发饮水安全事件应对准备。卫生应急中心组织完成了突发水污染事件应急处置技术指南。9月，在北京举办了突发水污染事件卫生应急技术培训班，培训内容包括突发水污染事件卫生应急技术指南培训、突发水污染事件实例剖析、突发水污染事件案例教学与讨论，以及卫生应急作业管理、风险评估理论与实践介绍等。

6. 加强灾害应对准备和应对的技术能力建设。整理完成中国疾控中心自然灾害卫生应急技术文件资料库，及时收集国内自然灾害相关信息，做好救灾防病系统的日常管理和维护。8月，对中国疾控中心重大自然灾害卫生应急先遣队人员调整并扩充至38人，并启动应急值守工作。9月，对23名先遣队成员开展紧急救助野外生存培训。10月，联合中国人民武装警察部队总医院和中华医学会灾难医学分会共同举办了灾害医学救援卫生应急队伍能力建设论坛峰会。

7. 继续推进中国疾控中心应急作业平台（EOC）建设，制定《中国疾控中心突发事件卫生应急作业管理办法》初稿，完成了EOC运行信息收集及管理的系统综述。

8. 加强卫生应急保障。采购卫生应急服装以补充应急物资储备；采购肉毒毒素诊断血清并交付传染病所储备；采购7台卫生应急车辆已全部通过项目验收并交付各单位使用；做好包括卫生应急方舱、冷藏车等10多台应急车辆的日常维护保养。

【规范性技术文件的制定】

1. 中国疾控中心卫生应急中心组织专家制定了《全国疾病预防控制机构卫生应急工作规范（试行）》，并已由国家卫生计生委于2015年10月28日正式发布。该规范包括总则、职责、应急准备、监测与风险评估、应急响应和技术指导六个部分。

2. 参与《食品安全法》及其实施条例、《食源性疾病管理办法》《国家食品安全事故应急预案》《食品安全风险评估管理办法》《突发水污染事件卫生应急技术指南》等编制。完成联合国儿童基金会合作项目《地震灾害灾后水和环境卫生风险评估技术指南》的编写。起草《中国疾控中心自然灾害卫生应急工作预案》、编写《地震灾害卫生防病工作技术指南》和《自然灾害饮水和环境卫生评估指南》。参与流感大流行应急预案及相关技术方案制定及修订突发和急性传染病、卫生应急、健康中国、食品安全等“十三五”规划的编写。

【科学研究和国际交流】

1. 完成了《卫生应急准备和处置关键技术研究与推广》和《鼠疫自然疫源地空间流行病学研究》课题的结题和验收。

2. 继续执行重大专项项目《高分疾病预防控制遥感监测与评估》，已初步完成高分遥感洪涝灾害卫生应急需求评估模型及高分遥感地震灾害医疗资源损失监测评估模型的建立等相关技术工作。

3. 开展《人感染H7N9禽流感危险因素病例—对照研究》《人感染H7N9禽流感血清流行病学调查》的数据分析和总结。启动科技部“十二五”重大专项《人感染新型流感防控技术研究》课题。

4. 推进联合国儿童基金会合作项目《应急状态下水和环境卫生快速评估工具开发》，11月11—12日在江苏苏州召开地震灾害灾后水和环境卫生风险评估技术指南定稿会，顺利完成2015年度合作项目的产出。

5. 推进卫生行业专项《饮水安全事件卫生应急响应关键技术研究》，完成了突发饮水事件卫生应急处置技术指南的起草、水源性传染病模型建立等。

6．中美 EID 项目通过十年的合作，在新发和再发传染病领域开展了联合研究应对、监测检测、卫生应急、感染与抗生素耐药、改进公共卫生实践和能力建设等工作，合作领域不断拓宽，取得显著成效。2015 年 6 月，双方在刘延东副总理的见证下签署了第三轮《关于新发和再发传染病合作项目谅解备忘录》并共同召开了中美埃博拉及全球卫生安全研讨会，体现了两国政府对项目的支持和对加强两国公共卫生合作的重视。并在 2015 年双方通过了未来五年（2015—2020 年度）的项目战略规划。中美双方表示将继续在新发和再发传染病的预防、发现和应对领域开展密切合作和提高双方各自国家以及其他国家公共卫生和卫生保健能力。

2015 年 12 月 10—11 日中美新发和再发传染病项目（EID）合作委员会和年会在北京召开，项目合作委员会通过了中美 EID 项目 2016—2020 年的五年战略规划。来自国家卫生和计划生育委员会、中国疾病预防控制中心、中国医学科学院、以及美国卫生与公众服务部、美国疾病预防控制中心、美国国立卫生研究院、美国食品药品监督局、美国驻华使馆、世界卫生组织驻华代表处和项目执行机构代表等中外卫生机构代表共约 150 人参加了本次年会。

7．2015 年 3 月，卫生应急中心 2 人受邀赴香港参加实现亚洲 2015 年后减轻灾害风险框架研讨会，并赴香港中文大学 CCOUC 香港中文大学英国牛津大学灾害人道主义救援研究中心开展交流。6 月，该中心派员赴香港中文大学公共卫生学院灾害与人道主义救援研究中心开展为期 2 个月的学术交流，完成牛津大学灾害卫生应急管理在线课程翻译、撰写中国卫生应急管理体系综述（英文版）。

（李群、倪大新）

结核病预防控制

【《全国结核病防治工作规划》指标顺利完成】 截至 2015 年 12 月 31 日，全国登记报告活动性肺结核患者 798 875 例，去年同期登记新涂阳肺结核患者治愈率 92%（217 749/235 429）（目标值 85%）；涂阳肺结核患者密切接触者筛查率 99%（586 252/591 246）（目标值 95%）；报告肺结核患者和疑似患者总体到位率 90%（940 055/1 078 098）（目标值 90%）；转入患者到位信息反馈率 97%（5968/6165）（目标值 90%）；非户籍肺结核患者的治疗成功率 93%（111 295/119 635）（目标值 80%）；据不完全统计耐多药肺结核可疑者筛查率 74%（27 842/37 769）（目标值 60%）；艾滋病（HIV）流行重点县（区）新登记结核病患者 HIV 筛查率 92%（93 382/101 748）（目标值 70%）。

【发挥专业优势，提供技术支持】

1. 协助国家卫生计生委开展“十二五”规划终评工作。协助国家卫生计生委制定“十二五”终评实施方案，举办终评培训班，开展现场资料复核等质控工作，完成“十二五”终评报告初稿。

2. 参与多项政策文件的制订。参与国家医疗卫生体制改革试点“2+1”政策制订，负责结核病诊疗部分相关内容的撰写工作；参与“十三五”结核病防治规划的制订；拟定并上报国家卫生计生委“结核病疫情分析及解读”等多项报告。

3. 加强技术储备。针对世界卫生组织年度进展报告、技术指南等文件进行翻译及解读，及时了解国际结核病防治前沿资料，加强中心自身技术储备。

4. 指导地方工作。中心业务骨干针对各省不同情况，有针对性地开展督导、调研及技术指导工作，在新型服务体系、统计监测疫情分析、耐多药防治、健康促进等多个领域给予各省技术支持。

【配合国家卫生计生委开展督查工作】 2015 年新型结核病防治服务模式正在逐步推进，逐渐完善，但在实施过程中出现了一些突出问题，肺结核患者发现数尤其是涂阳患者数下降明显；部分地区肺结核患者信息有漏报、漏转和漏登情况；原全球基金项目地区耐多药筛查率下降明显等。中心配合国家卫生计生委对全国各县区涂阳患者发现情况进行梳理分析，参与国家卫生计生委对重点省份的督查工作，并在督查结束后进行后续追踪。

【制订/修订/完善各类技术规范/标准/教材】 协助国家卫生计生委制订结核病患者健康管理服务规范，并由国家卫生计生委正式印发；完成肺结核诊断标准（国标）的修订工作；完成肺结核分类标准修订工作，国家卫生标准委员会传染病标准专业委员会 86% 的专家同意通过修订标准；编写并印发耐多药结核病防治系列教材；印发实验室质量控制手册，实验室质量控制手册为开展实验室检测服务的实验室提供完善的质量保证体系，确保检测服务质量。

【组织召开全国性业务工作会议】 组织召开全国性业务工作会议 13 次，部署全国省级结防工作，指导监测结核病疫情、开展健康促进、交流耐多药结核病防治经验、培训结核菌/艾滋病病毒双重感染防治、学校结核病防治、实验室质量控制与新诊断技术研究等。

【强化专业培训，提升人员业务能力】 强化全国性专业技术培训，提高各级防治人员的业务能力。举办全国结核病防治规划培训班，提高学员各领域专业认知水平和技能，对落实防治规划具有重要的指导意义。举办“十二五”终评培训班，确保各省能够顺利执行终评方案。举办全国感染控制培训班，加强结核病感染控制工作，减少结核病在医疗卫生机构和不同环境场所中的传播，降低人员暴露于结核分枝杆菌的风险。2015年，中心共举办培训20期，累计培训各类人员1170名。

【加强结核病疫情监测及督导】 每个季度定期分析全国疫情进展及主要指标完成情况，编写完成4期《中国结核病控制监测信息季度分析报告》和2014年结核病监测信息分析年度报告。按照世界卫生组织的要求，完成了2014年度监测信息数据的收集和上报工作；通过开展技术交流、现场培训等工作，规范日常监测数据质量；完善并推广适用于各级各机构的《结核病防治督导清单》；针对性开展督导、调研工作，涉及规划督导、联合督导、重大专项课题督导、国际合作项目督导、学校突发事件应急处置等，督导调研覆盖全国31个省（直辖市、自治区）。

【加强耐多药肺结核防治工作】 截至2015年底，全国331个地市中已经有232个地（市）覆盖了耐多药肺结核防治工作；37 769例耐多药肺结核可疑者中，开展筛查27 842例，耐多药肺结核以地（市）为单位的覆盖率和筛查率分别为70.1%和74%，实现了“十二五”规划指标要求。

通过开展多层次的技术指导和质量监控，提升全国耐多药肺结核的管理水平；积极利用礼来项目开发和出版耐多药肺结核防治标准化培训系列教材，组织开展培训，强化防治人员能力建设；通过组织开展全国耐多药结核病经验交流，督促各地积极落实耐多药肺结核医疗保障政策；利用举办国际会议和对外交流等活动，增进学习，加强宣传；开展耐多药肺结核密切接触者调查和耐多药肺结核治疗近、远期效果随访等研究，探索解决耐多药结核病防治的关键问题。

【开展学校结核病防治工作】 落实国务院刘延东副总理有关加强学校结核病筛查的批示精神，组织开展学校结核病防治重大政策的研讨，形成论证报告上报国家卫生计生委；

开展学校结核病防治工作的专题调研，了解学校结核病疫情现状及各项防控措施的落实情况，为“十三五”规划学校结核病防控的政策措施提供依据；及时为学校疫情的调查处置提供技术支持。

【强化流动人口结核病防治工作】 2015年1—6月，全国发现非本地户籍人口的活动性肺结核患者数占全国的22.5%。2014年10月—2015年9月，对来自美国、加拿大、新加坡、中国台湾和中国香港等国家和地区的37名入境结核病患者进行了登记和追踪。

【结核菌／艾滋病病毒双重感染（TB/HIV）防治】 重点完成2014年全国TB/HIV防治工作年报的数据收集和分析工作；编撰完成HIV/AIDS抗结核预防性治疗指导手册并开展了相关培训；按国家卫生计生委要求在广东省组织开展了HIV/AIDS异烟肼抗结核预防治疗试点工作。

【多种形式开展健康促进活动】 积极开展结核知识宣传和健康促进，协助国家卫生计生委完成2014年百千万结核病防治宣传志愿者活动评奖及2015年“3•24”世界结核病防治日健康促进大型活动，评选出36个优秀团队和64名优秀志愿者及5个省级优秀组织单位，截至2014年全国共发动志愿者38万余人。

利用“中国结核病防治”官方微博和“结核那些事儿”官方微信普及结核病防治知识，目前新浪微博粉丝326万，腾讯微博听众184万。

2015年1—4季度在中心网站引用或推荐发布的稿件数量376篇，居中心各直属单位和处室首位，发布原创稿件49篇，位居中心前列，结控中心被评为2014年度《中国疾控中心报》优秀组织奖；定期组织出版《中国结核病预防控制》。

【规范药品管理】 完成2015年度全国免费抗结核药品招标采购情况的数据收集和全国结核病监测信息抗结核药品管理情况的季度分析。与国家食品药品监督管理总局及世界卫生组织合作，对中国抗结核药品生产企业进行了质量预认证（PQ）培训。

【加强实验室质量控制工作】 进一步加强全国实验室网络建设，强化质量监控工作。积极推广使用《结核病实验室检验操作规程》，强化质量监控；开展新技术相关培训，并为全国实验室及突发疫情的应急处置提供各项技术支持；组织开展全国结核病耐药监测的实施，完成全国耐药监测报告的编撰。完成2015年度全国结核病实验室药物敏感性试验；完成2015年度分子诊断技术能力验证工作；累计向全国2300余个实验室发放熟练度测试标准物质；组织实施并完成第二轮全国耐药监测工作。

【科学研究】 牵头"十二五"重大专项课题3项，"结核病流行与干预模式研究""我国分枝杆菌耐药性、流行的时空动态分布特征以及新型诊断技术的应用性评估研究""涂阴肺结核患者免疫治疗干预研究"。参与"十二五"重大专项课题1项，"结核病快速高通量检测技术与产品的研发"。承担国家自然科学基金课题1项，"早期诊断耐多药结核病的适宜技术研究"。承担国家重点基础发展规划项目（973）一项，"空间环境诱变病原菌产生致病性改变的机制研究"。按研究计划完成本年度课题调查验收、培训、强化督导、数据录入、整理分析，及研究报告的框架编写研讨。获得"十三五"重大专项课题滚动申请资格，积极组织开展申请工作。

其他组织实施的课题研究包括组织申请世界卫生组织西太区实施性研究课题、热带病研究和培训特别课题，研究领域涵盖结核病监测系统评价、结核病患者营养状况、儿童结核诊断和治疗评价等。

【文章发表】 本年度结控中心在各类杂志发表文章34篇，其中英文文章22篇。

【加强国际合作项目和交流】

一、全球基金项目

2015年3月17日，中国全球基金项目终期总结大会在北京召开。中国疾病预防控制中心主任王宇在会上表示，自2002年以来，中国共成功申请了19个全球抗击艾滋病、结核病和疟疾基金项目，累计获得资金8.04亿美元，其中艾滋病占40.3%、结核病占45.5%、疟疾占14.2%，在上百次周期执行情况测评中始终获得优秀和良好评价。截至目前，已申请和执行的项目全部结束。

二、中盖项目

中盖项目二期（2012—2015年）旨在制订结核病防治综合模式，在结核病高负担国家推广应用，目前项目已顺利完成。初步结果证明综合模式新的诊断模式能够提高患者发现，新的治疗管理方式能够规范定点医疗机构诊疗服务质量，新的筹资支付模式在一定程度上能够减轻患者负担，加强的防治服务体系进一步明确了不同机构间的职责分工并加强合作。

中盖项目三期（2016—2018年）已于2015年11月20日申请成功，三期项目以提高中国结核病控制为目的，在2个省推广新型结核病防治模式，项目总经费1760万美元。

此外，中心还承担其他国际合作项目如梅里埃基金会、礼来基金会、美国疾控中心结核病感染控制等项目实施管理。

三、国际交流

1. 2015 年 4 月 15—17 日，结控中心成诗明副主任等 3 人参加了在日内瓦召开的第 40 届结核病监测研究组织会议，并分别做了中国结核病监测及评价、TB/HIV 合并感染率调查、中国监测系统的存量研究报告。

2. 2015 年 7 月 13—14 日，礼来耐多药结核病全球合作项目在北京成功召开了中国、俄罗斯、印度和南非四个合作伙伴国家参与的国际研讨会暨现场交流。来自四个合作伙伴国家、礼来基金以及世界卫生组织驻北京代办处等专家、官员共计 30 余人参加。各国代表分别就结核病防控策略、新诊断工具、创新药品和治疗方法等内容进行了报告和讨论。通过本次研讨会暨现场交流活动，各合作伙伴国家分享了结核病防控政策和技术以及经验，加强了相互间的了解，建立了合作和交流的平台，对各国结核病防治工作有很好的借鉴作用。

3. 中国疾控中心结核病预防控制中心牵头，组织日本结核病研究所、韩国结核病研究所的多位专家于 2015 年 9 月 7—8 日在北京召开了中日韩结核病防治研讨会。会议就中日韩三方结核病防治基本情况、耐多药结核病防治现状、结核病相关法律、结核病实验室建设与结核病诊断等议题进行了介绍与讨论。中国疾控中心王宇主任听取了三国结核病防治现状介绍，并与参会专家进行了深入交流。

4. 2015 年 10 月 18—25 日，国家卫生计生委孙新华副巡视员及结控中心王黎霞主任一行 6 人赴法国、比利时两国进行了考察交流。通过考察深入了解了法国和比利时的结核病流行情况、结核病防治策略和治疗管理措施，探讨了耐多药结核病的诊断、治疗和管理策略等。

5. 2015 年 10 月 19—23 日，中国疾控中心结控中心副主任陈明亭率团一行 5 人对韩国结核病防治工作进行了考察交流，并分别做了主题报告。通过对韩国结核病防治研究所、SeoBuk 医院和 Eunpyeong Gu 社区卫生服务中心的现场参观，与结核病防治专家和医务人员的交流和探讨，对韩国结核病防治、服务体系以及经费保障等内容有了初步了解。其政府提供经费支持的 PPM 合作机制、完善的结核病防治保障体系等都非常值得中国借鉴和学习。

6. 2015 年 11 月 2—3 日，结控中心张慧研究员应邀参加由国际防痨与肺病联合会与世界糖尿病协会在印尼巴厘岛组织召开的“第一届全球结核病与糖尿病合并流行峰会”，并在会议上介绍了中国结核病与糖尿病双重流行防控工作开展的情况。约有 100 名来自全球不同国家和机构的卫生官员、研究人员和技术人员参加了本次会议。

7. 2015 年 12 月 2—6 日，国家国委疾控局王巍和国际司季煦和结控中心逄宇研究员等 4 人参加了在南非开普敦召开的第 46 届国际防痨和肺部疾病联合会（The Union）全球肺部健康大会，并在会上分别做主题报告。本次会议的主题是“新议程”（A New Agenda），旨意全世界正从“遏制结核病”迈向“终止结核病”，来自全球 131 个国家和地区的近 4000 名代表参会。

【加强队伍建设，提升中心凝聚力】

1. 加强团队建设。截至 2015 年 12 月底，结控中心有 43 名在编职工（其中硕士及以上学历占 81%，副高及以上专业技术职称 67%）。此外，利用各类合作项目经费聘任人员为 9 名，共计 52 名。进一步完善中心规章制度、规范工作流程；制订年度工作计划，落实工作目标，坚持例会制度，加强进度监控；明晰分解职工岗位职责、弘扬爱岗敬业精神；鼓励持续学习，通过内部培训、进修、出国学习、学历再教育、学术讲座、互访交流等形式，提高员工综合素质；建立分省联系机制，执行领导责任制、部门包干、责任到人。开展中心人文环境建设，组织召开3次全体人员会，多次党员民主生活会。

2. 加强预算执行。严格遵守财务制度，运行防范“小金库”及其他财务违规行为的承诺机制。截至2015年12月15日，中心中央经费执行率达到95.88%。

3. 高效运行协同办公系统。截至2015年底完成协同办公系统公文签批落实2562件，其中：请示564件，发文333件，收文1354件，出差申请311件。

【援疆援藏工作】 中心李涛同志作为第八批援疆干部赴新疆工作一年；针对新疆耐药、TB/HIV、实验室等多个领域开展12次督导及技术指导；实验室1人前往南疆工作站工作；接收新疆3名实验室人员进修；开展喀什地区结核病防治远程培训课程5期，累计培训150余人；在新疆伊犁地区开展实施“提高肺结核患者发现水平及治疗依从性试点”工作，在喀什地区开展梅里埃国际合作项目。

2015年，中央转移支付项目为新疆维吾尔自治区及新疆生产建设兵团结核病防治工作提供经费支持，共计5077万元，用于开展“加强基本结核病防治工作”“质量控制”“实验室诊断能力建设”及“耐多药防治”领域工作，其中，包括重点支持喀什地区结核病防治工作经费1900万元。项目实施期间，预计为35 000例患者提供免费抗结核药品；筛查10 000余例涂阳患者密切接触者；追踪肺结核患者16 000例；筛查耐药可疑者3000例等。

2015年6月9—10日，世界卫生组织双年度合作项目伊犁州结核病防控试点总结会议在新疆伊宁县顺利召开。该试点工作于2014年9月在伊宁县开始启动，并于2015年5月结束，试点旨在通过采取肺结核主动发现以及提供患者交通和营养补助等措施，探索在偏远、贫困少数民族地区提高肺结核患者发现水平及治疗依从性的可行性。

利用达米恩基金会项目的支持，中心对西藏进行现场访问1次。支持西藏自治区自行举办了1期实验室培训班和3期乡村医生培训班。支持西藏结核病新诊断技术工具。

2015年，中央转移支付项目为西藏自治区结核病防治工作提供经费支持，共计730万元，用于开展“加强基本结核病防治工作”“质量控制”“实验室诊断能力建设”及“耐多药防治”领域工作。项目实施期间，预计为4000例患者提供免费抗结核药品；筛查1000余例涂阳患者密切接触者；追踪肺结核患者700例；筛查耐药可疑者300例等。

（王黎霞、陈明亭、赵雁林、张慧）

免疫规划

【启动脊髓灰质炎灭活疫苗纳入国家免疫规划项目】 6月29日，中国疾控中心在北京召开了“脊髓灰质炎灭活疫苗纳入国家免疫规划试点工作相关技术方案研讨会”，北京、天津、吉林、湖北、广东、宁夏等六个试点省份相关人员参加了会议，会议针对试点工作方案进行了培训、并对试点工作系列技术方案进行研讨，布置各省启动试点工作。2015年7月，中国疾控中心下发了“脊髓灰质炎灭活疫苗（IPV）纳入国家免疫规划试点工作技术指导意见”，根据国家卫生计生委的要求，对北京、天津、吉林、湖北、广东、宁夏六省市开展IPV接种试点工作进行技术指导，制定了宣传沟通方案、宣传沟通常见问题答复口径库、常规免疫监测与疫苗信息报告方案、急性弛缓性麻痹病例免疫史信息收集方案、试点地区IPV疑似预防接种异常反应监测方案、脊灰疫苗免疫成功率监测方案等一系列技术方案，为IPV疫苗的全国范围纳入免疫规划提供经验。在试点IPV疫苗采购工作中，中国疾控中心按照《国家卫生计生委办公厅关于做好脊髓灰质炎灭活疫苗纳入国家免疫规划试点相关采购工作的通知》（国卫办疾控函〔2015〕173号）要求，采取“集中招标、分省采购”方式承担IPV采购工作。我中心收集了4个试点省的IPV疫苗需求量和确认委托中国疾控中心采购IPV的函，中国疾控中心委托中技国际招标公司开展IPV公开招标采购工作。通过IPV公开招标采购、向财政部报批单一来源采购IPV疫苗（国产）申请，2015年11月，我中心完成了试点IPV疫苗招标工作。所有试点省份均已开展IPV接种工作。

【协助国家卫计委开展预防接种规范管理专项活动】 为落实国家卫计委疾控局办公厅关于开展研究发展规范管理专项活动的通知（国卫办疾控函〔2015〕790号），2015年11月，我中心制定下发了《免疫规划规范管理专项活动实施方案》（中疾控免疫发〔2015〕176号），明确了接种单位和人员规范管理、适龄儿童管理、入学接种证查验、预防接种宣传和资料管理、疫苗冷链管理和疫情监测处置6个活动主题工作要求。2015年12月上旬，中国疾控中心在湖北省武汉市召开了全国免疫规划规范管理专项活动培训班，对各省卫计委疾控处分管处长和科员、疾控中心分管主任、科所长、业务骨干共160人进行了培训。

【全国乙肝血清流行病调查工作顺利完成】 为了解现阶段的乙肝流行形势，制定新的乙肝防控策略，免疫规划中心完成了2014年全国乙肝血清流行病学调查抽样资料的整理、实验室检测结果转换以及数据库对接、数据库清洗、数据分析、数据分析结果整理、调查报告撰写等工作。组织召开了乙肝血清流行病学调查专家研讨会，邀请国内外专家对全国乙肝血清流行病学调查数据的分析统计方法和初步结果进行讨论，从科学性和专业性角度对调查设计、调查过程、实验室检测、质量控制、统计方法和主要结果等进行了研讨，并对后续数据进一步分析提出意见。本次调查为评价“十二五”期间乙肝防控成果提供了科学证据，再次证明我国乙肝防控工作取得显著成效。

【中国疾控中心免疫规划中心网站加入WHO VSN推荐网站列表】 2015年12月11日，经过WHO全球疫苗安全咨询委员会（GACVS）疫苗安全网络（VSN）专家评审，中国疾控中心免疫规划中心网站（www.chinanip.org.cn）成为全球首个通过WHO认证的疫苗安全信息传播中文网站，成功加入了WHO VSN推荐网站列表（http://www.who.int/vaccine_safety/

initiative/communication/network/approved_vaccine_safety_website/en/index1.html)，向全球使用中文的浏览者推荐，也将推进国内外疫苗安全性相关信息在全球范围内的共享和参考。

【组织开展脊灰输入传播风险和麻疹疫情风险评估工作】 为发现各地在脊灰和麻疹防控中存在的问题，及早采取相关有针对性措施。免疫中心组织专家开发完成脊灰输入传播风险和麻疹疫情风险评估工具，并印发各省并协同开展了全国分别以省、以地区、县为单位的脊灰输入传播和麻疹疫情风险评估工作。用量化方法去发现各地在免疫、监测存在的问题，并给出具体建议。

【免疫规划信息管理系统建设取得进展】 修订《预防接种信息管理系统数据交换技术指南》，规范国家级和省级免疫规划信息管理平台对接和数据交换。指南内容包括预防接种信息系统基本数据集、数据交换接口标准、数据交换流程、数据交换字典、数据交换文档等技术文件。2015 年实现了北京、天津、吉林、湖北、广东和宁夏等 IPV 试点省省级平台与国家平台的对接。制订下发了《中国免疫规划信息管理系统用户与权限管理规范》(中疾控免疫便函〔2015〕741 号)，规范免疫规划信息管理系统权限和安全管理。全国各省、市、县开始通过虚拟专用网络（VPN）方式登录国家平台，开展免疫规划相关监测工作网络报告；乡级常规接种报表和 AEFI 暂由县级疾病预防控制中心通过 VPN 方式登录系统代为报告。

【规范入托入学儿童预防接种证查验工作】 中国疾控中心 2014—2015 年在北京市朝阳区、江西信丰县、大连甘井子区、宁夏同心县开展了 WHO 入托、入学儿童预防接种证查验项目，调查全国接种证查验现状，收集各省接种证查验实施方案，评估项目地区小学和幼儿园入学儿童接种率和接种证查验效果。2015 年 7 月，邀请 WHO、项目地区省市县三级专业人员，在宁夏银川召开了 WHO 接种证查验项目总结会议。2015 年 10 月，组织起草、下发了全国“入托、入学儿童预防接种证查验技术指导方案（试行）”(中疾控免疫发〔2015〕174 号)，规范全国接种证查验工作。

【2014 年预防接种异常反应监测信息概况发布】 受国家卫生计生委委托，中国疾控中心于 2015 年 9 月 30 日，与国家药品不良反应监测中心联合在中国疾控中心网站发布了 2014 年全国预防接种异常反应监测信息概况，保证了预防接种异常反应监测信息的公开和透明。

【开展预防接种异常反应处置工作调研】 2015 年 10 月，中心协助国家卫生计生委完成了对八部门《关于进一步做好预防接种异常反应处置工作的指导意见》调研方案的起草，并作为八部委联合调研组成员赴辽宁、吉林、江苏、浙江、山东、河南、海南和贵州等省开展现场调研工作，完成了《2015 年预防接种异常反应处置工作调研报告》并提交国家卫生计生委。

【AEFI 因果关联评估参考要点制订第二期项目启动】 2015 年 6 月 2 日第二期 WHO 合作项目—AEFI 因果关联评估参考要点制定项目启动。第二期项目主要包括吉兰—巴雷综合征、急性播散性脑脊髓炎、脑病、无菌性脑膜炎、无菌性脓肿等 AEFI 因果关联评估参考要点。

【免疫规划中心对新生儿乙肝疫苗免疫程序进行修订】 为了细化乙肝疫苗免疫程序，2015 年 4 月，免疫规划中心组织部分原卫生部疾病预防控制专家委员会免疫规划分委会委员及临床专家，对前期形成的乙肝疫苗免疫程序初步修订建议进行了论证。并于 6 月份赴广西、上海等 6 省开展了我国新生儿乙肝疫苗首针及时接种工作现状及乙肝疫苗免疫策略调整可能带来问题的调研，及时汇总各组调研结果，完成调研报告。2015 年 10 月，再次组织专家会议，形成乙肝疫苗免疫程序论证结论意见，上报国家卫生计生委疾控局。

【中美合作含麻疹成分疫苗和乙脑疫苗同时接种免疫原性研究项目启动】 在中美 EID 项目支持下，完成了“含麻疹成分疫苗和乙脑疫苗同时接种免疫原性研究”工作研究方案等系列技术文件的制定和伦理审查等前期准备工作，4 月份开展了国家级培训，与河北、浙江两省完成工作委托。8 月份和 10 月份分别在河北省保定市、浙江省丽水市和宁波市启动了现场工作，并对现场实施情况进行了 4 次督导和质控。2015 年河北省完成了全部 528 名研究对象的现场调查和标本采集工作，浙江省两个地市的现场工作正在进行中。

【加强疫苗相关脊灰病例（VAPP）和疫苗衍生脊灰病毒（VDPV）监测项目顺利结题】 该项目由比尔与梅琳达·盖茨基金会支持，中国疾病预防控制中心牵头组织实施，开展时间为 2012 年至 2014 年，项目总经费 106 万美元。本项目基于利用已有的 AFP 病例监测系统，在加强 AFP 病例监测系统运转质量基础上，在河北、江苏、山东、河南、湖北、广东、广西和四川 8 个省开展加强疫苗相关脊灰病例（VAPP）和疫苗衍生脊灰病毒（VDPV）监测工作。本项目设置两个子课题，分别为加强脊灰疫苗相关病例（VAPP）监测和Ⅱ型脊灰疫苗衍生病毒（VDPV）分子生物学特征分析。2015 年完成了本项目的数据分析汇总、项目验收、项目终期报告以及项目总结工作。

【流行性腮腺炎疫苗保护效果现场流行病学研究项目立项并实施】 2015 年 2 月 15 日，免疫规划中心申请的中国疾控中心青年科研基金课题《接种含流腮成分疫苗对流行性腮腺炎保护效果现场流行病学研究》（课题编号 2015A103）通过评审获准立项。课题组通过收集、整理和分析了世界卫生组织 194 个成员国麻疹、流行性腮腺炎和风疹减毒活疫苗常规免疫程序、报告接种率和发病水平相关数据，提出我国相应疫苗免疫策略修订建议。课题组完成对湖北省潜江市、安徽省六安市发生的流行性腮腺炎暴发疫情现场流行病学调查工作，通过回顾性队列研究方法测算接种流行性腮腺疫苗保护效果，为下一步优化疫苗免疫程序积累循证依据。

【开展 7.28 世界肝炎日宣传】 2015 年 7 月 28 日，由国家卫生计生委疾控局和宣传司、中国疾控中心主办，天津市卫生计生委、天津市疾控中心承办的第 5 个“世界肝炎日”现场主题宣传活动在天津市举行，今年的宣传主题是“抗击肝炎，预防先行”。活动现场为宣传视频网络征集活动获奖者颁发了奖杯及奖品，还进行了丰富的文艺表演，群众积极参与预防肝炎趣味游戏，在娱乐中学习了预防肝炎的知识。

【预防接种人员 AEFI 基础知识和监测处置手册】 2015 年启动了预防接种人员 AEFI 基础知识和监测处置手册的编写，于 2015 年 6 月召开会议对手册内容框架进行了讨论和撰写分工，8 月下旬手册初稿完成。8 月底在湖南长沙召开修订会，目前已经完成第二稿，下一步将继续征求专家意见进行完善。

【开展卫计委 / 联合国儿童基金会加强常规免疫项目终期评估】 2015 年 9—10 月，受国家卫生计生委疾控局委托，中国疾控中心组织对为期 5 年的联合国儿基会加强常规免疫与流动儿童免疫规划促进项目进行了终期评估。此次评估共调查了 7 个省（市、自治区）的 12 个县级疾控中心、62 个乡级接种单位、355 名免疫规划服务人员和 3238 名监护人。

【开展免疫规划工作现况和影响因素调查】 2015 年 10 月 8—31 日，为了解国家基本公共卫生服务项目框架下，不同地区预防接种工作的现状和服务质量，探讨免疫规划工作适应国家基本公共卫生服务项目发展的模式和政策建议，受国家卫生计生委疾病预防控制局委托，中国疾控中心组织开展了免疫规划工作现况和影响因素调查。共调查了15个省（市、自治区）的46个县（市、区）、138个乡（镇、街道）和276个村（居委会）和近3000名儿童监护人。

【科技部十二五重大专项“传染病疫苗临床试验评价体系”课题】 2015年是课题最后一个实施年度，各项目单位完成了所有现场工作和标本检测工作，完成了2015年课题自查报告、自评价报告和课题执行情况调查，完成课题预评估汇报。已进入课题系列研究结果的最终数据分析和总结工作，《疫苗临床试验标准操作规程（SOP）》通过人卫出版社选题，年内完成2篇SCI文章的撰写待发表。

【开展预防接种门诊地图标准和展示试点和推广】 为进一步完善预防接种服务模式，探索在“互联网+”理念下提高预防接种服务的可及性和便民性，受国家卫生计生委疾控局委托，中国疾控中心联合百度公司开展了预防接种门诊地图信息标注项目，2015年3—4月在安徽省进行了试点工作，4月24日在合肥召开了互联网+预防接种服务研讨会，对试点工作进行了讨论，提出改进建议。11月，根据试点情况设计了预防接种门诊地图信息标注方案，在全国进行了推广。

【开展西藏地区疫苗接种信息上报手机APP工作试点】 为推动西藏自治区预防接种信息化建设，在国家卫生计生委和联合国儿童基金会（UNICEF）合作项目的支持下，2015年4月，中国疾控中心在西藏日喀则市萨迦县启动了儿童疫苗接种信息报告手机APP工作试点，9—11月，对西藏日喀则市市级和县级免疫规划人员进行了培训，将试点的经验进行推广，并对当地接种信息报告手机APP试点工作给予了硬件设备上的支持，试点工作达到预期效果。

（王华庆、崔富强、尹遵栋、肖奇友）

公共卫生政策研究与健康传播

【开展省级疾控中心奖励性绩效工资实施情况调查分析】 在文献综述和预调查的基础上，对全国 32 个省级疾控中心奖励性绩效工资实施情况进行问卷调查，并先后赴甘肃、江西、广西等省（自治区）召开座谈会，了解各地在实施绩效工资过程的经验和问题。

【开展“十三五”期间疾病防控策略建议研究】 采用第三方评价的方式，委托清华大学公共健康研究中心开展“十三五”期间疾病防控策略研究，重点针对心血管病防治、老年健康、精神卫生等问题，通过文献回顾、现场调研、专家咨询等形式，提出应对方案及策略，为做好“十三五”疾病防控工作提供建设性建议。

【面向高层宣传我国走进非洲开展埃博拉防控和加强病毒性肝炎防治建议】 与中国新闻社合作，编写《中国新闻“两会特刊”》“埃博拉防控走向非洲”和“病毒性肝炎防治”专辑，在全国政协和全国人大会议开幕前，通过统一渠道分发给两会代表和委员参阅。为便于扩大宣传效果，改编成特刊，在全国相关单位进行发放和宣传，并以展板形式在中心进行宣传。

【举办医生微视界——2015 健康科普大赛】 在全国疾控系统范围内，协同举办医生微视界——2015 健康科普大赛（疾控赛区），共收到全国 27 个省（自治区、直辖市）的 1222 个视频和图文作品，经组织专家进行两轮评选，最终评选出获奖作品 26 个，评出疾控系统的科普之星及优秀组织奖，并组织开展获奖作品交流研讨。

【举办 2015 年度全国疾控纪实摄影大赛】 与人民网、中国卫生摄影协会、中华预防医学会共同主办 2015 年度全国疾控纪实摄影大赛，共征集到来自 30 个省市相关单位近万幅（组）图片，评选出 132 幅获奖作品及 5 个优秀组织奖，编印获奖作品集，并邀请专家针对获奖作品进行专题讲座，逐步提高纪实摄影水平。

【完成疫苗与慢性病防控健康教育材料开发项目】 与中华预防医学会合作，完成了疫苗与慢性病防控健康教育材料开发项目，梳理核心信息，编印出版《科学接种疫苗 降低感染对慢病病人的危害》书籍及相关宣传材料。

【2015 年主要媒体沟通活动】 2015 年全年受理媒体采访申请 103 人次；通过媒体沟通会、联系媒体采访、在线访谈、发放新闻稿等形式就麻疹、诺如病毒、流感、MERS 等热点传染病防控进行宣传，就雾霾对健康的影响、重大公共卫生宣传日等通过媒体向公众进行科普解读。通过中心门户网站及微信平台宣传中心援非抗疫工作。协调完成媒体采访中心专家的《健康北京》公益纪录片、中央电视台《走进科学》拍摄《隐形的战场》等专题片。协助完成 2015 年媒体关注的十大公共卫生新闻热点评选。

【2015 年主要疾控舆情分析及媒体沟通能力评估工作】 继续做好开展中国疾控中心舆情监测，做到日监测、月分析、季出刊、年评估工作。完成了麻疹疫情、流感及诺如病毒感染性腹泻的舆情专报以及 2015“全国两会”公共卫生类媒体报道舆情分析报告。完成 2014 年度省级疾控机构媒体沟通能力评估报告，并继续开展 2015 年省级疾控机构媒体能力评估工作。继续编印《中国疾控与健康传播》季刊。针对媒体的不实报道引起的社会质疑，完成

舆情研判。起草并印发了《中国疾控中心关于进一步加强对新闻宣传工作管理的通知》，重申中国疾控中心专家接受新闻采访的工作要求。

（王园）

公共卫生监测与信息服务

【人员情况】 2015年初职工总数43人，年内调出1人、离职1人、新入职1人。年底职工总数42人，1人长期休病假，实际在岗41人，其中编制内职工34人、项目聘用人员3人、国家人口与健康科学数据共享平台派遣4人。

【资产情况】 2015年初资产总数3168件，其中软件类366件、设备类2802件。全年报废720件、新增336件，截至年底资产总数为2784件，其中个人使用设备类资产336件、公用资产303件、机房资产2145件。资产原值9286万元。

【全民健康保障信息化工程相关工作】 协助国家卫生计生委疾控局三次修订《公共卫生业务信息系统建设指导方案》。组织编写了疾控6个应用系统的可行性研究报告、初步设计和投资概算。编写传染病、慢病、免疫、健康危害因素、职业病、精神卫生、爱国卫生、疾控综合8个信息管理工作规范。

【多个信息化建设项目通过验收】 鼠疫防治管理信息系统升级改造，分布式业务系统SOA应用架构升级改造，网络信息系统安全等级保护，数据容灾备份中心改造，设备补充采购与集成，新址服务器、存储系统及网络设备扩容，档案信息管理系统建设，全国饮用水监测系统建设共8个项目通过终验；重要系统安全升级与改造、GAVI项目免疫规划信息管理系统应用集成2个项目完成初验。

【业务信息系统运行维护】 维护26个全国业务信息系统和8个中心内部应用系统。传染病信息报告管理系统、突发公共卫生事件管理信息系统、用户认证与授权管理系统、数据交换平台、疾控应用门户、协同办公平台等重要业务系统全年正常运行率达99.89%，其他业务系统正常运行率达99.98%。

【数据中心运行维护】 维护全国疾控业务数据中心和容灾备份中心450台服务器、交换机、网络安全及存储设备，32条虚拟专网隧道、34条SDH专线、3条互联网接入线路，以及chinacdc.cn及其子域名。全年完成漏洞扫描116次，分别向5个直属单位通报信息系统安全漏洞。提供桌面技术维护和技术支持2802次。其中电话支持1872次，现场维护920次。

【中国疾控中心门户网站升级与运维】 优化升级中国疾控中心门户网站首页，新版首页于2015年1月4日上线试运行。门户网站年全年访问量1971万人次，更新2113条信息。组织开展了省级疾控中心和中国疾控中心直属单位网站评测。

【信息共享与服务】 公共卫生科学数据中心年访问量33.5万人次，全年新增约223万条，441GB数据，向用户提供5万余次数据服务，全年提交审批数据申请85个。中国疾控动态”微信公众号全年发布图文、视频消息686条。“公共卫生学术热点追踪”微信公众号发布外文文献翻译稿124篇。

【科技情报服务】 引进并维护7个外文科技文献全文数据库、4个中文科技文献全文数据库。积极提供科技文献服务，通过多种方式为中心及直属单位职工提供文献数据库使用帮助172次。编发24期《世界卫生组织信息》。完成科技查新报告21份、查收查引报告98份。

【加强核心业务信息系统用户管理】 3月，印发《中国疾病预防控制中心关于对中国疾病预防控制信息系统账号采取安全管控措施的通知》，启动用户账号清理工作。共清理中国疾病预防控制信息系统 14 万个用户账号，关停弱口令用户 1.3 万个。

【启动核心信息系统双因子认证工作】 10 月，印发《中国疾病预防控制中心关于启动中国疾病预防控制信息系统登录门户短信认证管理工作的通知》，启动核心信息系统双因子认证工作，已实现中国疾控中心近 3 千个用户和各级医疗卫生机构 13.3 万个用户的全覆盖。

【启动公共卫生疾控应用门户】 7 月，启动公共卫生疾控应用门户，集成数字证书认证和虚拟专网访问系统等信息安全技术，实现了中心信息系统一体化的安全管理。

【处理信息安全事件和开展信息系统安全情况调查】 协助北京市公安局开展死因登记报告信息系统信息安全隐患排查工作，配合公安部开展案件侦查取证 3 次，处理安全事件 27 次。通过公安部、国家卫生计生委、北京市公安局联合检查。开展全国信息系统安全建设工作进展情况调查，共收集 29 个省级疾控机构的 119 个信息系统信息。

【全国网络直报系统报告信息质量和管理现状调查】 受国家卫生计生委疾控局委托，开展全国网络直报系统报告信息质量和管理自查。共调查全国 31 个省、市、自治区和新疆生产建设兵团的 360 个卫生计生行政部门、365 个疾病预防控制机构、1089 个医疗机构，收集法定传染病个案数据 24 467 例。完成全国法定传染病信息报告质量和管理现状调查，组织 9 个省份的现场调查和数据统计分析工作，共抽查法定传染病病例 1867 例，报告率 95.65%。

【应用科研】 申报并获批科研项目 3 项，分别为横向合作课题“环境与健康专项调查数据库备份”“十三五”国家科技重大专项子课题“传染病监测云平台大数据分析数据标准与规范研究”、中国世行项目“非盟成员国疾病监测系统评估体系研究与评估示范”。在研课题 8 项，包括国家科技重大专项、973 课题、国防科工局项目、环保部项目等。

【流行病学动态数据采集平台（EDDC）推广应用】 完成平台的升级改造和测试，更新培训教材。全年为中心 6 个处室和直属单位的 12 次调查提供问卷定制和技术支持等服务。

【教学工作】 组织完成卫生信息技术、生物医学信息两门研究生课程的教学工作，累计授课 148 学时。4 名硕士研究生通过答辩毕业，4 名硕士研究生在读。

【卫生应急】 在网络直报系统中增加埃博拉病例留观管理功能。绘制中国疾控中心援助西非埃博拉出血热疫情派遣人员分布地图、疫情分布地图。收集 89 篇关于埃博拉病毒和中东呼吸综合征的文献报导，发送给中心领导和相关专家。

【援非工作】 派员随中心代表团赴非盟总部参与非洲疾控中心建设筹备工作，参加第二次多国工作组会议，协助非盟修改非洲疾控中心的建设实施方案，现场考察埃塞俄比亚公共卫生应急管理系统及疾病监测报告体系。为非洲英语及法语国家疫情防控技术培训班提供师资，累计授课十余学时。

【援藏工作】 开展西藏自治区疾控中心网站现场部署。开展技术指导与培训。分析西藏疾控机构基本设施和能力现状、存在问题，完成疾控援藏技术能力需求调研报告相关内容。

（马家奇、苏雪梅、傅罡、戚晓鹏）

公共卫生管理

【修订《省、市、县级疾控机构环境卫生工作规范》《省、市、县级放射卫生技术机构工作规范》】 为适应目前公共卫生工作新形势，加强各级疾控机构环境卫生、放射卫生的管理及绩效评价，我处根据目前职能分工，查阅有关政策法规、文献，对2010年我处组织制定的工作规范进行了修订，形成讨论稿，并邀请来自北京、上海、四川等13个省20名专家进行充分论证，形成征求意见稿。

【举办新疆维吾尔自治区放射卫生技术能力培训班】 于9月在乌鲁木齐市举办新疆放射卫生技术能力培训班，全疆31家单位的90余名学员参加了培训。内容为放射卫生基础知识及全国放射卫生工作项目方案等，为新疆放射卫生技术能力的提高、中央转移支付地方项目的顺利实施及未来新疆放射卫生领域技术交流与培训奠定了重要基础。

【饮用水卫生监测能力建设】 云南省2014年水质总体合格率相对较低，为此，于7月在云南省举办了农村饮用水卫生监测培训班，学员135人，来自129个县。内容为2014年农村饮用水监测存在的问题及结果分析；2015年监测工作要点；水质监测指标及其意义、水质监测信息网络直报系统操作技巧；监测的质量控制、数据管理、统计分析、报告撰写等。

【天津港“8•12”爆炸事故应对处置】 追踪事态发展，组织专家开展事件健康影响与风险评估专题研讨，撰写《天津港“8•12”爆炸事故环境健康影响评估工作方案》并上报卫计委。

【筹备2015年全国疾控系统环境与健康工作会议】 与疾控局、环境所共同做好2015年全国疾控系统环境与健康工作会议前期工作，统筹安排会议内容、参会领导和单位，撰写并多次修订领导讲话稿。卫计委王国强副主任、疾控局于竞进局长、贺青华副局长和我单位王宇主任出席会议，王国强副主任和王宇主任作重要讲话。

（张维哲、刘东山）

慢性病防治与社区卫生

【开展政策研究，起草慢性病防治中长期规划】 为做好新一轮慢病规划制订工作，慢病社区处开展了《慢性病防治“十三五”规划前期研究——慢性病及其危险因素防控策略和工作机制研究》《中国慢病性政策研究项目——基于慢病规划中期评估及国内外防控策略与行动的研究》《肺炎疫苗、流感疫苗对糖尿病、COPD防控效果的评估研究》等政策研究工作；组织开展部分重点省份调研和部委调研；并在此基础上参与组织制订《中国慢性病防治中长期规划（2016—2025年）》，并提交卫计委疾控局。

【协调推进2015年中国成人慢性病与营养监测工作】 根据2015年中国成人慢性病与营养监测现场工作安排，慢病社区处组织召开了全国启动会及8期培训班，安排技术专家完成对31个省（区、市）的现场督导任务，截至2016年1月15日，全国31个省（区、市）均已启动现场工作，其中113个监测点已经完成现场调查。

【发布《中国居民营养与慢性病状况报告（2015年）》】 综合利用我国近年来国家大型监测调查数据，开展数据综合分析，我国居民膳食营养、体格发育、主要慢性病死亡、发病、患病、危险因素流行等核心信息已于2015年6月30日由国新办正式发布。同时，我处组织专家编写了《中国居民营养与慢性病状况报告（2015年）》，报告由人卫出版社正式出版。

【淮河流域癌症综合防治项目】 认真履行淮河流域重点地区癌症综合防治项目办公室职责，保质保量完成各阶段执行计划；重点组织开展癌症综合防控示范区建设方案制定与研讨、数据综合分析、公卫医师癌症综合防治能力培训、项目点交叉调研督导等工作，协调各部门共同制定《淮河流域癌症综合防治技术实施方案（2016—2020年）》，并组织撰写《淮河流域重点地区癌症综合防治项目阶段性进展报告（2007—2015年）》。

【全民健康生活方式行动第一阶段总结活动】 全民健康生活方式行动第一阶段为2007—2015年，截至2015年12月31日，全国启动行动的县（区）数达到2507个，占全国县（区）总数的80.90%，东、中、西部地区均已达到2013—2015年实施方案中2015年目标的要求。全国完成各类健康支持性环境建设（健康社区、健康单位、健康食堂、健康餐厅 / 酒店、健康学校、健康步道、健康加油站 / 健康小屋、健康一条街、健康主题公园等）累计40 956个。行动第一阶段期间，全国利用全民健康生活方式行动日、高血压日、糖尿病日开展系列宣传活动和健康讲座次数共计87 289次，媒体报道27 124次。全民健康生活方式行动不断深入学校和社区，全国有2289所学校开展了快乐10分钟活动，全国培训健康生活方式指导员共24.4万名。

全民健康生活方式行动国家行动办公室组织全国各级行动办公室开展行动总结工作，对行动第一阶段（2007—2015年）工作进行全面梳理与回顾，发掘好的模式和经验，完成全民健康生活方式行动第一阶段（2007—2015年）工作总结评估报告，制作行动回顾视频，印制工作动态专刊并下发至各省级行动办公室。此外国家行动办正在抓紧制定行动第二阶段（2016—2025年）方案。

【举办第四届中国健康生活方式大会】 2015年8月20—21日，第四届中国健康生活方式大会在北京天泰宾馆召开，来自国家卫生计生委、中华预防医学会、国家体育总局、中国健康教育中心、中国疾控中心以及国内高校、医院等机构的代表，与国际劳工组织、美国疾控中心、抗癌总裁圆桌会代表等公共卫生与健康促进领域领导和专家共同围绕“功能社区健康促进”的大会主题，为深入推进全民健康生活方式行动献智献策。

本次大会既有国内外慢病防控和工作场所健康促进方面的理论实践和最新进展介绍，又不乏富有地方特色的健康生活方式活动展示；并分别就工作场所职业人群的健康管理实践、膳食营养促进、肿瘤防控措施以及健康传播策略四个具体议题设立4个分会场，从不同角度全面、详细地探讨职业人群的健康促进问题。在专业的学术交流与讨论之余，现场“健康生活方式知识传播竞赛全国总决赛”颁奖仪式、“吃动平衡　走向健康”互动环节以及微信互动等活动，寓教于乐，让与会者亲身感受到践行健康生活方式的乐趣。

【开展“健康厨房”项目】 在中国健康促进联盟的倡议下，中国疾控中心受国家卫生计生委宣传司委托，依托全民健康生活方式行动平台，在北京、山东、河南3省市开展“健康厨房”项目试点工作。项目建立卫生、妇联等多部门合作机制，围绕“控油减盐在厨房，美味家庭促健康”的主题，通过平衡膳食讲座，健康厨艺大赛等活动和微信微博等自媒体传播平台向700余个家庭以及当地妇联骨干倡导低盐低油健康烹饪饮食习惯，减少不合理膳食，促进居民改变不健康生活方式。

【开展全国健康小屋调查评估】 为了解健康小屋的发展现状，在全国31个省、直辖市和自治区开展健康小屋调查工作。通过EDDC网络填报问卷，共调查了2007—2014年12月底建设并投入使用的5363个健康小屋。调查为指导“健康小屋”规范化建设，更好地创造健康支持性环境提供依据。

【实施2015年基本公共卫生服务慢性病患者管理评价项目】 2012年，中国疾控中心在全国8个省组织完成基本公共卫生服务高血压和糖尿病患者管理项目评价工作，调查结果为了解医改基本公共卫生服务慢性病管理项目的实施现状和管理效果提供了依据。为动态评价基本公共卫生服务高血压和糖尿病患者管理效果，进一步完善社区慢性病管理工作，2015年，在原项目点继续组织开展基本公共卫生服务高血压和糖尿病患者管理项目评价工作，项目共调查16个县区疾控机构、48个基层医疗卫生机构、700多为基层医务人员、大约5600名高血压患者和4000名糖尿病患者，患者包括12年参加过调查的随访患者和部分新增患者。

【推动儿童伤害防控工作实施与评估，开发技术指南与健康教育材料】 撰写儿童伤害防控项目评估方案，组织开展联合国儿童基金会伤害防控项目实施，开展工作评估。组织开展儿童伤害预防控制技术指南培训会。开发并出版《儿童干预技术系列指南》，编写《应用交流促发展开展伤害防控技术指南》《儿童伤害数据收集指南》，开发《儿童伤害防控手册（蒙汉双语版）》及宣传海报等。

【推进全国疾控系统老年健康工作】 2015年6—12月，在全国8省开展国家基本公共服务项目老年健康工作评估；2015年底，举办社区老年健康工作研讨会；开展世卫组织采取综合措施预防老年失能案例研究，推动全国老年健康工作的发展。

【召开2015年全国疾控系统慢性病防控和营养工作会议】 2015年9月24—25日，由中国疾控中心慢病社区处主办的“2015年全国疾控系统慢性病防控和营养工作会议”在北京召开。梁晓峰副主任在工作报告中，围绕政策支撑、综合监测、综合防控、预防伤害、烟草控制、老年健康、口腔卫生、重点项目、项目评估、信息管理、培训宣传和科学研究等十二个方面，对 2015 年度全国疾控系统慢性病防控、营养改善以及控烟工作的主要进展进行了回顾和总结，并对 2016 年重点工作进行了部署，特别强调要做好慢性病防控规划、慢性病与营养综合监测、人群健康状况白皮书、推进控烟立法等任务。

常继乐监察专员围绕着“我国慢性病防控工作的机遇与展望”做了重要讲话，指出：慢性病防控是建设“健康中国”的重要内容，要以健康教育与健康促进为切入点和立足点，确保慢性病防控工作各项措施落地。

本次年会是在 2015 年综合监测现场工作陆续开展的关键时刻召开，特别邀请在全国最先启动现场的四川省和上海市介绍工作经验，并就如何做好综合监测工作以及疾控系统如何适应新形势的发展要求进行了分组讨论，使与会代表能够进一步交流与分享。

（吴静、翟屹、殷召雪、李园、石文惠）

流行病学应用与实践

【工作概况】 作为中国疾控中心流行病学和统计学工作领域的组织、协调、实施和指导部门，流行病学办公室以流行病学与卫生统计学基础理论和方法为核心，开发、应用、推广流行病学评价适宜技术，促进疾控系统流行病学与卫生统计学学科建设和发展，积极开展国内外流行病学学术交流和应用研究。2015 年工作取得的主要进展包括：

1. 承担了中心 156 名研究生流行病学和卫生统计学教学管理，开设了面向硕士和博士研究生的流行病学基本原理与方法、流行病学基础方法应用与实践、卫生统计学、医学研究统计方法和医学现场调查共五门课程。

2. 2015 年 5 月 4—8 日在西安成功举办第九届全国流行病学应用与实践系列培训班，培训以公共卫生数据的整理、分析和利用为主题，采用专题讲座和小组练习相结合的参与式培训方式，得到学员的一致认可，取得了良好的培训效果。

3. 2015 年 10 月 13—15 日，在北京新北纬饭店举办 2015 年"卫生经济学评价在疾病预防控制领域的应用与实践"继续教育培训，并顺利完成培训的策划、组织和授课任务。

4. 针对当前癌症高发情况，系统阐述了当前中国女性最高发的乳腺癌的资料分析和研究最新进展，涵盖了国内外流行状况以及未来趋势分析、病因和危险因素、临床症状体征和诊断治疗，预防策略和措施及经典案例的展现等内容。

5. 2015 年 5 月为指导各级疾控机构开展当地卫生和人群健康状况报告分析和发布工作，更好地为各省卫生决策提供科学依据，启动"中国卫生和人群健康状况报告标准框架及技术规范"专项工作。经过多次专门研讨会，又经过一轮全国疾控系统内部征求意见，以及三个省市现场调研，已于 2015 年 10 月形成试用版。

6. 针对全球变暖对健康的影响，完成 973 不同区域气候敏感疾病的响应和适应机制研究，以全国年平均温度升高最快的海南省为研究基地，分析高温健康暴露度、敏感性及适应性指标，开展高温热浪对健康的脆弱性评价的研究

7. 关注国内酒后驾驶现况及其对道路安全的影响，系列整理并出版了国内酒后驾驶流行现况的资料，收集、梳理了国内外酒后驾驶干预的有效措施和经典案例，为国内酒后驾驶干预项目提供技术支持。

8. 加强与美国密歇根大学的交流合作，接收一名访问学者，并派出一名人员完成了交流学习。

9. 完成了山东省寿光市大棚蔬菜从业人员肌肉骨骼系统疾患发生极其影响因素研究，并与北京市劳动保护研究所申请了北京市科学技术研究院市级财政项目：草甘膦、2，4- 滴农药生产及使用人员职业健康风险评估研究。

10. 撰写疾病负担数据系列文稿七篇，有四篇已发表在《疾病监测》杂志，其余三篇均已投稿并在修改过程中。涉及传染病、新生儿疾病、病毒性肝炎、性传播疾病、感染性腹泻等方面的疾病负担。

11. 参与了淮河流域癌症综合防治项目，并在 2015 年 8 月下旬和 9 月中旬分别就淮河流域癌症综合防治项目的数据分析对河南省疾控中心和江苏省疾控中心进行了调研，制定

了调研方案和数据收集样表。

【流行病学学科建设】 承担中心硕士研究生流行病学和卫生统计学课程的教学任务及教学管理工作，完成了 2015 年 156 名硕士研究生的流行病学授课和考核，开设了面向硕士和博士研究生的流行病学基本原理与方法、流行病学基础方法应用与实践、卫生统计学、医学研究统计方法和医学现场调查共五门课程。

完成中心研究生流行病学教学的全面改革。课程设置立足“基本理论和方法”“疾控工作”“宏观思维”三个方面，从原来的一门针对硕士研究生的课程，扩展为以下三门课：针对硕士生的必修课《流行病学基本原理与方法》和选修课《流行病学基础方法应用与实践》，以及针对博士研究生的《流行病学高级方法应用与实践》。其中，针对硕士研究生的两门课程在上半年已经结束，针对博士的课程配套教材编写已启动并预计于年底完成，并将于明年三月份开课，教学模式以学生参与式为主。

【举办第九期流行病学方法培训】 2015 年 5 月 4—8 日在西安成功举办第九届全国流行病学应用与实践系列培训班。本期培训以公共卫生数据的整理、分析和利用为主题，培训将采用专题讲座和小组练习相结合的参与式培训方式，每一培训主题在理论讲解之后，均有授课老师引导学员进行实操练习和汇报交流。培训内容较合理，理论内容和对实际工作有直接帮助的内容有机结合，培训方法注重互动和现场操作时间，避免了培训常出现的过于枯燥的问题；课程安排合理，培训师资较强，理论和实践经验丰富，授课生动，组织保障到位。通过培训，学员了解了运用简单、实用的工具进行数据分析的方法，并进行了充分的交流。培训后的问卷评估显示，本次培训得到学员的一致认可，取得了良好的培训效果。

流行学继续教育培训是开展疾控特色流行病学学科建设的主要内容。2015 年，流病办在总结培训经验的基础上对培训项目加以改进，定期开展需求评估调研，结合基层流行病学技术水平，尝试以流行病学方法为基础、流行病学工具为核心、解决实际问题为目的设计培训内容，以省级师资培训为重点，试点区域性、参与式培训，以提高培训的针对性和实用性，建立“国家和省级疾控机构分工合作，省级师资培训和基层推广培训相结合”的流行病学培训网络体系。

【进行癌症流行病学研究】 针对当前癌症高发情况，积极开展流行病学方法进展和专题综述及流行病学通讯有关专题的整理和数据分析，系统阐述了当前中国女性最高发的乳腺癌的资料分析和研究最新进展，涵盖了国内外流行状况以及未来趋势分析、病因和危险因素、临床症状体征和诊断治疗，预防策略和措施及经典案例的展现等内容，完成《癌症专刊——乳腺癌专辑》，完成中国常见癌症的资料分析编辑和技术方法研究工作并发送全国及相关疾控和妇幼系统。

【启动“中国卫生和人群健康状况报告标准框架及技术规范”专项工作】 2015 年 5 月为指导各级疾控机构开展当地卫生和人群健康状况报告分析和发布工作，更好地为各省卫生决策提供科学依据，启动“中国卫生和人群健康状况报告标准框架及技术规范”专项工作。通过文献综述及专题小组讨论和专家咨询，收集和总结国内外已有健康白皮书的内容和健康评价的研究进展，并建立中国健康白皮书指标体系和技术指导方案。经过多次专门研讨会，又经过一轮全国疾控系统内部征求意见，以及三个省市现场调研，已于 2015 年 10 月形成试用版。

（么鸿雁、皮晚笛）

控 烟 工 作

【发布《2015 中国成人烟草调查报告》】 中国疾病预防控制中心组织全国疾病控制系统 700 余名工作人员于 2014—2015 年开展 2015 中国成人烟草调查，旨在准确了解中国烟草流行状况、估测烟草使用对公共卫生及经济的影响、评估控烟政策的有效性。并于 2015 年底发布《2015 中国成人烟草调查报告》。

【总结经验，提高能力，推进城市立法和执法】

1. 2015 年 2 月中国疾病预防控制中心控烟办公室在北京举办《控烟立法和执法指南》编写专家研讨会，该书总结了国内城市控烟立法执法现况及经验，旨在为我国控烟执法提供实证数据，提高城市控烟执法水平。

2. 2015 年 7 月控烟办公室联合国家卫生计生委、国家卫生和计划生育监督中心在北京共同举办了“城市控烟执法培训班”，加强和提高城市控烟执法人员的执法能力，促进了执法队伍的整体建设，并为国家无烟环境立法积累经验。

3. 2015 年 10 月在重庆举办了“控烟政策资料有效利用培训班”，提高学员收集分析控烟相关资料、数据及撰写科研论文、报告的能力，对推动中国控烟政策的制定与实施具有重要意义。

【《公共场所控制吸烟条例（送审稿）》公众意见整理分析工作】 国家卫生计生委在广泛征求了 25 家国务院有关部门、31 个省（区、市）卫生计生委以及相关专业机构和专家意见的基础上，起草了《公共场所控制吸烟条例（送审稿）》（以下简称《条例》），于 2014 年 10 月报送国务院。2014 年 11 月 24 日至 12 月 23 日，国务院法制办将国家卫生计生委报送国务院的送审稿及起草说明全文公布，并以登陆中国政府法制信息网、信函和电子邮件三种方式征求公众意见。2015 年 3 月，受国家卫生计生委宣传司委托，控烟办公室对 41 791 条网民意见、809 封信件、以及 2694 封电子邮件进行了分析汇总，完成报告撰写。

【开展无烟卫生计生系统暗访工作】 2014 年国家卫生计生委宣传司第五次组织开展创建无烟卫生计生系统暗访工作，此次暗访覆盖全国 31 个省（自治区 / 直辖市）及新疆建设兵团，共计暗访 1340 家机构，其中医疗卫生机构 990 家，计生机构 350 家。控烟办公室负责为此次暗访调查全程提供技术支持，并于 2015 年 5 月 31 日完成暗访数据的分析和暗访报告撰写。

【继续开展国际烟草控制政策评估（ITC）项目】 在 2006 至 2011 年北京、上海、广州等七个大城市开展的四轮调查基础上，第五轮调查增加了西宁、伊春、铜仁、湖州、长治等五个中小城市的农村地区调查点。目前第五轮调查已经完成，正清理调查数据，计划 2016 年发布 ITC 项目 1～5 轮报告。利用该项目数据，撰写了《中国无烟政策——效果评估及政策建议》报告，2015 年 10 月 19 日，与世界卫生组织和滑铁卢大学在北京联合发布了该报告。另外，在《广告法（修订草案）》征求意见期间，控烟办公室向全国人大法制办提供了基于 ITC 项目的政策建议，为国家立法工作提供了客观依据。

【全国戒烟门诊体系建设】 为搭建全国戒烟门诊服务体系，加强控烟能力建设，为中国 3 亿吸烟者提供戒烟帮助服务，中国疾病预防控制中心控烟办公室在全国 31 个省（自治区、直辖市）及新疆生产建设兵团各选取3家医院开展戒烟门诊创建工作，截止到2015年底共创建共204家。完成了7000余例戒烟者干预，1个月戒烟成功率达24%，进一步完善了我国戒烟门诊服务能力建设，促进了我国戒烟服务的发展。

【中国城市成人烟草调查项目】 2015年中国疾病预防控制中心控烟办公室出版《2013—2014中国部分城市成人烟草调查报告》，于2015年8月19日由中国疾病预防控制中心和世界卫生组织、美国疾病预防控制中心共同面向中外媒体发布。

2013—2014年，控烟办公室与美国疾病预防控制中心、国际防痨和肺部疾病联合会以及艾莫瑞大学合作实施中国城市成人烟草调查项目，在北京等14个城市开展。此项目对于掌握我国代表性城市的烟草流行特征、指导我国控烟政策制定及措施具有重要意义。2015年控烟办公室完成项目研究报告的撰写，并在军事医学科学出版社出版发行。

2015年下半年，控烟办公室支持重庆、武汉等五个城市开展城市地区代表性的烟草调查。

【出版《戒烟热线操作指南》】 中国疾病预防控制中心控烟办公室于2015年5月出版《戒烟热线操作指南》，指导戒烟热线的建立与运行，推动我国戒烟服务能力。

【《中国城市控烟执法工作调研报告》出版发行】 2015年6月，中国疾控中心控烟办公室杨杰研究员主编的《中国城市控烟执法工作调研报告》一书由中国民主法制出版社正式出版发行。

【亚太地区戒烟热线国际管理研讨会】 2015年8月5—7日，中国疾病预防控制中心控烟办公室联合亚太地区戒烟热线网络（APQN）在上海成功举办了亚太地区戒烟热线国际管理研讨会。WHO及中国、美国、韩国、印度、泰国等10个国家和地区相关戒烟热线的负责人及烟草控制专家20余人参加。本次研讨会交流了戒烟热线监管和评估经验，探讨了戒烟热线的机遇和挑战，推动地区戒烟热线的发展。

【控烟国际交流活动】

1. 2015年3月15—22日控烟办公室相关人员参加在阿布扎比举办的全球吸烟或健康大会，介绍并展示中国城市控烟立法执法经验。

2. 肖琳于2015年6月1—5日赴日内瓦参加澳大利亚烟草平装措施世贸争端案专家组听证会。

3. 肖琳于2015年11月1—8日赴美国亚特兰大参加2016年全球成人烟草调查研讨会。

4. 姜垣于2015年11月22—26日赴泰国曼谷参加世界卫生组织《烟草控制框架公约》秘书处有关《公约》5.3条专家咨询会，介绍《烟草控制框架公约》5.3条及其实施准备进展并介绍讨论在金砖五国建立烟草业干扰控烟的监测中心。

（姜垣、肖琳、冯国泽、杨杰、王卉呈、南奕、王立立、王继江、冯薇薇）

12320全国公共卫生公益电话建设与管理

【工作概况】

一、服务体系建设取得新进展

2015年新增广西开通12320卫生热线，截至11月底，全国已有29个省（区、市）开通12320卫生热线。受理量约307.08万人次，略高于2014年。

二、规范化建设与标准化服务取得新突破

印发《12320卫生热线呼叫中心设置规范》《12320卫生热线考核评价表）》和《12320卫生热线管理规范汇编》系列文件。开展管理人员和骨干咨询员各类培训6次，继续强化培训基地建设。全年开展工作调研十余次，并组织开展了2015年度全国12320卫生热线建设现状调查，掌握各地建设发展情况，开展分类指导。采用交叉督导（今年共对吉林、重庆、陕西、上海4省开展）与第三方服务质量评估内外结合的方式考评。

三、信息化建设奠定重要基础

印发《12320卫生热线业务数据结构及释义（试用版）》，并以此为基础更新数据月报表，加强了日常舆情监测的深度和广度；以此为框架开发全国12320数据录入与统计分析系统，举办全国12320卫生热线信息录入统计分析系统使用培训班，为下一步实现国家与各地数据的对接和共享、建设国家12320信息管理平台奠定基础。

四、新媒体服务继续深度融合

继续通过12320官方微博和官方微信加大健康知识、卫生政策信息等的传播力度。发布微博10 779条，开展各类微活动21次（微访谈9次、微直播8次、微调查2次、有奖活动2次），在人民日报、新浪微博联合评比的“十大医疗卫生微博”中排名第一，粉丝总数620万。官方微信发布图文信息1271条，年初荣获“全国政务微信优秀公众账号”。全国卫生12320官方微信尝试增加预约挂号服务版块，逐步纳入开通12320网站和微信预约挂号的各省市，以期打造12320预约挂号的统一入口和综合平台。

五、服务内容拓展不断深入

1．戒烟服务。2014年中央转移支付地方12320戒烟服务重大专项项目任务基本完成，2015年重大专项继续启动实施。继续加强热线戒烟服务能力建设，编印了《12320卫生热线戒烟咨询服务指南》和《12320卫生热线戒烟干预服务指南》；与WHO合作举办了全国12320卫生热线戒烟服务管理人员培训班，与亚太戒烟热线联盟建立合作关系。进一步拓展戒烟服务方式，召开了12320卫生热线戒烟干预服务研讨会，启动了12320电话和短信综合戒烟服务试点项目，首创将短信与电话戒烟流程相结合的综合戒烟干预模式，在5个省市启动了12320电话和短信综合戒烟服务试点项目，召开了试点启动会暨培训班，试点项目按计划顺利实施。6月1日《北京市控制吸烟条例》正式实施，12320作为公共场所违法吸烟举报电话写入条例。配合卫计委组织召开卫生计生科普能力构建研讨会，以期建设科普专家库和健康传播联盟，并举办全国12320卫生热线管理人员科普素养提升培训班。与免疫规划中心联合举办脊灰灭活疫苗纳入免疫规划儿童监护人知晓程度调查。

2．健康科普。配合委宣传司组织召开了卫生计生科普能力构建研讨会，讨论修订了科普专家库和健康传播联盟管理办法。举办了全国12320管理人员科普素养提升培训班，从提高全国12320管理人员对科普工作的认识着手，强化12320系统的科普意识，提升科普素养，增强科普技能，促进12320更好地服务于我国卫生计生科普工作。

3．电话调查。与中国疾控中心免疫规划中心联合开展脊灰灭活疫苗纳入免疫规划儿童监护人知晓程度电话调查，主动了解儿童监护人对脊灰疫苗知晓和认可程度，为顺利开展脊灰灭活疫苗纳入国家免疫规划工作提供基础数据。

六、舆情监测与快速响应能力得以强化

编印并培训了《12320卫生热线卫生应急工作手册》，明确了12320在卫生应急工作中的职责、作用与应对流程。完成《12320卫生热线舆情月报》12期、《12320卫生热线节假日舆情专报》7期、《工作简报》12期。配合卫生应急中心，通过热线、网站、微博、微信等开展中东呼吸综合征的大众风险沟通与舆情监测工作。

七、品牌宣传持续加强

“3·20”主题宣传日，继续在全国范围开展系列宣传活动，印发戒烟及妇幼宣传海报和折页共计37 000张，在《健康报》刊登题为《12320月均受理量已达25万》的文章，通过官方微博和微信发布相关知识、开展有奖问答及故事展播活动。今年共在12320官方网站登载信息2046篇，在中国疾控中心网站登载信息58篇，在卫计委网站登载信息12篇。制作12320专家微课堂系列节目视频2期，与联合国艾滋病规划署合作印制艾滋病明星宣传海报，向《生活与健康》杂志“健康问答”专栏供稿11篇。

八、合作交流进一步拓宽

在UNICEF支持下，开发12320妇幼健康信息资源库并印发各地使用，实施健康家庭APP开发需求及内容构建项目；在APEC支持下，举办APEC经济体卫生热线应对突发公共卫生事件能力建设培训班，建立了与APEC各经济体卫生热线和卫生应急领域的紧密联系，开发《12320卫生热线应急工作手册》，手册在今年APEC卫生工作组会议上被推介给所有APEC经济体；在EID支持下，开展公众传染病信息需求研究和12320微博平台健康传播效果评估研究，开展通过12320卫生热线开展肺结核患者服药管理和健康教育项目。此外，还陪同WHO驻华代表处专家、亚太戒烟热线联盟成员、非盟卫生高层代表团、非洲英语国家疫情防控技术培训班学员考察北京市12320。

【印发《12320卫生热线呼叫中心设置规范》《12320卫生热线考核评价表》和《12320卫生热线管理规范汇编》】 为加强热线管理，规范服务内容与流程，不断提高服务水平，印发了《12320卫生热线呼叫中心设置规范（2015年版）》《12320卫生热线考核评价表（2015年版）》和《12320卫生热线管理规范汇编（2015年版）》系列文件，从呼叫中心的建设、考核、管理等方面进行了全面规范。以期进一步规范和统一各地12320的运行和管理，提高全国12320卫生热线整体服务水平和服务质量。

【召开12320卫生热线考核评价指标体系研讨会】 5月，为进一步促进12320卫生热线建设与管理的科学化、标准化和规范化，为下一步开展全国12320卫生热线考核评估工作打下基础，全国12320管理中心召开了12320卫生热线考核评价指标体系研讨会。会议对2014年12320交叉督导评估情况进行了总结，分析了评估过程中试用12320考核评价指标体系发现的问题，从指标初选、指标确定、权重计算等方面回顾了12320考核评价指标体系的构建过程，介绍了考核评价指标体系的修改情况。与会代表从指标体系的可操作性、实用性、科学性等方面进行了深入的研讨。

【开展现场调研和全国现状调查】 2015年，全国12320管理中心陆续对江苏、安徽、内蒙古、上海、宁夏、山东、云南、甘肃、湖南、辽宁、云南、江西、黑龙江、湖北等省市进行现场调研，实地了解各地工作现状，深入挖掘存在问题，促其整合资源、拓宽思路、拓展服务。12月，组织各地开展了2015年全国12320卫生热线建设现状调查和工作总结，从组织管理、制度建设、系统建设、人员情况、服务能力、宣传情况等方面详细掌握各地建设发展情况，为下一步有针对性地管理和指导各地12320建设摸清情况，梳理脉络。截至11月底，全国共有29个省（市、区）开通了12320卫生热线。各地12320卫生热线1—11月受理量约307.08万人次，略高于2014年。

【召开全国12320卫生热线工作会议】 2015年9月，全国12320管理中心召开了全国12320卫生热线工作会议。会议指出做好12320卫生热线建设，是卫生计生行政部门全面履行职责、改进提升服务、加强社会监督的重要抓手，是顺应“互联网+”时代发展趋势、深化医疗健康服务大数据应用的重要体现，是深入开展健康促进和卫生计生宣传工作、提高全民健康素养水平的重要保障。会议提出，要认真总结分析发展历程和建设经验，深刻剖析当前12320建设发展面临的主要问题，系统规划12320“十三五”期间的定位与发展，适应当前新形势和大趋势，抓住机遇转型升级，实现12320从呼叫中心到信息服务平台、从电话服务到交互式多渠道沟通、从单一模式到多元化发展的三个转变，将12320打造成公众健康信息服务平台。

【举办2015年全国12320卫生热线咨询员培训班】 8月，全国12320管理中心举办了2015年全国12320卫生热线咨询员培训班。来自全国29个省（区、市）的近70名业务骨干参加了培训。培训班邀请到国际戒烟热线机构创始人介绍热线戒烟服务技巧，还对手足口病、压力管理策略方法和呼叫中心咨询员服务礼仪等方面进行培训，采用参与式培训方法，将小组讨论、录音点评、角色扮演、模拟咨询问答等活动贯穿培训始终，充分调动了咨询员的积极性。

【加强培训基地建设】 今年，全国12320管理中心继续加强北京和上海培训基地建设，统一规范培训内容、学习要求和申请赴培训基地学习流程，建议新建设省份12320卫生热线派员到培训基地参加轮训，促进省市间的交流学习，以提高全国12320卫生热线管理人员和咨询员的整体业务能力。2015年，北京培训基地共完成3批次6名学员的培训工作，上海培训基地共完成4批次21名学员的培训工作，培训均达到了预期效果。

【开展服务质量评估】 为发现各地12320卫生热线在服务中存在的问题，有针对性地提出改善服务水平的可行性建议，全国12320管理中心组织开展了内部和外部评估。今年，全国12320管理中心对吉林、重庆、陕西、上海4个省市进行交叉督导评估，促进各地之间互相学习、了解工作；组织开展了两次第三方外部评估，采用电话神秘来电者监测方式实施，评估内容包括12320卫生热线的接通情况和咨询员在接待礼仪、沟通技巧、问题解决上的表现等14项具体指标。

【印发《12320卫生热线业务数据结构及释义》】 为进一步规范业务数据信息的收集与分析，强化舆情监测功能，印发《12320卫生热线业务数据结构及释义（试用版）》，自2015年10月开始组织各地启用新的业务数据结构进行数据月报，细化了12320舆情月报的内容，进一步完善了舆情监测功能。并以新的业务数据结构为框架，组织开发了全国12320数据录入与统计分析系统，此系统具有地方 12320 数据录入与统计分析、全国 12320 数据汇总与统计分析两大功能，随着各地 12320 业务系统与此系统数据对接工作的陆续完成，12320 数据报送将由手工填报升级为实时传输，从而实现国家和省两级（集中式建设）或国家、省、市三级（分散式建设）12320 数据信息的共享与对接，为下一步实现国家与各地数据的对接和共享、建设国家 12320 信息管理平台奠定基础。

【举办全国 12320 卫生热线管理人员数据分析培训班】 3 月，全国 12320 管理中心举办了全国 12320 卫生热线管理人员数据分析培训班。来自全国 18 个省（区、市）的 12320 卫生热线负责人 20 余人参加了培训。培训从数据分析与量化管理基础概念、热线的 KPI 与目标管理、KPI 分析和数据收集等方面进行了深入浅出的讲授。采用参与式教学方法，利用案例分析、小组讨论等方式充分调动学员的参与积极性，激发学习热情。

【举办全国 12320 卫生热线信息录入统计分析系统使用培训班】 12 月，全国 12320 管理中心举办了全国 12320 卫生热线信息录入统计分析系统使用培训班。来自全国 31 个省（区、市）的 70 余名 12320 数据管理人员参加了培训。培训就全国 12320 信息录入统计分析系统的整体构架、数据采集、业务流程以及统计分析和管理功能进行了详细介绍，并进行了具体演示与实操练习，学员还就系统接入与使用等问题进行了深入讨论。此外，培训中还对 12320 业务数据结构使用中发现的常见问题进行了分析，并对各地数据管理人员提出了加强数据质量的具体要求。

【继续做好官方微博和官方微信】 今年，全国 12320 管理中心继续通过官方微博和官方微信加大健康知识、卫生政策信息等的传播力度。2015 年 1—12 月，共发布微博 10 779 条，开展微访谈 9 次、微直播 8 次、微调查 2 次、有奖活动 2 次，粉丝总数约 620 万人，切实有效地拉近了 12320 与公众的沟通距离。2015 年，在人民日报、新浪微博联合评比的“十大医疗卫生微博”中，在综合粉丝数、发博数、传播力、服务力和互动力等五方面因素评比后，排名第一。全国卫生 12320 官方微信自 2013 年 9 月开通以来，通过健康专题、疾病预防、专家声音等多个模块为公众普及传播健康知识，并不断丰富内容和版面设置，及时回复公众咨询，为订阅用户做好沟通与服务。2015 年 1—12 月，全国 12320 官方微信共发图文信息 1271 条，并对官方微信进行改版，设置“健康科普”“预约挂号”“12320”三个板块，内容涵盖戒烟、慢性病（高血压、糖尿病等）防治、传染病（艾滋病、狂犬病等）防治、儿童营养、女性养生等时令和使用话题。官方微信还不断创新服务模式，开展“专家在线答疑”“戒烟控烟随手拍”“有奖问答”系列活动。今年，在综合传播力、影响力、服务力等因素评选后，荣获国家互联网信息办公室颁发的“全国政务微信优秀公众账号”。

【深入热线戒烟服务工作】 2014 年中央转移支付地方 12320 戒烟服务重大专项项目任务基本完成，截至 2015 年 6 月 30 日，共计受理戒烟咨询电话 6971 件次，外拨戒烟干预电话 9235 件次，共计招募戒烟者 3888 人，其中进入戒烟干预流程制定了戒烟日的有 1616 人，1 个月持续戒烟人数 344 人（1 个月持续戒烟率 21.3%）。2015 年重大专项继续启动实施。继续加强热线戒烟服务能力建设，编印了《12320 卫生热线戒烟咨询服务指南》和《12320 卫生热线戒烟干预服务指南》；与 WHO 合作举办了全国 12320 卫生热线戒烟服务管理人员培训班，与亚太戒烟热线联盟建立合作关系。进一步拓展戒烟服务方式，首创将短信与电话戒烟流程相结合的综合戒烟干预模式，在 5 个省市启动了 12320 电话和短信综合戒烟服务试点项目，召开了试点启动会暨培训班，试点项目按计划顺利实施。6 月 1 日《北京市控制吸烟条例》正式实施，12320作为公共场所违法吸烟举报电话写入条例。

【举办2015年全国12320卫生热线戒烟服务管理人员培训班】 8月，全国12320管理中心举办了2015年全国12320卫生热线戒烟服务管理人员培训班。来自美国、泰国、韩国等国家或国际组织的控烟相关专家、全国29个省（区、市）卫生计生委12320卫生热线工作主管处室负责人和12320管理中心负责人及部分专家共约150人参加了培训。培训为期三天，课程内容包括七个部分，分别是建立戒烟服务热线的好处和基本原理、建立和运营戒烟服务热线的技术性建议、戒烟服务热线的范围、创造戒烟服务热线需求、戒烟热线的监测与评估、亚太和其他地区的戒烟服务热线最佳案例分享和新的戒烟热线进展介绍。学员和专家一起就戒烟服务热线在日常运行过程中遇到的相关问题进行了讨论，并探讨了提高戒烟热线需求的有效策略，最后进行了分组讨论，完善了各省（市、区）戒烟服务热线的行动计划，并对讨论结果进行了汇报。

【召开12320卫生热线戒烟干预服务研讨会】 7月9日，全国12320管理中心召开了12320卫生热线戒烟干预服务研讨会。部分省（区、市）卫生计生委12320主管处室和12320管理中心负责人参加了会议。会议介绍了12320短信戒烟干预试点项目方案，12320短信戒烟干预信息库的设置原则及内容以及南京12320在电话与短信戒烟工作中做出的探索与尝试。与会代表就短信戒烟干预试点方案和短信库内容及形式进行了认真的讨论，一致认为通过12320平台将短信与电话结合起来开展戒烟服务具有重要的创新与现实意义，有助于拓宽12320戒烟服务渠道，提升戒烟干预效果。与会代表从短信戒烟干预试点项目方案的具体实施步骤、短信库内容的标准化和个性化等方面提出了具体的意见和建议，并就下一步引入新媒体服务方式，整合社区、医疗机构戒烟门诊等多部门资源开展12320综合戒烟干预服务进行了研讨与展望。

【举办电话和短信综合戒烟服务试点启动会暨培训班】 10月，全国12320管理中心举办了12320卫生热线电话和短信综合戒烟服务试点启动会暨培训班。北京、辽宁、上海、江苏和甘肃5个试点省市12320工作主管处室负责人和12320管理中心负责人及部分专家共约40人参加了培训。培训介绍了国内外控烟形势和戒烟服务的发展现状，分析了国际和国内戒烟服务开展情况、相关研究成果以及对我国开展戒烟服务工作的思考；介绍了12320电话和短信综合戒烟服务试点方案；介绍了12320电话和短信综合戒烟服务试点项目工作指导手册，并从具体操作层面详细讲述了项目配套短信库的内容及推送、登记与管理流程，以及相关调查流程与问卷内容。

【召开卫生计生科普能力构建研讨会】 2月，配合委宣传司组织召开了卫生计生科普能力构建研讨会。会议要求要以全国12320管理中心为平台，建设科普专家库和健康传播联盟，充分整合多方资源，将致力于健康传播的个人组织和机构都吸纳进来，促进资源共享、合作交流，不断提高健康科普能力和质量。与会代表就如何建设卫生计生科普专家库和健康传播联盟，从成员遴选、使用、激励、评估以及动态管理机制等方面，分析了建设过程中可能存在的问题，提出了具体的意见和建议。

【召开12320卫生热线重点工作会商会】 3月，全国12320管理中心组织召开了12320卫生热线重点工作会商会。会议指出12320与健康教育和健康促进工作密切相关，12320是进行健康科普的重要平台，要进一步将12320与疾控工作紧密结合，形成合力，发挥更大的作用。会议提出12320卫生热线的建设方面要注重建体系、强能力、塑品牌，在新媒体建设方面要搭建平台、注重服务、扩大影响，在服务内容拓展方面要多找立足点、交叉点、发力点，不断发现、挖掘12320的功能。会议希望中心各部门集思广益，相互启发，进一步促进12320与疾控工作的充分融合。

【举办全国12320卫生热线管理人员科普素养提升培训班】 11月，举办了全国12320卫生热线管理人员科普素养提升培训班。来自全国28个省、自治区、直辖市卫生计生委12320卫生热线主管处室和12320管理中心的负责人共约70人参加了培训。培训班深入分析了健康科普工作的重要性和12320在健康科普工作中的重要作用，提出要始终将12320作为我国健康科普的重要平台，深入推进12320与健康科普工作的有机融合，打造健康科普的综合服务平台。培训内容包括我国科普工作的发展历程、现状与方向；国家卫生计生委权威医学科普项目的做法，以临床医生科普项目为实例，讲解了如何创作健康科普信息；如何提高健康科普素养；解读了国家卫生计生委新近印发的《健康科普信息生成与传播指南》。学员还分组就如何监控科普知识、净化媒体环境进行了热烈的讨论。

【举办脊灰灭活疫苗纳入免疫规划儿童监护人知晓程度调查班】 7月，与中国疾控中心免疫规划中心联合开展脊灰灭活疫苗纳入免疫规划儿童监护人知晓程度电话调查，主动了解儿童监护人对脊灰疫苗知晓和认可程度，为顺利开展脊灰灭活疫苗纳入国家免疫规划工作提供基础数据。

【继续开展日常卫生舆情监测和应急监测】 编印并培训了《12320卫生热线卫生应急工作手册》，明确了12320在卫生应急工作中的职责、作用与应对流程。继续开展日常卫生舆情监测工作，完成《12320卫生热线舆情月报》12期、《12320卫生热线节假日舆情专报》7期、《工作简报》12期。配合卫生应急中心，通过热线、网站、微博、微信等开展中东呼吸综合征的大众风险沟通与舆情监测工作。

【组织开展全国12320主题宣传活动】 3月20日，全国12320管理中心继续在“12320主题宣传日”策划组织开展全国范围的系列宣传活动，今年的宣传主题是“12320，倡导健康生活”，副主题是“12320，戒烟我帮您”。当日，在《健康报》发表题为《12320月均受理量已达25万》的文章，利用官方微博和官方微信积极发布烟草危害及戒烟相关知识，开展“12320，戒烟我帮您”有奖问答活动，开展了“电话那头，邂逅真情—12320与您分享最平凡朴实的小故事”展播活动。全国12320官方网站开展了“您了解12320卫生热线吗？”在线调查。设计并发放“12320，戒烟我帮您！”的宣传海报和折页及“拨打12320，妇幼健康咨询零距离”宣传海报共计37000张。

此外，积极组织各地结合自身实际，开展了广场活动、一日体验、新媒体宣传、媒体推介、短信发送、知晓率调查等丰富多彩的宣传活动。共计20个省份开展了112次广场活动，现场招募戒烟志愿者1122名；5个省份开展了一日体验活动；22个省份的12320官方微博、18个省份的官方微信和16个省份的12320官方网站均积极发布健康知识以及戒烟知识，共计发送原创微博648条，转发全国及各地12320微博1641条，所有微博被转发9859次，发送原创微信256条，转发全国及各地12320微信1175条，所有微信被转发17313次；15个省份发放宣传短信15096187条，普及健康知识，宣传12320戒烟服务功能；各地张贴及发放戒烟宣传海报37248份，发放戒烟宣传折页131969份，制作戒烟宣传展板7446张，发放其他戒烟相关宣传材料47620份。近两百家报纸、网络、电视、电台等媒体对本次活动进行了报道。

【其他宣传活动】 2015年，除在《健康报》刊登宣传文章，全国12320管理中心在12320

官方网站登载信息 2046 篇，在中国疾控中心网站登载信息 58 篇，在卫计委网站登载信息 12 篇。制作 12320 专家微课堂系列节目视频 2 期，与联合国艾滋病规划署合作印制艾滋病明星宣传海报，向《生活与健康》杂志“健康问答”专栏供稿 11 篇。

【与联合国儿童基金会合作开展 12320 卫生热线妇幼健康信息资源库和数据录入结构建立项目】 今年全国 12320 管理中心与联合国儿童基金会继续合作开展 12320 卫生热线妇幼健康信息资源库和数据录入结构建立项目，开发了适合 12320 卫生热线平台的妇幼健康信息资源库并印发各地使用。

【举办 APEC 经济体卫生热线应对突发公共卫生事件能力建设培训班】 4 月，全国 12320 管理中心召开了 APEC 经济体卫生热线应对突发公共卫生事件能力建设培训班。培训班内容包括国内外突发公共卫生事件应对形势的介绍，国内外卫生热线建设发展及突发公共卫生事件应对经验的总结与分享等。国家卫生计生委应急办监测预警处副处长徐敏介绍了我国卫生应急的整体情况。澳大利亚 Healthdirect 热线服务部的总负责人 Carlo Leonessa 先生和 Ryan Li 先生分别介绍了澳大利亚 Healthdirect 热线及其应对突发公共卫生事件、数据分析利用的能力。全国 12320 管理中心介绍了 12320 卫生热线的建设发展及突发公共卫生事件应对经验。来自中国疾控中心、甘肃省、云南省卫生计生委和 12320 管理中心以及江苏省南京市卫生信息中心的专家分别就突发公共卫生事件的特点、风险沟通、卫生应急活动评估以及《12320 卫生热线卫生应急工作手册》中的相关内容进行讲授。此次培训为 APEC 经济体提供了卫生热线应对突发公共卫生事件能力建设的交流与互动的平台，加深了各经济体对卫生热线在卫生应急工作中作用的认识，提升了各经济体利用卫生热线开展突发公共卫生事件应对工作的能力。来自澳大利亚、印度尼西亚、马来西亚、墨西哥、菲律宾、俄罗斯等 9 个 APEC 经济体的 16 名卫生热线高级主管官员和卫生应急相关领域的技术专家，世界卫生组织（WHO）、联合国儿童基金会和联合国艾滋病规划署的专家，国家卫生计生委相关司局和中国疾控中心有关部门的负责同志，以及来自全国 31 个省（自治区、直辖市）的代表近百人参加了培训。

【在中美新发和再发传染病（EID）项目支持下开展相关研究】 在 EID 支持下，继续开展“公众传染病信息需求研究”，在前期制作的肝炎、流感、手足口病、结核 4 种传染病的咨询解答数据结构基础上，邀请国内相关领域专家，修订和更新 12320 卫生热线信息资源库相应内容以期能够覆盖日常受理的公众咨询。此外，继续开展“12320 微博平台健康传播效果评估研究”，依托全国卫生 12320 官方微博开展信息发布、微访谈等健康传播活动，今年在“世界防治结核病日”“世界狂犬病日”、埃博拉疫情期间均开展了微访谈活动，研究如何通过信息的传播力和引导力等客观指标与网民主观评价两个方面，对官方微博的健康传播效果以及网民的传染病信息需求进行评估，为下一步以网民的传染病信息需求为基础，更有针对性、最大限度地发挥微博平台的健康传播作用积累经验，为利用新媒体等多渠道开展传染病疫情风险沟通起到强有力的支持作用。今年还开展了“通过 12320 卫生热线电话和短信改善肺结核患者服药依从性试点研究项目”，以期探索 12320 电话和短信息服务在农村偏远地区肺结核防治患者管理中的应用，评估 12320 电话和短信息服务对肺结核患者治疗依从性以及结核病知晓率的影响。

【陪同 WHO 驻华代表处专家、亚太戒烟热线联盟成员、非盟卫生高层代表团、非洲英语国家疫情防控技术培训班学员考察北京和上海 12320】 全国 12320 管理中心分别陪同

WHO 驻华代表处专家、亚太戒烟热线联盟成员、非盟卫生高层代表团、非洲英语国家疫情防控技术培训班学员赴北京和上海 12320 参观考察。详细了解了全国 12320 的整体情况，以及 12320 的组织构架、服务功能、服务内容、所取得的成绩。并了解北京和上海 12320 的基本概况。就热线管理体制、专家队伍支撑、硬件设备、人员选拔、业务流程、工作职能等诸多领域进行了交流。

（崔颖、王蕾）

人力资源管理

【中心人员基本情况】 截至2015年12月底，中心共有正式职工2161人，其中管理人员162人，专业技术人员1875人，工勤人员124人。在专业技术人员中，高级资格占49.7%，中级资格占31.0%，初级资格占19.3%。

【干部选拔任用】 坚持依法依规开展选人用人，积极推进干部选拔配备，规范干部选拔任用，制定上报直属单位领导班子成员配置标准并得到批复，是中心成立以来首次以文件形式明确直属单位领导干部职数。同时，中心“三定规定”中也首次明确了机关处级干部职数。在干部职数范围内，严格干部选任程序，加大干部选任力度。全年共选任干部15人，其中正处级7人，副处级8人；全年开展24个干部职位的选拔工作。截至2015年12月底，中心管理的处级及以上干部114人，其中直属单位领导班子成员46名，机关处级干部68名。

【干部教育培训】 按照“从严管理、加强培训”的工作思路，将干部培训列入中心干部工作的重点内容，推动干部培训制度化建设。制定了《干部教育培训实施细则》，建立了干部培训计划、预算审批和干部培训登记制度，为规范开展干部培训工作奠定基础。创新形式，举办了为期2天的新选任处级干部培训班，26名新选任处级干部参加培训，探索性地引入拓展式、互动式培训，形式新颖，内容丰富。积极拓展干部培训渠道，选派2名司局级干部参加中央组织部的组织调训，选派7名处级干部和47名青年干部参加国家卫生计生委人事司举办的培训班。

【干部监督管理】 落实领导干部个人有关事项报告和核查制度，组织完成122名处级及以上干部的个人有关事项报告工作。根据中央组织部的新要求，全年分3个批次对22名拟提拔考察对象进行了个人有关事项核查工作，对核查出的问题集体研判，并向国家卫生计生委人事司请示沟通，不宜任职的，坚决不予任用。加强领导干部因私出国（境）管理，制定《领导干部因私出国（境）管理办法》，全年开展两次违规办理和持有因私出国（境）证件的核查工作。开展在职和离退休处级及以上干部在企业、报刊（纸）、期刊、杂志社、社会团体兼职的清理规范工作，全年办理因工作需要到社会团体兼职的备案审批手续12人次。

【开展“三严三实”专题教育】 严格落实国家卫生计生委党组要求，深入开展“三严三实”专题教育。统筹计划，制定专题教育工作方案，认真做好学习研讨、征求意见等关键环节工作。扎实推进，紧扣主题组织主要领导讲党课、举办专题辅导，深刻领会“三严三实”内涵。创新形式，采用交互分组和现场即兴问、答、评相结合的方式组织开展学习研讨，有效提升学习研讨效果。宣传总结，通过多种形式促进学习交流，营造学习氛围。充分征求意见，2次以书面形式征求意见，召开专题教育征求意见座谈会，分类梳理形成37条意见建议，中心领导班子和班子成员主动认领。认真对照检查，撰写检查材料，为召开专题民主生活会和进一步整改落实做好准备。

【全面实施绩效工资和疾控特岗津贴】 组织直属各单位对中心津贴补贴发放项目进行全面梳理，收集查找和认真研读相关文件，与人社部、国家卫生计生委人事司多次沟通，明确了津贴补贴保留项目和纳入绩效工资项目，根据文件保留的津贴补贴项目按照中央部委发布和审批文件中的标准和范围执行，其余津贴补贴一律纳入绩效工资，停止发放。在规范津贴补贴的基础上，中心自1月起全面实施绩效工资和疾病预防控制特殊岗位津贴。结合中心绩效工资总量和人员岗位情况，通过大量测算，制定了中心绩效工资分配和实施方案，设定了绩效工资结构和标准，明确了奖励性绩效工资的比例，制定了月奖励性绩效工资发放办法，建立起了由岗位工资、薪级工资、绩效工资和津贴补贴四部分组成的岗位绩效工资制度。

【积极稳妥实施绩效工资补发】 为发挥绩效工资激励与保障相结合的作用，在大量摸底测算的基础上，中心人力资源处先后拟定三套绩效工资补发方案。经中心主任办公会研究，最终确定了中心2009—2014年绩效工资补发方案，明确了纳入绩效工资项目，统一计算方法，并设计了补发测算表。为保障补发工作的顺利开展，组织召开绩效工资补发工作动员会，对补发测算的方案和政策进行了详细讲解和说明，并对补发工作做出具体安排，要求直属各单位主要领导负责，成立工作组，做好绩效工资补发的宣传动员和政策解释工作。除完成中心机关补发测算外，还对直属各单位上报的补发方案和补发测算情况进行逐一审核，于8月中旬顺利组织完成全中心此次绩效工资补发工作。11月底，对补发后剩余的2009—2014年绩效工资相关财政经费，中心人力资源处在最短时间内制定出中心机关2009—2014年奖励性绩效工资分配方案，供直属单位参照执行，指导直属各单位结合本单位实际情况完成奖励性绩效工资的分配。

【实施调增绩效工资】 根据人社部和财政部文件，自2014年起中心绩效工资总量年人均调增1.51万元。在保持绩效工资发放政策延续性的基础上，中心人力资源处制定了调增绩效工资分配办法，明确了分配标准，并组织直属单位在11月底前完成全部补发核算。同时，根据调增后绩效工资总量，重新设置2016年基础性绩效工资和月奖励性绩效工资标准。

【落实基本工资标准调整和建立养老保险与职业年金制度】 根据人社部统一要求和进度，在完成绩效工资补发的同时，中心人力资源处组织直属单位投入到事业单位工作人员基本工资标准调整和建立养老保险与职业年金工作中。为了在符合国家政策要求的前提下，最大限度保证职工利益，中心人力资源处与人社部、社保中心、国家卫生计生委等部委、司局多次沟通，在吃透政策的基础上，确定了养老保险和职业年金缴费基数核定项目和方法，并对直属单位的核算方法进行现场审核，用20天时间于7月29日提前完成了此项工作。

【召开工资和人事制度改革相关政策说明会】 为进一步推动工资和人事制度改革工作顺利开展，7月30和31日，分两次组织召开相关政策说明会，王宇主任亲自对干部职工进行讲解培训。王宇主任指出，中心已经建立起一套符合国家政策和公益一类单位性质的规范的工资制度，要掌握新的工资制度，正确理解新的工资结构中各部分数额的比例关系，理解基本养老保险和职业年金中单位与个人缴费的比例及其与工资数额的关系，理解“涨工资”与养老保险并轨的关系；强调，新的工资制度的建立是中心体制机制建设的一次积极进展，要逐步在相关人事管理制度方面作出相应调整，更加突出中心的公益性、专业性特点和社会价值。梁东明书记、冯子健副主任分别出席并主持两天的会议，要求在具体工作中多做解释沟通，共同把好事办好、让政策落地。

【撰写修订《岗位说明书》和《岗位分解表》】 为加快推进中心收入分配和人事制度改革，探索实施绩效考核，根据中心2015年第4次干部大会要求，中心人力资源处牵头组织中心直属各单位、机关各处室开展了岗位职责梳理和《岗位说明书》《岗位分解表》撰写修订工作。《岗位说明书》以各单位内设机构（处室）为单位，将其主要工作职责分解到各个岗位，明确岗位数量、名称、职责和任职条件，并根据每个岗位应当承担的主要工作内容，逐条梳理岗位职责。《岗位分解表》以职工个人为单位，对每位职工本年度实际承担的工作职责进行梳理，明确承担的主要工作内容、工作角色和协作人情况等。中心人力资源处对《岗位说明书》和《岗位分解表》的填写体例进行了统一规范，召开人事工作会议对直属各单位的填报工作进行指导，又专门召开中心机关处室负责人会议对填报方法进行讲解培训，并对直属各单位、机关各处室报送的初稿材料进行认真审核和反馈意见，形成中心第一套较为系统完整的《岗位说明书》和《岗位分解表》，为实施本年度绩效考核和未来绩效考核制度的不断完善奠定了重要基础。

【首次试行绩效考核】 中心人力资源处充分做好前期准备，收集大量文献资料和实践案例进行学习研究，前往已经开展绩效考核的地方疾控机构和相关单位实地学习，汲取工作经验。5月，中心第一版绩效考核指导意见和实施方案完成，初步形成绩效考核的基本思路。6—8月，集中开展了绩效考核信息系统论证工作，对6家信息系统供应商进行了全面调研和对比考察，并对信息系统建设的思路、实施步骤、现实条件等进行了分析，在探索绩效考核信息化方面迈出第一步。9—10月，组织开展全中心范围的岗位职责梳理和《岗位说明书》、《岗位分解表》撰写修订工作，为开展绩效考核做好基础准备。11月，中心人力资源处形成《中国疾病预防控制中心绩效考核实施方案（试行）》（征求意见稿），在全中心范围内征求意见。同时制定了第二、第三套备选方案，一并提交中心主任办公会研究。根据收集的反馈意见，经再次修改完善，形成《中国疾病预防控制中心2015年绩效考核实施方案》，成为开展2015年绩效考核的指导文件，也对未来建立更加科学化、规范化的绩效考核制度起到重要的过渡和衔接作用。12月中旬前，按照绩效工资发放时间的刚性要求，顺利实施了中心首次绩效考核，并根据考核结果完成年奖励性绩效工资分配。

【修订中心和直属各单位“三定规定”】 在近两年机构职责梳理的基础上，按照国家卫生计生委人事司的统一部署和工作安排，组织开展中心和直属各单位“三定规定”修订工作。通过对中心“三定规定”的修订，完善了中心主要工作职责和内设机构设置，进一步明确了内设机构主要工作职责，首次明确了机关处级干部职数。经2次中心主任办公会研究、20余次修改以及与委人事司反复沟通，形成中心“三定规定”征求意见稿上报国家卫生计生委，11月17日起在委机关和直属联系单位征求意见。同步组织开展了直属单位“三定规定”修订工作，年底前已完成初步修订和审核。

【调整完善人才工程建设项目】 在2014年申报中心人才工程建设项目的基础上，根据预算项目库建设的总体进度安排，进一步调整了人才工程建设项目各分项内容和阶段实施计划，再次论证、完善了项目支出金额和绩效目标，确保项目的实施符合疾控人才队伍科学发展的长远要求。该项目调整后预算总金额为1200万元，已作为优先资助项目上报财政部进一步批复。

【组织人才选拔推荐和重点培养】 加大对优秀人才的选拔推荐力度，对外积极争取名额，对内规范推荐程序，保障推荐质量。全年开展人才选拔推荐74人次，先进集体1个，其中李涛等3名同志经国务院批准享受政府特殊津贴，冯子健等4名同志获国家卫生计生突出贡献中青年专家称号，余宏杰同志当选百千万人才工程国家级人选，李湉湉同志成为中组部“万人计划”青年拔尖人才入选者，高福等37名同志被授予西非埃博拉出血热疫情防控工作先进个人，授予病毒病所西非埃博拉出血热疫情防控工作先进集体。通过选拔推荐，一批专业领域成绩显著的优秀人才脱颖而出，起到激励带动作用，提升了中心专家的知名度。同时，中心将选派后备干部和优秀业务骨干参与援疆援藏和到西部地区工作，作为进行人才培养的重要平台。2015 年推荐中组部、团中央第 16 批博士服务团成员 1 名，选派第八批援疆干部第二轮人选 4 名，并顺利完成第八批援疆干部人才第一次轮换和对第 15 批博士服务团成员的服务期满考核工作。年轻干部和业务骨干通过一年的基层挂职工作，丰富了阅历、增长了才干，达到了培养和锻炼干部的目的。

【推进人才上下互派】 中心人才上下互派项目长期致力于接收各省、计划单列市疾控机构人员进修，以及中心青年骨干到基层锻炼培训等工作。对中组部、人社部、国家卫生计生委等多部委的“西部之光”访问学者、新疆（西藏）特培学员等人才培养工作，中心党委历来高度重视，连续多年按照国家卫生计生委人事司安排对全国各省、市的疾控专业骨干和干部进行培训，帮助援助单位培养干部。全年共接收“西部之光”访问学者 2 人，新疆特培学员 1 人。从 2013 年起，加大了进修接收力度，从每年两期调整到每年三期，满足各省疾控机构的需求，对中心干部挂职的中西部地区采取更加灵活的方式安排进修。全年共接收进修人员 45 人，共选派优秀年轻干部和专业技术骨干人才 14 人到基层锻炼。

【规范实施人才引进和公开招聘】 严把进入关口，继续做好高校毕业生公开招聘工作，全年共接收高校毕业生 30 名。由于编制限制和国家接收京外毕业生政策调整，接收高校毕业生数量大幅减少，为满足直属单位和机关处室部分岗位的用人需求，中心人力资源处开辟多种渠道，加强招聘宣传力度，开通了首都人才网和中国留学英才网，吸引更多优秀的社会在职人员和海外留学回国人才，全年接收社会在职人员 13 名，海外留学回国人员 8 名。根据中心工作需要，严格按照考察、考试、公示等规定程序，在规定时间节点内组织完成了对京外引进人才浙江省疾病预防控制中心丁钢强同志的调配工作。为加强对直属单位招聘工作的监督管理，中心人力资源处起草了《中国疾病预防控制中心公开招聘管理办法》，在直属单位公开招聘工作中明确了以编制空缺为基础的要求，试行公开招聘备案制度。

【组织专业技术资格申报评审】 从 2013 年起，国家卫生计生委人事司对专业技术资格的评审逐步进行调整和改革，会计、审计、经济、工程、新闻出版、图书资料等系列归口有关部委管理。根据评审要求，中心人力资源处积极联系其他有关部委，全年为 10 人办理上述系列专业技术资格委托评审手续。同时，组织 238 名专业技术人员参加国家卫生计生委开展的研究系列和医技系列的专业技术资格评审，在不违反政策原则的前提下，协助出具证明、说明材料，为职工积极争取，最终 168 人通过，其中正高 33 人，副高 74 人，中级 61 人。

【开展 2014 年岗位聘任】 根据中心岗位聘任一年一聘常态化管理的安排，在精确的摸底测算基础上，于 12 月初组织开展了中心 2014 年岗位聘任。针对中心高级岗比例偏高的情况，中心人力资源处多次与国家卫生计生委人事司沟通，最终确定了 2014 年岗位聘任岗位指标配置办法。利用自然减员腾退岗位数，在 2013 年岗位聘任后形成的岗位比例基础上，高、中级各增加 1% 的比例。根据国家文件规定和委人事司明确要求，严格控制高级岗比例和二、三级岗的数量，加大对二、三级岗评聘的管控力度，首次将三级岗的评聘纳入中心评聘委员会评审范围，提高岗位聘任工作的公信力。在中心直属各单位和机关各处室推荐、人力资源处审核及岗位评聘委员会评审及审定，并公示的基础上，经中心主任办公会研究，最终确定 2014 年岗位聘任人选，并及时兑现工资待遇。此次岗位聘任后，中心高、中、初三级专业技术岗位结构比例分别为 38%、38% 和 24%。

【新制定人事管理制度】 为加强和规范中心干部教育培训工作，提高中心干部队伍整体素质，制定《中国疾病预防控制中心干部教育培训管理实施细则（试行）》。为贯彻落实国家卫生计生委关于加强领导干部因私出国（境）管理工作的要求，进一步完善中心领导干部因私出国（境）管理工作，制定《中国疾病预防控制中心领导干部因私出国（境）管理办法（试行）》。同时，制定《中国疾病预防控制中心编制外聘用人员管理办法（试行）》，安排和落实外聘人员的工作和待遇；结合中心收入分配制度改革和实施绩效考核等需要，制定《中国疾病预防控制中心考勤管理办法（试行）》。上述制度在工作中严格执行，逐步完善适应中心人事制度改革需要的内部人事管理制度。

【重要日常人事管理工作】 全年办理因公出国（境）政审496人次；为符合条件的22名同志审核、上报解决夫妻两地分居材料；为中心培养的130名应届毕业生办理就业派遣、档案转出和户口迁移手续；上报重要人事统计报表50余套；办理中心法人证书和组织机构代码年检、借用等；完成中心机关在职和退休职工工资、津补贴等计算、通知发放，调整工资，人员调配，审批高级专家提高退休费比例，办理高级专家延缓退休，为领导干部、老专家医疗照顾办理审核、审批、补办等重要日常工作。

（张学清、刘斐莹、沙磊、周猷、郭利娜）

基础设施建设

【一期工程竣工财务决算】 在基建处、审计处、规财处、设备处等多部门密切合作下，一期工程竣工财务决算报告编制及竣工财务决算审计工作于12月下旬完成，中心于12月底将竣工决算相关文件正式上报国家卫计委审批（规财处负责上报）。

【参与援塞拉利昂固定生物安全实验室项目】 根据中心援塞项目联合工作组的分工，基建处负责固定实验室项目的设计、施工管理、工程验收等项工作。

1. 合同谈判、签订工作：完成项目勘察、设计、土建施工、实验室净化安装施工、委托审计单位的价格谈判并签订合同。

2. 项目实施情况：该项目于2015年2月5日完成了土建工程和实验室设备安装调试，2月10日顺利通过商务部组织的竣工验收并与中心病毒病所组织的援塞固定生物安全实验室检测队交接完成。该实验室自3月11日正式投入使用以来，已正常运行七个多月，累计检测样本七千余份，获得塞方一致赞誉。

3. 中心项目结算审核及商务部成本审核情况：中心委托华建审公司完成了对土建分包施工单位城建集团及实验室分包施工单位金燕公司所报结算的审核，并据此签订施工结算合同；商务部完成了对整个项目的成本审计工作。

4. 预算执行情况：地质勘查、工程设计和中心委托的项目审计单位的预算已全部执行完成；土建施工单位和实验室专业分包单位的进度款拨付至结算合同总款的80%，待商务部尾款到账后完成项目总预算执行。

【参与二期工程立项工作】 参与二期项目立项工作，主要是项目建议书的编制、论证及评审，该项目建议书在通过卫计委组织的论证审定后，已上报国家发展改革委，现已完成现场调研及评估工作，等待批复。

【参与生物安全四级实验室工程立项工作】 参与生物安全四级实验室项目立项工作，主要是项目建议书的编制、论证（参见其他主要参与部门汇报）。

【参与援塞拉利昂西非病原与热带病研究防治中心方案编制工作】 参与援助塞拉利昂西非病原与热带病研究防治中心方案编制，主要负责项目建设内容和项目预算编制工作（参见其他主要参与部门汇报）。

【指导和推进寄生虫病所异地扩建工程项目立项工作】 对寄生虫病所异地扩建工程项目进行实地考察，指导项目论证、解决制约立项的瓶颈问题，协助项目建议书编制，积极推进立项工作。

（蒋晋生、薄珊珊）

科 研 管 理

【2015 年中心科研项目基本情况】 2015 年度列入中国疾控中心科研计划管理的总课题数达 343 项，实际获得经费 23 748.84 万元。经费来源渠道如下：国家级课题：共 275 项，经费 20 902.76 万元；省部级课题：共 68 项，经费 2846.08 万元。其中，973 计划项目 19 项，经费 824.91 万元；863 计划项目 10 项，经费 386 万元；重大专项 87 项，经费 13 776.95 万元；国家科技支撑计划项目 18 项，经费 1636.9 万元；国家自然基金项目 109 项，经费 1262.05 万元；其他国家级项目 32 项，经费 3015.95 万元。2015 年度获准课题 112 项，争取经费 18 580.29 万元。经费来源渠道如下：国家级课题：共 65 项，经费 7846.12 万元；省部级课题：共 47 项，经费 10 734.17 万元。

【健全中心科研管理体制】 规范中心各项科研管理制度，起草《中国疾病预防控制中心专家管理办法（试行）》，修订完善《中国疾控中心科研项目管理规定（试行）》《中国疾控中心成果管理规定（试行）》《中国疾控中心学术委员会章程（试行）》《中国疾控中心科技论文发表管理办法（试行）》及《中国疾控中心科研诚信相关行为规范（试行）》等，落实《发表论文“五不准”》文件精神，以保证科研工作的顺利进行。

【组织编制科技发展规划】 组织撰写国家卫生计生委“卫生计生科技发展‘十三五’规划”，总结中心十三五科研工作需求，为今后科研发展指明方向；参加国家重点研发计划国家科技创新合作重点专项实施方案和 2016 年指南编写工作。

【继续推进中心科研成果管理和奖励申报】

1. 组织科技成果鉴定 18 项，进行科技成果登记 18 项。

2. 组织申报国家奖 1 项。

3. 组织申报中华医学奖 6 项，获一等奖 1 项，二等奖 1 项，三等奖 1 项；组织申报中华预防医学奖 18 项，获一等奖 1 项，二等奖 4 项，三等奖 5 项；组织申报北京市科学技术奖 3 项，获得一等奖 1 项，二等奖 1 项，三等奖 1 项；组织申报华夏医学科技奖 12 项。另外，以参加单位获各类奖项 3 项。

4. 2015 年度发表论文 1390 篇，其中中文 872 篇，英文 518 篇（SCI 收录 408 篇），出版专著 77 本，主编 58 本，参编 19 本。

5. 2015 年度获得专利 26 项。

【加强重点科研项目管理】

1. 重大专项管理工作：获批 2015 年传染病重大专项定向委托项目 1 项，组织申报 2016 年传染病重大专项滚动项目 14 项，定向委托 1 项；组织申报 2016 年转基因重大专项滚动项目 1 项；配合传染病重大专项经费使用和管理监督检查。

2. 国家重点研发计划：推荐项目建议 1 项，项目申报 1 项。

3. 卫生行业专项：立项 1 项，结题验收 4 项。

4. 973 计划：组织提交年度报告和“3＋2 项目”后两年预算申请书。

5. 国家自然科学基金：中标项，争取经费万元，其中，国家杰出青年科学基金获准 2 项。

6. “千人计划”国家重点创新项目、重点实验室、创业人才、青年项目、顶尖人才与创新团队项目：中标1项。

7. 创新人才推进计划：组织申报1项。

8. 中心青年科研基金：立项7项，结题验收13项。

【推进伦理审查和科研诚信建设】 2015年度举办伦理审查会10次，并针对国家自然基金项目申报举办专题审查会；总计受理伦理审查34项，延续审查2项，研究方案修订2项；完成中心伦理委员会换届工作，顺利组建中国疾控中心第三届伦理委员会；制定并下发《中国疾控中心伦理审查申请须知》，规范中心伦理审查的流程；完成中心伦理审查委员会在OHRP网站注册更新。

【积极配合国家卫生计生委科教司开展相关调研工作】

1. 2015年5月5日，配合国家卫生计生委科教司调研中心卫生计生适宜技术研发及推广情况，以落实2015年全国卫生计生科教工作会议精神，进一步加强疾病控制和妇幼健康等方面的适宜技术研发和推广应用，促进科技成果在基层转化。

2. 2015年7月9日，配合国家卫生计生委科教司开展中心科技需求调研座谈，研讨新时期国家疾病防控的科研重点以及中心亟须解决的核心科学问题和关键技术，从重点突破到全局铺开，从建章立制到营造环境，促进公益性民生科技研发和应用推广。

【加强全国疾控中心科研与管理交流】

1. 为进一步加强疾病防控领域科研管理工作，落实科技体制改革工作任务，首届全国疾控中心学术交流与科研管理年会于2015年11月5—6日在北京召开。疾控系统科研项目管理者深刻领悟国家科技体制改革精神，广泛交流科研管理经验，深入探索科研工作重点。今后，全国疾控机构将进一步加强深层合作，整合多方资源，形成科研合力，在新形势下大力推动我国公共卫生事业科学发展。

2. 为践行李克强总理提出“大众创业、万众创新”的号召，促进疾控科技事业的发展，首届全国疾控中心科技会议于2015年12月7—8日在福建省厦门市召开。中心高福副主任以“疾控科研创新”为题做重要报告，指出科学研究贵在“顶天立地”。全国疾控系统深入学习“双创精神”，进一步开展疾控领域科技创新工作，谋篇布局，推动形成创新创业蓬勃局面。

【积极落实国家卫生计生委巡视科研整改工作】 在深刻剖析、层层梳理的基础上，采用自查核查、实地调研的方式，从审查学术论文署名、营造良好学术环境、健全学术评选体制、完善科研规章制度等方面，认真贯彻国家卫生计生委巡视科研整改工作的要求部署，积极推动整改工作的落实。

【参加“生态与健康研究院”的建立】 “生态与健康研究院”由中国农工民主党中央委员会、北京林业大学及北京协和医学院联合和中国疾控中心组建，于2015年6月3日正式成立。该研究院结合中心在公共卫生网络、疾病预防控制和公共卫生服务等方面的政策优势，探讨经济社会发展总体格局中生态文明建设发展重大问题，重点解决国家亟须的理论指导和社会关注的实际问题，致力于建设生态和健康领域具有重大影响力的思想库、智囊团和信息源。

【开展科研项目管理与伦理诚信培训，促进学术交流和合作】 开展2期“科研项目管理及伦理诚信培训班”，举办重大专项管理培训、国家杰出青年基金报告会，特邀美国《科学》杂志高级编辑Brad Wible博士做“深入剖析论文发表”学术报告，特邀哥伦比亚大学W.IanLipkin

教授进行“传染病病原发现与监测策略”学术讲座，参与中古生物技术领域合作交流，参加第七届亚太感染控制国际会议。

【加强重点实验室和人类遗传资源管理】 完成中心三个重点实验室本年度经费下拨、运行管理及建设期验收评审；组织委级科研基地自查及年度总结工作，协助征集对委级重点实验室评估指标体系的建议；协助开展传染病预防控制国家重点实验室年报工作。受理涉及人类遗传资源的出入境审查5项，其中入境1项，出境4项；协助组织人类遗传资源管理专家推荐工作。

【开展疾病防控和科研管理相关研究】 开展全球健康、精准医学、感染控制、公共卫生和科技管理等方面的研究；牵头申报“十三五”传染病重大专项“非洲重要传染病流行规律研究”、国际合作研究项目及卫生科技需求调查项目各1项；参与“空气污染和气候变化对慢性病及传染病影响的创新性研究”；参与中东呼吸系统综合征研究；牵头申报中华预防医学会科学技术奖并获三等奖，发表SCI论文3篇，中文论文10篇。

【积极投入援疆工作】 2015年路凯副处长在新疆自治区疾控中心担任中心副主任、党委委员，参加援疆工作，进一步加强自治区疾控中心与国家疾控中心合作向纵深发展，积极推动自治区疾控中心业务骨干作用；建立中心科技援疆援藏专家库，共征集196名专家。

（何广学、王吉春、杨曦、宋渝丹）

国际合作与交流

【2015年度中国疾控中心出国(境)任务和外宾来访概况】 2015年，中国疾控中心共执行因公出国(境)任务287批538人次(比2014年同期增加13%)，出访了51个国家和地区。来自约45个国家或国际组织的129批614人次外宾访问中心，其中包括埃塞俄比亚、索马里、柬埔寨、美国、澳大利亚、非洲联盟等部长级及以上代表团7个。

【派员赴塞拉利昂参与援非抗疫】 截止到2015年12月31日派往塞拉利昂援非抗疫10批次，105人次团组，执行移动实验室检测、中塞固定生物安全实验室建设验收督导、公共卫生培训、埃博拉应急检测、援塞拉利昂固定生物安全实验室技术合作项目。

【承办中法埃博拉和新发传染病防控研讨会】 2015年1月31日—2月1日，中国疾控中心在武汉承办由国家卫生计生委主办的中法埃博拉和新发传染病防控研讨会，出席会议的130余位专家就中法和全球埃博拉防控举措和经验进行了专题报告，并围绕应对中长期埃博拉暴发挑战、埃博拉和新发传染病的流行病学、诊断、治疗、疫苗研发、科学研究及未来的合作等进行了深入探讨。

【成功举办中国疾控中心第十二届元宵节国际联谊会】 2015年3月6日，中国疾控中心第十二届元宵节国际联谊会在渔阳饭店成功举行。为宣传中国疾控中心过去一年国际合作进展，特别是西非埃博拉援非抗疫工作以及中国全球基金项目十周年纪念，与更广泛的国际合作伙伴分享经验和成就，促进公共卫生领域新一阶段的合作，来自国外驻华机构、国际非政府组织等国际友人、以及国家卫生计生委领导、中国全球基金项目负责人、中国疾控中心领导和专家约200人齐聚一堂，欢度佳节。

【非盟社会事务委员 Mustapha SidikiKaloko 博士率团来华研修】 2015年3月17—25日，中国疾控中心邀请非盟社会事务委员 Mustapha SidikiKaloko 博士代表团一行10人来华研修。代表团集中听取了中国公共卫生体系建设、传染病监测与报告、疾病防控、援非抗疫、妇幼保健等多方面的介绍，参观了国家流感中心，与国家卫生计生委相关领导座谈，考察了河北省保定市徐水县疾控中心及户木卫生院，访问了北京市疾控中心和儿童医院，参观了北京12320热线工作现场。2015年3月23—24日该代表团还参加了埃博拉出血热国际学术研讨会并介绍了非洲特别是尼日利亚的抗击埃博拉疫情工作情况。该代表团此次来访初步了解了我国疾控体系的职能定位、业务架构、人力资源配置及在应对重大公共卫生问题中发挥的作用，特别是我国疾病监测信息化系统运作和防控非典等传染病经验。

【承办埃博拉病毒病国际学术研讨会】 2015年3月23—24日，由国家卫生计生委和世界卫生组织主办，中国疾控中心、巴斯德研究所和梅里埃基金会联合承办的埃博拉病毒病国际学术研讨会在北京召开，国内外相关领域专家约150人参会。会议主要围绕埃博拉病毒病的流行病学、病毒免疫和诊断、临床特征和治疗、疫苗研发、感染控制和卫生应急准备六个专题进行了深入的专业探讨和交流，进一步加强了全球公共卫生安全及应对的合作交流和信息共享。

【埃塞俄比亚联邦院议长卡萨·特克勒伯尔汉一行访问中国疾控中心】 2015年4月7日，埃塞俄比亚联邦院议长卡萨·特克勒伯尔汉(KassaTeklebrhan)先生一行9人，在全国政协办公厅外事局局长的陪同下访问中国疾控中心。王宇主任表示政治支持对公共卫生和疾病防控工作至关重要，希望以非盟疾病预防控制中心建设为契机，加强中国疾控中心与埃塞俄比亚在疾病防控领域的合作。议长一行对中国疾控中心及其开展的工作表示赞赏，感谢对非洲的支持，希望未来加强合作和交流。

【中国疾控中心专家赴非盟支持非洲疾控中心建设】 2015年4月13日—5月14日，中国疾控中心派3名专家赴埃塞俄比亚非盟总部工作，为非洲疾控中心的建设提供技术支持。专家们参加多国工作组会议，考察埃塞俄比亚公共卫生应急管理系统及疾病监测报告体系，参与非洲疾控中心筹建方案修订，与世界卫生组织、美国疾控中心等国际合作伙伴进行了工作交流。

【中国疾控中心专家参加世界卫生组织西太区埃博拉支持工作组并赴西非现场工作】 中国疾控中心专家2批5人分别于2015年3月和11月赴塞拉利昂执行埃博拉防控技术支持工作。该工作为世界卫生组织西太区办公室在全球暴发预警与响应网络下开展的西非埃博拉防控支持行动。

【与捷克、瑞典、英国的国家级卫生机构签署合作谅解备忘录】 2015年6月，中国疾控中心梁晓峰副主任率团参加首届中国—中东欧卫生部长论坛期间，与捷克共和国国家公共卫生研究院签署了合作谅解备忘录。国务院副总理刘延东和捷克共和国博胡斯拉夫·索博特卡总理共同见证了备忘录的签署。2015年7月，中国疾控中心与瑞典公共卫生署签署了合作谅解备忘录，并在合作谅解备忘录框架下确定双边技术合作联络人。2015年7月底，中国疾控中心与英格兰公共卫生署共同签署了合作谅解备忘录。同年9月，刘延东副总理率团访问英国参加中英高级别人文交流时，该合作谅解备忘录被纳入中英卫生领域的联合声明。

【中国疾控中心王宇主任率团参加2015年度中美疾控中心主任年会及中美埃博拉研讨会】 2015年6月22—23日，中国疾控中心王宇主任率团参加了在美国华盛顿召开的中美疾控中心主任年会。王宇主任与美国疾控中心主任汤姆·弗里登（Thomas Frieden）就中美两国的全球卫生安全合作、援助非洲抗击埃博拉疫情、公共卫生能力建设、新发传染病防控、结核病以及慢性病和伤害防控等议题展开了探讨，两国相关领域的专家也参与了讨论。6月24日，该代表团参加了在马里兰州贝塞斯达召开的中美埃博拉研讨会。刘延东副总理出席本次研讨会并致辞。

【中美新发和再发传染病合作项目谅解备忘录续签】 中国疾控中心在国家卫生和计划生育委员会主任李斌和美国卫生与公众服务部部长伯韦尔2015年6月24日在美国马里兰州的贝塞斯达续签的《中美新发和再发传染病合作项目谅解备忘录》的框架下，与美国疾控中心开展相关的合作。

【中国疾控中心梁东明书记率团赴法国与法国相关公共卫生机构人员座谈】 2015年7月，中国疾控中心梁东明书记率专家赴法国与法国公共卫生监测研究所、巴斯德研究院和法国国家卫生与医院研究院分别举行座谈会，交流中法两国在预防与控制高致病性传染病，特别是埃博拉疫情所开展的工作，分享传染病监测、健康促进、环境健康特别是热浪健康影响预警系统的工作经验，并商讨在双方2014年共同签署的合作谅解备忘录框架下进一步合作召开传染病研讨会的事宜。

【援塞拉利昂固定生物安全实验室援外技术合作项目启动】 2015年6月22日援塞拉

利昂固定生物安全实验室援外技术合作项目正式启动，依托中塞固定生物安全实验室开展相关技术合作工作，截至 12 月 31 日中国疾控中心共派出两批援助塞拉利昂固定生物实验室检测队员共 28 人。截至 12 月 20 日累计进行埃博拉病毒常规核酸检测 3613 份，其中埃博拉阳性样本 22 份。作为该项目的重要组成部分，中国疾控中心参与了世界卫生组织牵头、美国疾控中心和塞拉利昂卫生部四方合作开展关于塞拉利昂埃博拉病毒感染幸存者体液排毒动态监测的研究，截至 12 月 20 日已累计检测体液样本 828 份，其中埃博拉阳性样本 39 份。

【美国卫生与公众服务部长伯韦尔一行访问中国疾控中心】 2015 年 9 月 10 日，美国卫生与公众服务部部长伯韦尔女士（Sylvia Burwell）率代表团一行 20 人访问中国疾控中心，美国驻华大使博卡斯（Max Baucus）陪同访问。中国疾控中心王宇主任回顾了中美疾控中心合作的历程和取得的成果，双方就中美合作，特别是中国疾控中心与美国疾控中心在非洲疾控中心建设、援助塞拉利昂公共卫生系统建设等方面的合作进行了讨论。

【中阿卫生合作论坛传染病防控研讨会在宁夏成功召开】 2015 年 9 月 12 日，由国家卫生计生委、中国疾控中心、宁夏回族自治区卫生计生委和中华预防医学会共同主办的 2015 年中国—阿拉伯国家卫生合作论坛之传染病防控研讨会在宁夏银川成功召开。梁晓峰副主任率队参加并主持上午的会议，还就中国免疫规划工作情况作了报告。作为中阿卫生合作框架下的重要活动之一，为搭建与阿拉伯国家传染病防控合作平台，中国疾控中心还邀请到了沙特阿拉伯疾控中心主任 Ali AC Barrak 博士、埃及卫生与人口部官员 Noha Salah 博士以及世界卫生组织驻华代表处医学官员 CK Lee 先生为大会做主旨报告，交流沙特阿拉伯 MERS-CoV 协调处置工作、埃及传染病防控以及新发传染病的应对策略等。

【澳大利亚卫生部部长率团访问中国疾控中心】 2015 年 11 月 18 日澳大利亚卫生部部长 SussanLey 女士一行 8 人访问中国疾控中心，此次来访活动使澳方了解了中国疾控中心在传染病、慢病防控和控烟方面的工作情况，为下一步开展合作奠定了基础。在“一带一路”战略方针的指导下，中国疾控中心与澳方的合作也将进一步加强。

【参加第九届中日韩传染病防控论坛】 冯子健副主任率团赴日本参加 2015 年 11 月 28 日在日本京都召开的第九届中日韩传染病防控论坛。来自中国疾病预防控制中心、韩国疾病预防控制中心、日本厚生劳动省、日本国立感染症研究所及世界卫生组织的 20 余名专家参会。会议主要围绕新发传染病的应对准备、全球疫苗行动计划的响应及疾病控制中的耐药病原等进行了交流与讨论，并就未来合作重点进行了探讨。

【与商务部协办 10 期援非卫生官员与技术人员在华培训班】 2015 年 4—12 月，中国疾控中心协助商务部国际商务官员研修学院完成 4 期公卫管理与疾病防控研修班以及 6 期疫情防控技术培训班，学员包括来自 25 个非洲国家的卫生官员和卫生专业人员共 218 名。中国疾控中心提供了包括协助课程设计、安排师资、联系地方考察、接待在中心研修等工作，组织协调超过 160 课时的培训，以及 23 场次的外地考察。

【2015 年亚洲专项资金项目成功获批】 2015 年中国疾控中心获批的亚洲专项资金项目共 3 项，包括澜沧江—湄公河次区域媒传热带病风险评估及检测预警合作项目、加强与东盟及其他中国周边国家流感检测合作项目和搭建区域间慢性病防控信息交流平台项目，获得项目总经费 225 万元。这些项目增进了我国与非洲、亚洲等国家间传染病和慢病方面的交流，为进一步的合作提供了基础和平台。

【举办国际交流合作能力建设培训讲座】 为提高中心专业人员国际交流与合作能力，2015 年中国疾控中心国际处共举办国际交流合作能力建设培训讲座 10 期，参加总人数达 383 人，邀请了中国疾控中心和美国疾病预防控制中心的专家分别与大家分享有关演讲技巧、全球卫生安全、英语口译技巧、国际职员的经验分享、外事管理人员的综合能力、援非经验等方面内容。

【进一步加强海峡两岸交流合作】 2015 年，中国疾控中心与我国台湾疾病管制部门交换两岸传染病疫情通报共计 76 期。其中法定传染病年报共 1 期、月报 12 期，流感周报 53 期，手足口病双周报 10 期。中心的 4 名专家 8 月 31 日—9 月 2 日赴台湾省参加海峡两岸传染病第五次工作组会议。

（王晓琪、胡虹、胡静然、邹运铎、丁旭虹、刁非、王晓宁）

教 育 培 训

【研究生招生工作】 中国疾控中心2015年招收研究生新生共196人，其中博士生49人，统招学术型硕士生58人，全日制MPH硕士生32人，在职MPH硕士生57人。

【研究生教育宣传交流】 9—10月，由中心教育处统筹组织中心传防处、传染病所、病毒病所、寄生虫病所和性艾中心分别牵头前往上海、黑龙江、湖北、广东和四川等地的公卫学院和疾控中心开展研究生教育交流和招生推介活动。本次交流和推介活动是中心首次有组织的走进院校的系列宣传交流活动，对增强中心与高校的研究生交流、扩大中心教育培训在高校和地方疾控中心的影响力、增加中心内人员对高校本科生、研究生教育的认识和理解起到推动作用。

【举办相约疾控夏令营】 7月27日—8月1日举办了中心第二届全国优秀大学生“相约疾控”夏令营。来自全国34个院校的46名优秀大学生参加了此项活动。活动包括6场专家讲座、1场中心介绍、卫生拓展、专业实践考察（公共卫生和传染病两个方向）、口头交流自我展示、与在校研究生联谊交流等。

【举办2015届研究生毕业典礼暨学位授予仪式】 2015年7月，在中心昌平园区举办了2015届研究生毕业典礼暨学位授予仪式。中心领导、各直属单位领导、导师代表、2015届毕业研究生等共200余人参加了典礼。毕业典礼的成功举行进一步增强了毕业生们作为中国疾控中心研究生的光荣感和自豪感，提升了毕业生们为公共卫生服务事业发展而努力奋斗的使命感和责任感，培养了研究生尊师爱校的高尚情操，积极推动了中心研究生教育工作的可持续发展。

【援藏工作】 2015年9月14—15日，西藏卫生能力建设项目公共卫生考察团到访中国疾控中心，进行教学实践基地带教能力、教学管理及疾控专业考察交流。考察团先后到中心办公室档案室、政研中心、中心教育处、传染病所和性艾中心HIV检测实验室进行相关工作交流。

【2015年全国疾控机构教育培训工作会议】 2015年12月组织召开2015年全国疾控机构教育培训工作会议，推动中心与地方疾控机构、院校在公共卫生医师规范化培训、全国现场流行病学培训项目、继续医学教育、公共卫生人才培养等方面的交流与合作。

【国家级继续医学教育项目】 2015年获批国家级继续医学教育项目76项（其中国家级继续医学教育项目62项、传染病预防控制国家级继续医学教育基地项目14项），实际举办63项。申报2016年新项目44项。组织修订完善了继续医学教育项目管理标准化操作程序，以及国家级继续医学教育项目现场督导评估方案。2015年8月组织召开中心国家级继续医学教育项目管理工作会议。根据全国继续医学教育委员会《关于推荐继续医学教育专家的通知》要求，组织中心各直属单位及机关有关处室开展了继续医学教育专家推荐工作，共推荐继续医学教育专家委员会成员3名、协调委员会成员2名、学科专家组成员30名。

【探索公共卫生医师规范化培训制度】 组织编制《公共卫生医师规范化培训相关文件编写工作方案》，成立编写小组，编制了《国内外公共卫生人员培训相关文献资料》、《关于建立公共卫生医师规范化培训制度的指导意见（讨论稿）》和相关背景材料、《公共卫生医师规范化培训内容与标准总则（讨论稿）》与细则、《公共卫生医师规范化培训基地认定标准总则（讨论稿）》与细则等文件。2015 年 4 月、9 月分别组织召开公共卫生医师规范化培训专题研讨会议，研讨、起草、修订了培训指导意见、背景材料、培训总则、各专业培训细则和基地认定细则等相关方案和指南。组织开展针对疾控工作管理者、省级疾控机构新入职人员、在校大学生的"公共卫生医师规范化培训态度与需求专题调查研究"。

【研究生学位课程开设】 2015 年，中国疾病预防控制中心研究生院集中开设了 47 门课程，共计授课 2772 学时；各研究生培养单位开设二、三年级博硕士专业课 20 门，共计 980 学时。2015 年 12 月，组织开设应用型硕士研究生现场实践讲座活动，围绕国内外公共卫生与疾控工作进展、近期公共卫生热点问题的处置等进行讲授，并举办公共卫生系列专题讲座。

【启动公共卫生硕士培养模式改革工作】 2015 年 12 月 27—29 日，组织召开公共卫生硕士培养模式研讨会，邀请国内高校及疾控机构的领导专家、中心专家、在职 MPH 代表等，共同研讨公共卫生硕士培养模式改革及未来发展方向。本次会议为中心系统梳理和思考如何做好 MPH 教育教学改革、有针对性地制定改进措施指明了方向，必将对中心进一步凝练 MPH 教育特色、弥补不足、提高质量起到积极的促进作用。

【研究生思想政治教育工作】 正值世界反法西斯战争胜利暨中国人民抗日战争胜利 70 周年之际，为进一步加强中国疾病预防控制中心研究生思想政治教育工作，研究生院组织了一系列研究生爱国主义教育活动。先后组织研究生参观焦庄户地道战遗址纪念馆，参观社会主义新农村，学习当地改水改厕和自来水使用现状，了解当地居民的卫生健康状况；参观平西抗日战争纪念馆并开展爱国主义知识竞赛活动；参观孙中山纪念堂及双清别墅，重温入党誓词，进行学生爱国主义教育。为开展以"铭记历史，开创未来"为主题的党日活动，组织 2015 级全体研究生新生、中国现场流行病学培训项目在京学员，各直属单位辅导员、班主任，教育培训处人员，及中国疾病预防控制中心机关第二党总支全体委员和各支部书记委员，党委办公室、纪检监察室和群众工作处负责人，参观中国人民抗日战争纪念馆，卢沟桥和中国国家博物馆。

【开展研究生党、团建设工作】 指导研究生党建团建工作，指导研究生党团组织做好研究生入党积极分子培养、考察和组织发展等工作。为进一步加强研究生党性教育，2015 年 9—11 月，研究生院组织开展了党性教育活动，在潘家园、昌平教学区组织党员，分小组开展学习、讨论，探讨研究生党建活动中存在的问题和建议，2015 年 11 月 8 日，组织开展了一场以"研究生对党建工作认识"为主题的党性教育思想交流活动，围绕如何做好研究生党建工作进行了座谈。

【落实研究生助学金、伙食补助等工作】 2015 年完善研究生基本助学金和伙食补助制度，将基本助学金的覆盖面扩大到 100%，调整了基本助学金金额。组织开展在读研究生财务信息数据库的建设工作，并落实 2015 年 540 余名在读研究生每月基本助学金和伙食补助的核定发放工作。开展研究生困难补助评审工作，并评出发放困难补助一、二等的研究生共 38 人，其中一等 13 名、二等 25 名。组织落实研究生院和各直属单位研究生管理助理设置工作。办理了研究生交通综合意外保险的年度续保、减保、增保工作，累计 866 人次。

【评选研究生学业奖学金和优秀研究生】 2015 年 5 月启动研究生学业奖学金和优秀研究生的评选工作，将学业奖学金的覆盖面从 25% 扩大到 100%，于 2015 年 6 月 8 日、2015 年

9月17日、2015年11月25日分别召开了2015届毕业生及2014级博士研究生、2014级学术型硕士研究生及全日制公共卫生硕士研究生、2015级在职公共卫生硕士研究生学生奖学金评审会，总共评选出学业奖学金获得者328名、优秀研究生117名。

【推动研究生会建设】 1月15日，研究生会成功举办了“梦想起航，魅力疾控”2015年迎新春文艺汇演，中国疾病预防控制中心的研究生校园文化建设从此翻开了崭新的一页。4月，组织制订了《中国疾病预防控制中心研究生会换届制度》。5月9日至17日，在昌平体育馆成功举行研究生和青年职工篮球比赛，彰显了研究生强大的核心凝聚力，展现出积极、健康、热烈、活泼、朝气蓬勃的面貌。5月24日，召开2015届研究生会换届大会，围绕2014—2015学年研究生会开展的各项工作做总结报告。8月9日，召开了2014—2015学年第二学期研究生会干部培训。2015年9月，指导研究生会招新工作。11月至12月，组织筹备研究生2016年“畅享青春，舞动疾控”迎新春文艺汇演。12月6日，召开了2015—2016学年第一学期研究生会干部培训。2015年1月，搭建起研究生会微信平台，至2015年12月共发表展示研究生学术、文体、社团等方面的文章28篇。

【实施学位授权点自我评估】 2015年4月，组织制定中心学位授权点自我评估工作方案（2014—2018年），上报国务院学位委员会办公室。学位授权点合格评估是我国深化研究生教育改革的一项重要举措，在国务院学位办、教育部统一部署下，2014年开始第一轮（6年进行一轮）评估。学位授权点自我评估是学位授权点合格评估的重要组成部分。

2015年12月，召开学位授权点评估指标体系研讨暨2015年评估工作会议。会议围绕自评工作进行专题讨论，逐项梳理评估指标相关支撑材料，明确工作要求、落实工作责任。讨论2016年评估工作总体计划、时间安排、工作内容、组织形式等。

【成立第五届学位评定委员会】 落实中心学委会换届工作，完成并编印中心第四届学委会及秘书组任期工作总结，2015年5月，公布中心第五届学位评定委员会及各分委会成立及组成。第五届学位评定委员会任期3年（2015—2017年），由25名委员组成，主席王宇、副主席高福、冯子健，下设9个分委员会。主要负责审定中心研究生学位授予、新增研究生导师资格及其他中心学位与研究生教育等相关事项。

【组织召开中心第五届学位评定委员会第一次会议】 2015年6月，审定新增博士生导师8人，硕士生导师20人，MPH导师6人。审定授予博士学位42人、硕士学位60人、专业硕士学位52人。评选中心优秀博士学位论文6篇。

【组织召开2015年协和公卫学院分委会会议】 2015年11月，初审2013级10名研究生学位授予。

【研究生导师队伍建设】 开展2015年导师培训，编印《研究生教育管理文件汇编》，交流研究生带教经验，培训导师46名。中心现有导师267人，其中博士生导师77人，硕士生导师160人，MPH导师30人。完成2014级各类硕士及2015级博士研究生副导师备案，备案副导师262人。

【研究生学籍注册】 落实全日制研究生新生学籍电子注册139人，在校生学年电子注册429人，毕业生学历电子注册131人，制发博、硕士研究生毕业证书，其中博士45人，硕士86人。完成新生入学登记、毕业生毕业登记。办理研究生退学、延期毕业、提前毕业、更换导师、休学、更换副导师、变更培养单位等批复、备案共计52人。编制、核发中心全日制MPH研究生肄业证书1人。

【2015年度中心博士后综合评估工作】 按照人力资源社会保障部、全国博士后管理委员会开展2015年度博士后综合评估工作要求，组织中心有关单位进行自评自查。中心公共卫生与预防医学博士后科研流动站、基础医学博士后科研流动站在本次综合评估中均获良好等级。

【中国博士后制度实施30周年成果展】 博士后制度在中国实施30周年，2015年配合全国博士后管委会组织开展了“纪念中国博士后制度实施30周年网上成果展”。中心向全国博士后管委会报送了中国疾病预防控制中心博士后工作综述、5名博士后人员科研成就、9名博士后人员典型成果、8名博士后人员学术交流及文体活动、1篇中心新闻稿等材料，其中出站留中心工作博士后吴尊友研究员的成果材料、邵一鸣研究员带领SARS疫苗博士后研究团队的成果材料被纳入《中国博士后30年》纪念册，吴尊友研究员的成果简介被纳入《中国博士后30周年成果萃要》。同时在中心网站专题栏目开展了中国疾病预防控制中心博士后工作24周年展。

【中心博士后基金申报工作】 2015年组织中心在站博士后人员申报中国博士后科学基金第57、58批面上资助基金及第八批特别资助基金申报工作。寄生虫病预防控制所韩翹（合作导师曹建平研究员）获得中国博士后基金第八批特别资助。

【2015年中心博士后招收情况】 2015年中心招收博士后研究人员11人（其中有3名外籍人员，还有1人来自我国台湾），其中自主招收7人（其中2人为定向培养），联合培养4人；学科分布，基础医学流动站4人、公共卫生与预防医学流动站7人；所在培养单位分布：传染病预防控制所2人、寄生虫病预防控制所5人、性病艾滋病预防控制中心2人、营养与健康所2人。截至2015年12月31日中心在站博士后研究人员24人。

【2015年中国现场流行病学培训项目工作概述】 2015年1月，中国现场流行病学培训项目（CFETP）招收了25名14期学员；9月32名学员毕业（13期27名学员、12期4名学员和11期1名学员）；2001年成立以来，CFETP共招收了269名学员，累计有223名学员毕业。2015年3—4月完成了第14期学员核心课程教学，安排13期和14期学员在16个省及地方培训基地和8个中国CDC相关部门实习，累计开展专业实践活动183项（暴发应急调查63项，疾病监测60项和专题研究60项）；还在培训基地承担了230多次疫情分析、培训授课、方案制定、工作督导等技术服务类工作；3名CFETP项目老师和7名学员先后赴塞拉利昂参加援非抗击埃博拉工作，其中1名教师作为世界卫生组织顾问参加塞拉利昂埃博拉监测防控工作；2014年以来，CFETP累计有20名学员参加了中国CDC埃博拉出血热疫情应对和准备工作，提供了大量疫情形势分析和培训类等技术性服务工作。通过举办CFETP学术年会和编辑发布《现场报告》24期、每月简讯、学员工作研讨等方式共享交流培训和技术信息。为了加强培训指导，2月完成了158名CFETP导师聘任，4月召开了教师工作会议，首次实行责任导师、现场导师和项目教师联合指导与管理学员机制，责任导师与学员双向选择确定，同时建立了国际机构驻华专家联合指导机制。

【2015年全国现场流行病学培训网络建设工作概述】 为继续支持和推动全国现场流行病学培训事业发展，2015年4月CFETP与中国兽医现场流行病学培训项目（CFETPV）在北京联合举办在训学员为期1周核心课程培训，24名CFETP第14期学员与20名CFETPV第3期学员参加了培训；6月CFETP在青海西宁举办针对西部地区的现场流行病学与暴发调查培训班，来自17个省市疾控中心42名学员参加了全程培训，同时与CFETPV合作，为

来自省级动物疫病预防控制中心的14名学员提供了相关培训课程；8月在北京举办了“科学论文写作培训班”，美国疾控中心Eliott Churchill博士担任主讲教师，中国疾控中心直属单位、相关处室、CFETP省级培训基地等单位40多人参加了本次培训；9月在北京举办CFETP第十届学术年会，CFETP、11个省及地方、兽医FETP等项目的学员和教师参加了会议。为了加强全国FETP项目规范化建设，经与国内外专家多次研讨，初步制定了国家、省及地方三级FETP培训教学标准化和项目规范化建设规划，并于12月启动了全国FETP基线调查，为下一步规范化建设打下了基础。

【2015年国际现场流行病学交流与援外培训工作概述】 2015年2次参加国际现场流行病学培训学术交流活动：4月20—23日，参加了在美国亚特兰大举办的第64届美国EIS年会的国际之夜会议，裴迎新和刘慧慧老师、12期学员王立立和13期学员来学惠受邀参会，2名学员在会上进行了海报交流，其中来学惠的“活禽经营市场传播H7N9禽流感病毒危险因素的病例—对照研究”海报获最佳海报展示奖；9月7—11日，参加了国际流行病学与公共卫生干预网络（TEPHINET）在墨西哥举办的 第八届全球会议，CFETP学员共入选14篇摘要，其中口头报告8篇、海报展示6篇，CFETP马会来副主任带队，张丽杰、申涛老师及第13期学员郭立春、常彩云、姜璎慈、姜海、孙校金一行8人受邀参会了会议。2015年，CFETP共举办2次援外培训班，其中6月首次举办“东盟流行病学专业人才培训班”，8月第3次举办“亚洲国家现场流行病学官员研修班”，2013年以来，CFETP共培训了16个亚非国家65名学员。2015年2次承担了商务部主办、中国疾控中心协办的非洲国家培训班，包括2015年9月23—25日的“2015年非洲英语国家疫情防控技术培训班”3天授课任务和2015年12月16—21日“2015年非洲英语及法语国家疫情防控技术培训班”3天授课任务。2015年3次参加东盟10+3现场流行病学培训网络会议：5月17—23日施国庆应邀前往越南广宁省下龙市参加东盟10+3现场流行病学培训网络（简称东盟10+3 FETN）“埃博拉应对演练”和“第六次执委会会议”；2月12日，CFETP、中心国合处、应急中心和免疫中心共同参加了东盟10+3现场流行病学培训网络（FETN）举办工作视频会议，会上免疫中心马超副研究员介绍了一起成人麻疹暴发调查情况；6月22日，应东盟秘书处跨部门合作理事会健康与传染病部的邀请，经国家卫生计生委国际司亚太处统一组织和中国疾控中心委派，施国庆参加了东盟传染病专家组（AGECD）和东盟10+3现场流行病学培训网络（FETN）召开的中东呼吸综合征（MERS）网络视频会议。

【申报西部地区现场流行病学培训项目】 习近平主席2015年9月访美期间，与美国领导人就中美两国在公共卫生与全球卫生安全领域的合作达成重要共识，在49项合作成果清单中明确提出“拓展现场流行病学培训项目，加强公共卫生合作”。为切实落实习主席访美成果，中国疾控中心于2015年11月申报了西部地区现场流行病学培训项目，作为2016年中美合作“拓展现场流行病学培训项目”的重点工作，并经国家卫生计生委同意和财政批准立项。2016年中国疾控中心将启动西部地区现场流行病学培训专项，计划招收西部地区12个省份和海南省共40名学员，进行为期9个月培训。

【中国疾控中心创办《中国疾控通报》筹办工作】 习近平主席2015年9月访美期间，与美国领导人就中美两国在公共卫生与全球卫生安全领域的合作达成重要共识，在49项合作成果清单中明确提出“通过中方创办一份类似于美国疾控中心《发病率和死亡率周报》的期刊，以及拓展现场流行病学培训项目，加强公共卫生合作”。为切实落实习主席访美成果，

10 月 26 日中国疾控中心王宇主任、冯子健副主任会见了专程来访的美国疾控中心全球卫生中心现场流行病学培训项目主任 Linda Quick 女士一行。王宇主任要求，要充分借鉴美国疾控中心经验，有效地整合现有信息资源，尽快创办周报，以及时发布公共卫生监测、疾病暴发调查、公共卫生干预研究、疾病防控指南等重要信息，发出中国疾控的“权威声音”，促进我国公共卫生和临床实践的持续改进。11 月 6 日，冯子健副主任等与中美 EID 项目美方负责人，MMWR 前任主编 Ron Moolenaar 先生、Bloomberg 代表，MMWR 前任副主编 John Moran 先生，双方充分讨论和交流了中国创办周报的方案与合作事宜。根据中心要求，CFETP 张丽杰老师负责牵头筹办《中国疾控通报》，经多次研讨，广泛征求意见，已初步完成了周报的组织架构建议、实施方案和样刊设计等基础性工作。

【中国现场流行病学培训项目第十届年会】 2015 年 9 月 17 日至 19 日，中国疾控中心在北京大成路九号宾馆召开了 CFETP 第十届年会。本次年会与中华医学会第四次全国公共卫生学术会议联合举办，会议主题为“全球视野下的中国公共卫生”。来自 CFETP、11 个省及地方、兽医 FETP 的教师、在训学员和毕业生，以及中华医学会公共卫生分会、中国疾控中心直属单位和相关处室、省及地方疾控中心、CFETP 培训基地、医学和公共卫生院校、科研机构、医疗机构的领导和专家等共计 500 余人参加了会议。中国疾控中心王宇主任在大会上致辞，充分肯定了 CFETP 多年来的实践，特别是在重大急迫的公共卫生事件调查和现场干预中发挥的作用；要求进一步拓展培训，加强中西部培训。会议共收到投稿 276 篇，其中 60 篇口头报告交流和 64 篇壁报交流。会议评选了 CFETP 学员口头报告金奖和银奖，省及地方学员口头报告优秀奖，中华医学会第四次全国公共卫生学术会议优秀口头报告一、二、三等奖和大会优秀壁报奖。会议期间还举办了 2015 年 32 名 CFETP 学员的毕业典礼和文化之夜，同时召开中华医学会公共卫生分会第九届委员会全体委员会议及其青年委员会、临床与预防学组、现场流行病学学组和公共卫生信息传播学组换届改选会议。

【2015 年东盟流行病学专业人才培训班】 为了落实李克强总理在中国东盟领导人峰会提出实施“中国—东盟公共卫生人才培养百人计划”(2014—2017 年)倡议，受外交部和国家卫生计生委委托，中国疾控中心与国家卫生计生委国际交流与合作中心合作，由 CFETP 负责教学培训，于 2015 年 6 月 15—28 日在北京共同承办了“2015 年中国—东盟流行病学专业人才培训班”，这是中国疾控中心和国家卫生计生委国际交流与合作中心首次针对东盟国家举办的流行病学专业人才培训，共有来自缅甸、老挝、柬埔寨、泰国、越南和菲律宾 6 个国家 11 人参加了培训。CFETP 对培训班的教学课程内容和教学方式进行了精心设计和准备，结合 CFETP 现场调查案例，采用授课与讨论相结合的形式讲授了暴发调查等现场流行病学基本方法；邀请中国疾控中心吴尊友、姜垣、段蕾蕾等国内相关领域专家介绍和展示了中国艾滋病、控烟和伤害等领域的经验和进展；安排学员现场参观了中国疾控中心卫生应急中心、传染病所、国家流感中心、信息中心等部门，并赴浙江省疾控中心实地参观和交流，参观了杭州市滨江区妇幼保健院及长河街道社区卫生服务中心。

【2015 年亚洲国家现场流行病学官员研修班】 2015 年 8 月 4 日至 24 日，受商务部与国家卫生计生委委托，中国疾控中心与国家卫生计生委国际交流与合作中心第 3 次合作，并由 CFETP 承办了“2015 年亚洲国家现场流行病学官员研修班”，为期 3 周，共有来自孟加拉国、巴基斯坦、斯里兰卡和南苏丹 4 个国家 19 人参加了培训，其中南苏丹为非洲国家首次参加该培训项目。CFETP 对研修班的教学内容和方式进行了精心设计，由 CFETP 教师

和毕业生重点讲授了流行病学技术和方法在传染病、食物、环境、职业卫生等突发公共卫生事件现场中及慢病领域的应用；中国疾控中心冯子健副主任和吴尊友、姜垣、段蕾蕾、安志杰、王黎霞和黄飞等相关领域专家，以及中国兽医现场流行病学培训项目郭福生主任和唐浩老师等详细介绍了中国传染病监测系统、艾滋病、结核病、动物源性疾病等重大疾病防控实践，以及中国伤害预防和控烟的主要策略、措施和进展；安排学员分别到中国疾控中心传染病预防控制所、国家流感中心、卫生应急中心和公共卫生监测与信息服务中心等单位参观和交流；赴浙江省疾控中心现场参观学习了省级疾控机构、基层医疗机构和社区卫生服务中心工作情况。

（罗会明、周海城、戴政、屈水令、施国庆、马会来、杨莉）

编辑出版

【召开2015年学术出版工作会议】 传达国家卫生计生委宣传司2015年报刊图书管理工作会议精神；通报2014年度国家卫生计生委主管学术期刊审读评估结果；学习贯彻《国家卫生和计划生育委员会主管报刊管理暂行办法》、《国家卫生和计划生育委员会主管报刊审读暂行办法》。

【开展期刊审读，加强中心学术期刊规范化管理】 组织对中心主办的8种学术期刊进行外部审读，主要包括政治质量、学术质量、编辑出版质量及出版能力4大方面，并对审读中提出的问题进行深入分析、研讨和反馈，审读结果上报国家卫计委主管部门。

2015年，中心主办的8种期刊和承办的6种学术期刊，全部通过了国家新闻出版广电总局首批A类学术类期刊认定。

【期刊编辑出版及管理服务工作】 2015年完成近400篇英文稿件的学术评审工作，按期完成《生物医学与环境科学（BES）》杂志（月刊）12期的编辑出版工作，影响因子再创新高，在SCI两个学科领域进入Q2区。

完成《环境卫生学杂志》和《中国卫生法制》杂志经费的收支审核及审批工作。

【分类分题培训，加强编辑队伍能力建设】 精准需求，组织编辑人员内部培训，同时有计划地组织编辑参加外部培训，全年培训超过160人次。在国家卫生计生委主管的期刊主办单位中，率先开展了“医学图书期刊编辑英文能力培训”，受到广泛关注和响应。

【横向合作，拓展国际专业图书和文献编译出版工作领域】 在中心与人民卫生出版社战略合作协议框架下，启动合作编译出版国际公共卫生经典专著项目，并达成基于“WHO卫生信息和出版合作中心”的相关合作方案。

（谭枫、张群、段江娟、许媛媛、崔云裳）

规划财务管理与审计

【工作概况】 2015年规划财务处全面完成全中心项目滚动预算的机制建设，完成2016—2018年度的项目库的项目申报工作；圆满完成了资金的收付、核算工作以及上年度的财务决算工作；完成了2016年度预算申报，做到全面预算，不漏包、不虚报；与人资处共同完成了以前年度绩效工资、专家特贴、疾控特殊岗位津贴的核对和补发工作；接受审计署、会计师事务所的审计检查，对提出的问题进行认真解答，对需要整改的，全部整改完毕；加强内部控制建设，紧跟国家财税体制改革进程，调整和完善相应财务制度，并从公务卡、银行印鉴、财务从业资格、内部控制等方面入手进行全面自查，向国家卫生计生委财务司提交了自查报告。2014年度的决算工作得到卫计委财务司的优秀表彰。中心财务管理成为卫计委财务司内部控制的试点单位。

【预算管理】

1. 完成全中心项目滚动预算的机制建设，修订上报2016—2018项目库，调整补充了项目库内容；完成中心2016年部门预算申报工作。

2. 中心2015年财政预算全部到位，截至2015年12月31日，中心本级当年财政预算执行率为99.95%。

3. 组织完成2009—2014年绩效工资、2007—2012年的专家特贴和高风险补贴、2013—2014年的疾控岗位津贴以及2014—2015年增加的绩效工资的预算追加和执行工作。

4. 严格执行“三公”预算。公务用车方面，实施严格按部门、按车辆、按定额进行单车登记台账核算与管理；公务出国和公务接待方面，实行预算和额度双重控制，保证了“三公”经费在预算内执行。

5. 协助有关部门对援非埃博拉出血热病毒防控实验室建设、公共卫生培训、三个行政村示范项目、实验室检测、两年技术合作等项目有关预算进行审核工作，并完成资金申请工作。

6. 组织开展存量资金清理消化工作。对于需要继续使用的资金，进行再申请；对于不再使用的结余资金，及时上报卫计委，申请财政收回。

【财务监督管理】

1. 完成公务卡自查工作。组织各单位对公务卡有关制度的制定、执行，公务卡管理及使用情况进行了全面自查。

2. 完成银行账户自查工作。组织全中心财务部门对各单位银行账户开立及管理情况进行了自查。

3. 接受外部审计和检查。截至2015年12月底，中心接受审计署、卫计委巡视组等各项专项审计检查20项（次），对检查组检查过程中提出的问题和情况，及时进行说明和解释，对于检查发现的问题和情况，及时报告中心领导，能够整改的，均及时进行了整改。接受外部审计检查的主要事项有：

（1）接受审计署卫生药品审计局关于预算执行和其他财政收支情况以及决算（草案）的情况审计。

（2）接受国家卫生计生委聘请的会计师事务所关于预算执行及财务收支全面检查。

（3）接受科技部、国家卫生计生委委托项目中期检查和结题验收。

（4）接受财政部北京专员办人员经费数据专项核查。

（5）接受会计师事务所对全球基金2014年度以及2015年关账期审计。

（6）接受会计师事务所对国际合作项目进行年度审计以及结题审计。

（7）接受会计师事务所科技部公益性行业科研项目的结题审计。

【制度建设】

1. 修订并制定了相关制度。对原有的会议、差旅管理办法进一步完善，下发了《中国疾控中心规财处关于报销会议费需提供会议计划的通知》（规财处便函〔2015〕11号）和《中国疾控中心规财处关于购买公务机票有关事项的通知》（规财处便函〔2015〕52号）等文件。

2. 修订《财务报账（借款）依据及注意事项》，进一步加强日常报销管理，降低报账差错率。

【财务核算与财务决算】

1. 完成全年财务核算任务。完成了基本经费及各类项目资金收支核算与管理工作；完成了外汇资金收支的财务核算及管理工作；完成党费财务核算工作；完成全中心工会经费收缴、本级工会经费的提取及财务核算与管理工作；完成职工住房改革支出的发放、核算工作；完成了职工的公务卡办理、消费报账、还款等工作；完成了各账户与银行的账务核对工作；完成了与各部门的账务核对工作。2015全年总收入14.06亿元，经费总支出14.09亿元

2. 完成财务决算工作。进行了往来款、项目尾款、财政拨款结转和结余情况的清理等等，在此基础上完成中心2014年度部门决算、住房改革支出决算、中央行政事业单位国有资产年度决算、固定资产投资决算、国有资产投资决算编报工作。

3. 完成在职职工、离退休人员、聘用人员、外聘专家、研究生教职员工以及在院学生的工资、劳务、助学金、奖学金、困难补助等的发放工作；完成了职工住房公积金的缴存工作；完成了税款、社保的资金缴纳工作，保证了工作的正确性。为职工办理了交通综合意外险、西部意外伤害险、援非人员意外伤害险和疾病身故险，做到全年无差错。

【会议与培训】

1. 以会代训。组织召开处财务人员业务会议和直属各单位财务处长会议计16次，学习有关文件制度，布置有关工作任务，对财务管理中发现的问题进行讲解。

2. 对业务人员进行培训。对资金使用部门的兼职报账人员进行专题培训；对科研人员进行财务培训；为援非人员讲解资金使用原则。

【资产管理】

1. 完成政府性债务清理申报工作。清理了中心的挂账，对垫支的人员经费、职工医疗费、工程建设经费等申报了政府性债务。

2. 根据《委预算单位国有资产管理办法》，资产管理部门与财务部门坚持定期及时对账，做到账账相符。

【内部管理】

1. 进一步完善财务内部控制。

（1）在中心全面实施内部控制规范的基础上，开展了内部控制规范实施进展情况自查，自查覆盖17项具体内容，并及时将自查报告上报卫计委。

(2) 完善处内工作机制，完善处室岗位设置和岗位职责；按照中心聘用人员管理办法完成处内聘用人员重新聘用上岗工作。

2. 完成财务人员信息自查和更新。组织全中心财务部门对各单位财务人员从业资格情况进行了自查，并完成了卫计委预算单位财务人员基本情况数据库信息更新工作。

3. 全中心财务人员完成了2015年度的会计人员继续教育工作。所有财务人员的会计职业资格证书年检完毕。

【事前审计】 对单位166份5万元以上的经济合同进行了签订前的审计，审计金额1.38亿元，提出更正修改意见628条，阻止了5份违规合同的签订，有效地规范了采购程序、完善了合同条款、避免了风险与损失。

【专项审计与检查】

1. 完成人事部门委托的对营养所刘开泰同志、环境所高贵凡同志、病毒病所李德新同志共3位领导干部担任各所法定代表人期间的经济责任审计工作。

2. 对11个直属单位2014年预算执行和其他财务收支审计发现的71个问题，分别约谈了各直属单位的主管领导、财务、资产等部门负责人，要求各单位限期进行整改，并在2015年11月对整改落实情况进行了通报。

3. 在2014年预算执行和其他财务收支审计的基础上，针对发现的各所对外投资管理方面存在的问题，又组织了一次中心本级及11个直属单位对外投资情况自查工作，并对发现的问题向中心领导进行了书面汇报。

4. 组织会计师事务所对全球基金艾滋病、结核病、疟疾项目2014年度及2015年关账期经费进行了审计，并及时将审计报告报全球基金和项目管理相关部门。

5. 对山东省减盐防控高血压项目经费进行了专项审计检查，审计资金量为1100万元，并针对发现的问题向相关领导进行了汇报。

6. 对中心承担的国家自然科学基金土缘性线虫病防治策略数学模型研究课题进行了结题审计。

7. 对中心2015年南纬路和潘家园维修工程项目、公共卫生服务能力建设项目、应急反应机制运营项目、实验室及工作维持运营6个专项经费预算执行慢的情况，深入处室、工程现场进行了约谈和督导，并及时向领导汇报存在的问题，进一步促进了项目预算执行的进度。

【编制内审工作手册】 为指导内审人员规范地开展各项审计工作，编制了《中国疾控中心内部审计工作手册》，明确了审计部门、人员岗位职责，对合同审计、固定资产审计、预算执行审计、科研经费审计、基建工程审计、经济责任审计、国际合作项目审计、会计凭证抽查、财务部门内控检查、采购方式检查等方面的审计内容、要点、流程进行了规范，并发给内审人员开展审计工作使用。

【开展的培训工作】

1. 对直属单位内审人员进行了一期内审业务实操培训，培训内容为审计处编制的《内部审计工作手册》中的审计业务知识，主要包括：合同审计、固定资产审计、会计凭证抽查、财务部门内控检查、科研经费审计、预算执行审计等实务操作。

2. 与中心纪检监察室联合召开了纪检、审计人员培训会议，培训内容为“人、财、物、项目”及“三公经费”等管理工作。

【审计委派工作】

1. 2015年因工作需要，审计委派单位由原来的两个单位（病毒病、环境所）减少到病毒病所一个单位，4月份已将委派人员王颖同志从环境所调回中心审计处工作。

2. 对两个派驻单位共计55份合同进行了签订前（病毒病所31份，环境所1—3月份24份）的审计工作（事前审计），审计金额1317.72万元，提出审计建议74条。同时还对病毒病所80多份采购和技术服务项目提供了政策咨询，提出咨询建议156条。

3. 对病毒病所财务处的现金、印鉴等管理情况进行了1次突击检查，对银行账户的对账单与银行存款明细账进行了1次抽查核对。

4. 对环境所、病毒病所部分会计凭证进行了抽查，检查的内容主要包括付款签批手续、佐证资料、合同盖章签字及执行等情况，并对存在的问题提出了很好的改进建议。

5. 对病毒病所中华实验和临床病毒学杂志2013年至2014年财务收支情况进行了审计，并对P3实验室设备采购合同尾款等9笔付款进行了审核。

6. 配合会计师事务所完成原病毒病所法定代表人李德新同志离任经济责任审计工作。

7. 按时上报派驻单位重大经济事项月报表和审计委派人员工作日志及审计工作情况季报表。

【其他审计工作】

1. 参与了卫计委5个所属单位的巡视检查工作，并得到了委巡视办领导书面表扬与认可。

2. 参与了驻委监察局和中心纪检监察部门的3项专案调查工作。

3. 召开了4次审计委派工作例会。

4. 向卫计委财务司报送了内审工作季度报表。

5. 对本处室固定资产进行了盘点清查。

6. 完成了2014年内审工作总结、年鉴及2015年内审工作计划。

7. 对2014年审计资料进行了整理、移交、归档。

（刘国彦、胡文上、张雁、袁灵华）

设备条件管理

【采购工作】 2015 年设备条件处依照《政府采购法》和《中华人民共和国招标投标法》及财政部、国家卫生计生委、我中心发布的各项法规和文件要求，在中心领导领导下，与中心规财处、审计处、纪监室、法律顾问、招标代理公司及各申请采购部门共同协调配合的基础上，采用公开招标、竞争性谈判、协议供货等多种采购方式完成采购工作，共计接受各类申请委托采购项目 101 项，完成采购项目 101 项，总计采购预算约为 16 046 万元，总计中标金额约为 13 720.68 万元，共签订采购合同 118 份，节约资金约 2326.26 万元，资金平均节约率约为 14.5%。其中财政资金采购项目 93 个，采购金额约为 13 479.11 万元，包括国家卫生计生委、中心各直属单位、中心本级各处室的采购的 2015 年大型设备采购项目；国际合作项目：中盖采购项目：8 个，采购金额约为 242 万元。

【采购进口产品审批上报工作】 2015 年先后组织完成 3 批中心及各直属单位的采购进口产品的申报工作。

【固定资产管理工作】 2015 年新增设备类固定资产 1636 台件，资产总值 1355.3 万元；调剂设备 10 台件；报废设备 809 台件，设备原值 427.5 万元；无偿调拨设备约 60 台件，设备原值约 666.1 万元。截止到 2015 年底，中心本级在用设备类固定资产 24 177 台件，原值 43 754 万元。其中中心一期工程建设项目设备类固定资产共计录入 6401 台件，设备原值约 17 001 万元。

【批量采购及信息统计上报工作】 全年完成中心批量集中采购申报工作共 1217 次，包括申报采购便携式计算机 247 台，复印机 9 台，复印纸 2227 箱，台式计算机 254 台，打印机 88 台，空调机 143 台。其他服务及试剂类采购申报 375 次。其中，中心本级申报采购便携式计算机 68 台，复印机 1 台，复印纸 273 箱，台式计算机 32 台，打印机 8 台，空调机 44 台。

【大型设备购置项目及预算项目库的审核与申报工作】 根据中心的统一要求，2015 年我处就 2016 年大型设备购置项目的审核与上报工作进行了具体组织和部署，将中心 14 个单位和部门 19 个公共卫生能力建设项目列为 2016 年延续项目进行申报，预算总金额约为 23 411.07 万元。

【培训学习】 2015 年 7 月组织举办了中心政府采购政策解读与操作方法培训会，分别邀请国家卫生计生委负责政府采购的专家就政府采购相关法规政策、采购程序及具体操作方法等进行了详细解读和培训。2015 年 12 月邀请中技国际招标公司政府采购专家就国务院今年发布《政府采购法实施条例》的主要内容进行解读，并结合招标采购实际工作进行讲解和培训。

【惩防体系建设工作】 设备处积极配合中心权力运行监督机制建设，注重廉政风险防控教育学习，公开明示项目、业务管理权运行流程。项目采购过程全程邀请中心纪监室参加，并按要求每月在中心内网上填写发布采购权运行情况公示表和国有资产处置、管理权运行情况公示表。

【文档管理工作】 2015 年设备条件处收文 653 份，各类请示报告 250 件；发文 50 件，便函 120 件。向中心领导提交书面请示、合同、付款等文件 352 份。所有文件档案齐全，接受和接办的文件和事情做到件件有着落，事事有结果。

（王茂武、王悦）

实验室管理

【顺利完成援塞拉利昂生物安全实验室建设项目工作】

1. 援塞固定生物安全实验室项目实施期间在国家卫计委的领导下，在商务部合作局、驻塞大使馆等单位的帮助和支持下，克服了疫情肆虐、工人恐慌、建设物资匮乏、施工条件恶劣、工期紧张等诸多困难，加班加点、争分夺秒、在确保项目人员安全的前提下仅用87天保质保量地完成了整个项目的建设任务，并于2015年2月10日顺利通过了商务部组织的专家组验收，比计划工期提前一个月完成，为援塞工作提供了有力的技术保障。

2. 2015年1月至3月选派一名专家赴塞拉利昂实地工作两个月，担任中国疾控中心援塞前方工作组临时党支部书记和副组长。组织协调援塞生物安全实验室验收、竣工、启用、维护管理；同时负责前方工作组全体队员的后勤生活保障，以及宣传报道。

3. 6月完成援塞固定生物安全实验室建设项目所有费用的报销工作，并整理材料移交商务部经济合作局进行审计。12月下旬审计工作完成，与商务部确定最终审计金额后，于12月24日签订《援塞拉利昂生物安全实验室技术合作项目内部承包补充合同》〔2014〕商合促技字第75号补1号。

【组织论证生物安全四级实验室建设工作】

1. 1月成立中心生物安全四级实验室建设领导小组及办公室，建立例会制，已累计召开9次工作例会；积极与国家卫计委规划信息司汇报工作进展，不断与北京市规划委员会及相关部门沟通。

2. 为进一步做好中心生物安全四级实验室项目建议书编制工作，根据中心领导指示，实验室处于3月组织中心有关专家对国内在建生物安全四级（BSL-4）实验室进行考察；7月27—30日，受澳大利亚AAHL的邀请，组织5位专家赴澳大利亚联邦科学与工业研究组织动物卫生实验室进行考察。考察的主要内容包括高等级生物安全实验室建设基本概况、运行与管理、布局与设计、个人防护等方面。

3. 通过招投标确定项目编制书编制单位，积极推进该项目工作，已完成了项目建议书初稿编制工作，并对项目建议书中需求分析、建设规模、工艺设备配置等具体内容邀请专家进行研讨并修改。

【全力推进中心病原微生物菌（毒）种保藏中心申报和启用工作】

1. 6月制定印发了《中国疾病预防控制中心病原微生物菌（毒）种保藏中心运行管理办法（试行）》（中疾控实发〔2015〕96号）、10月印发了《中国疾病预防控制中心病原微生物菌（毒）种保藏工作管理委员会组成名单》（中疾控实管发〔2015〕165号）两个基础性文件。

2. 研究确定了保藏中心申报病原微生物菌（毒）种保藏种类和范围，此次申报以高致病性病原微生物菌（毒）种和重要寄生虫虫种为主，包括细菌菌种6类、病毒毒种11类，寄生虫虫种33类。

3. 填写完成了《人间传染的病原微生物菌（毒）种保藏机构申请表》以及保藏机构配套实验室分类、保藏机构人员、保藏病原微生物菌（毒）种等信息。保藏中心人员由94人组成。

4. 编制完成了保藏中心管理与技术体系文件，包括管理手册、程序文件、风险评估、操作技术程序、记录表格等；整理完成了保藏中心需提供的配套实验室、经费支持等证明性材料，以及符合性自查报告等申请表附件材料。

5. 10月14日组织召开了中心病原微生物菌（毒）种保藏工作管理委员会第一次全体会议，会议听取了保藏中心申报准备工作情况，审核了保藏中心管理与技术体系文件。10月20日、28日分两次组织进行了保藏中心管理与技术体系文件培训班，培训后为保藏中心人员颁发了培训合格证书。

【开展多项培训】 为强化实验室工作人员安全意识，提高安全技能，面向中心直属各单位及全国各省级疾控机构，有针对性地开展各项培训。包括两期病原微生物运输管理培训班（2015.4.28—30，长沙；2015.7.1—3，西安）、两期实验动物从业人员培训班（2015.4.8—10，北京；2015.11.4—6，北京）、实验室主任和安全员培训班（2015.9.23，北京）、实验室监督检查员培训班（2015.12.8，北京），累计培训6期，约510人次。

【严格监督检查】 组织专家对中心各有关直属单位进行定期的季度实验室监督检查和不定期的抽查，特别是为总结和汲取天津滨海新区开发区危险品仓库爆炸事故和清华大学实验室爆炸事故的教训，做好抗战胜利70周年系列纪念活动和世界田径锦标赛安全保障工作，组织开展了专项检查。同时，积极组织相关直属单位迎接科技部、北京市科委等外部机构的检查。

【举办第九届实验室安全周】 2015年4月20—24日组织开展了主题为"强化安全意识 夯实安全管理"的第九届实验室安全周活动。中心实验室处统一制作了安全周主题宣传画，4月20日组织了全中心范围的安全周活动启动会，并邀请美国CDC实验室专家James博士就实验室安全与安保进行专题讲座。在活动期间，各直属单位在中心的统一部署下，结合实际开展了内容丰富、形式多样、各具特色的活动，如实验室安全知识讲座、召开交流座谈会以及安全检查等。

【积极做好病原微生物运输审批及运输相关协调工作】 依据《可感染人类的高致病性病原微生物菌（毒）种或样本运输管理规定》进行跨省运输至我中心的高致病性病原微生物菌（毒）种运输审批工作，2015年共办理93个运输准运证书，涉及高致病性禽流感病毒、疑似埃博拉病毒分离物、AFP、人克—雅氏病、结核杆菌、霍乱弧菌、布鲁氏菌、鼠疫等十余种病原。

依据《关于加强医用特殊物品出入境管理卫生检疫的通知》要求，2015年共办理了21个医用特殊物品出入境申请，其中出境7个，入境14个。

【实验动物管理工作顺利进行】 2015年实验动物中心共承接了中心直属单位的实验动物饲养协议37个，其中感染性动物实验13个，非感染性实验24个；开展了"中国疾控中心实验动物管理委员会"和"中国疾控中心实验动物福利伦理审查委员会"换届及章程修订工作；完成了5台双扉高压锅在昌平质量技术监督局的注册备案工作，规范了压力容器的管理。依据《实验动物机构质量和能力要求》（GB/T 27416—2014）等重要文件进一步完善了四级管理体系文件，从管理体系、动物设施、动物饲养、动物医护、职业健康与安全等多方面对实验动物中心的工作进行了全面梳理。2015年10月10日，实验动物中心接受了中国合格评定国家认可委员会（CNAS）实验动物机构示范认可评审专家组的现场评审，评审专家对实验动物中心在ABSL-2动物实验平台内以开展感染性动物实验为特色的运行管理工作给予了充分的肯定。评审后，中心内部积极组织人员就专家提出的意见和建议逐条整改，力争不断提高实验动物中心的管理水平和工作质量。

【大力开展援疆、援藏工作】

1. 应新疆疾控中心需求和援疆工作安排，4 月 8—10 日在乌鲁木齐针对新疆地区举办 2015 年病原微生物运输管理培训班，共 52 人参加培训。

2. 6 月 23—27 日，组织相关领域专家对西藏自治区疾病预防控制中心鼠疫 BSL-3 实验室建设施工情况进行现场质量评估和技术论证，并结合西藏自治区疾控中心实际需求，组织举办了高等级生物安全实验室运行及管理专题培训。此次援藏工作对该项目后期建设、资质深证及实验室运行管理工作的顺利进行起到了重要的推进和指导作用。

3. 10 月 10 日组织专家对西藏区疾控中心实验楼设计方案进行论证；12 月 22—24 日组织有关专家对西藏区疾控中心实验室改造项目进行论证，协助专家对该项目的平面图规划、后期招标文件的编制工作、改造材料的基本参数等方面予以帮助。

【扩大国内及国外业务交流】

1. 积极开展国内相关部门间的业务交流。为推动全国疾控机构实验室质量管理工作，进一步总结和交流各地疾控机构实验室质量管理工作的经验，于 5 月 19—20 日组织召开了实验室质量管理工作研讨会。全国部分省（自治区、直辖市）、市疾控中心的实验室质量管理负责人共 20 余人参加了研讨。

2015 年 7 月 15—16 日，与中国动物疫病预防控制中心和中国人民解放军军事医学科学院第四次合作，在西安联合举办了全国病原微生物实验室管理培训班，全国业内共 120 余人参加。

2. 加大国际交流。积极推进中美合作项目，8 月 13—14 日，邀请美国疾控中心公共卫生专家 Ronald Moolenaar 博士来华交流，探讨中美项目的开展，参与中美项目在浙江的现场调研活动。

9 月 21 日，组织召开“病原微生物菌毒种及样品库建设与运行研讨会”，邀请美国 CDC 生物安全专家 James Blaine 博士就实验室病原微生物菌毒种及样品库建设与运行专题进行报告。

（赵赤鸿、魏强、卢选成、李思思）

离退休人员管理

【中心离退休人员基本情况】 截至2015年底，中心离退休人员共1377人，离休干部65人，退休干部1086人，工人226人。党员691人。今年新增退休人员61人，去世25人。机关离退休人员144人，离休干部6人，退休干部122人，工人16人。党员103人。机关司局级领导15人，处级干部43人，副高以上职称69人，大学以上学历70人。年龄在90岁以上2人，80～89岁19人，70～79岁30人，60～69岁72人，60岁以下的21人。当年新增退休人员7人，去世4人。

【定期通报制度】 中心领导高度重视离退休干部工作，离退处同志积极努力，认真贯彻落实上级有关文件精神。坚持通报制度，做好离退休干部参加中心有关会议和政治活动的组织工作。坚持重要会议和活动邀请老同志代表参加，多种形式听取老同志意见，协助一总支做好离退休党支部工作。

【召开春节团拜会】 2015年2月在南纬路二楼多功能厅召开机关离退休人员春节团拜会，会上王宇主任通报了中心工作情况，传达上级有关文件精神，机关老同志和有关处室负责人共140人参加会议。

【走访慰问工作】 做好春节及重大节日走访慰问工作。为体现党中央、国务院对老同志的关怀和照顾，春节前夕，中心领导亲自带队走访慰问13位生活困难党员、老党员、老干部。在纪念抗战胜利70周年之际，慰问了22位抗战老战士、老同志和家属，并送去纪念章和慰问金。

【医疗待遇的申报工作】 认真落实中组部《关于提高抗战时期参加革命工作的部分离休干部医疗待遇的通知》精神，按程序组织申报，批准汤双振等7名同志按副（省）部长级标准报销医疗费。

【召开总结交流会】 组织召开中心直属单位离退休干部工作交流座谈会。传达学习李斌主任在卫生计生委直属机关离退休干部“双先”表彰会和离退休干部工作会上的讲话精神，认真总结交流老干部工作。

【表彰先进工作】 做好卫生计生委直属机关离退休干部先进集体和先进个人推荐工作。2015年中心有3个先进基层党支部和10个先进个人被评为国家卫生计生委直属机关离退休先进集体和离退休干部先进个人。为充分发挥典型示范带动作用，激发更多老同志发挥作用的热情，离退休干部“双先”事迹在中心报上进行宣传，营造出了“学先进、赶先进”的良好氛围。

【每月老干部例会】 每月召开一次老干部例会，传达学习阅读有关文件精神，向老同志通报上月完成工作的情况，布置下月活动内容，及时征求老同志意见，帮助老同志解决实际困难。

【帮助解决实际困难】 帮助有特殊困难的老同志解决实际困难。2015年走访慰问大病重病住院、生活困难老同志50余人次；为11人次申请的大病重病困难补助共22 000元；登门为28位老同志庆贺生日，送上生日祝福和礼物；全年共收老同志医药费单据600余人次；协助4位去世老同志家属办理丧葬等事宜。

【做好体检工作】 做好年度离退休人员体检工作，有107位老同志参加体检。

【组织开展各种活动】 为老同志开办手工制作课，互相传授技艺；邀请舞蹈老师授课，老同志积极排练；组织中心及直属各单位开展纪念抗日战争胜利70周年暨建党94周年“知史爱党”答卷活动，共有460人参加；组织中心及直属单位举办了老干部书法绘画展览，收到作品50余幅，在新址、南纬路进行了巡展。并召开了书画交流座谈会，王健副书记亲临现场并为13位获奖者颁奖；组织中心老同志参加委里举办的合唱知识普及讲座和舞蹈漫谈讲座；组织老同志到雁西湖和野生动物园参观；加强老干部活动室建设，利用潘家园老干部活动室开展学习阅读、支部活动、下棋唱歌等活动，全年有1700多人次参加，定期布置学习宣传栏12期和2期书画展览。

【建立微信通知群】 加强与老干部沟通联系，搭建了微信信息平台，建立了老干部微信通知群，通过微信向老同志发送通知、温馨提示等。

【做好统计年报】 指导直属单位完善更新了《全国离退休信息管理系统数据库》，认真完成离退休干部统计年报工作。

（田占平）

安全保卫管理

【综合治理工作】 在中心党政领导的直接领导下，中心内建立了“社会治安综合治理委员会”、“稳定领导小组”、“防火安全委员会”等安全组织，保卫处在各委员会的领导下，组建了义务消防队，制订紧急情况预案，积极开展综合治理工作，落实社会治安综合治理责任制，全年未发生任何刑事、治安案件和火警事故，维护单位、社会稳定，保障正常工作秩序，较好地完成了上级交给的各项任务。

【加强消防安全教育】 为提高中心职工的安全意识，提高职工防范火灾、处理初期火灾的能力，保卫处在深入宣传消防四个能力建设的基础上，5月22日，组织机关各处室安全员40余人到海淀公共安全馆参观。11月11日，聘请消防专家举办消防知识培训会，对中心机关处室安全员及园区保卫、物业人员80余人进行了强化培训。通过举办以上活动，扩大了消防安全工作的影响，提高了职工消防意识和扑灭初期火灾的技能。

【安全督导检查】 2月5—12日，中心刘剑君副主任率队，带领中心保卫处、运管中心、群工处组成联合检查组对中心直属各单位进行了节前安全督导检查。天津港“8.12”瑞海公司危险品仓库特别重大火灾爆炸事故后，8月24日，王宇主任、刘剑君副主任带队对中心昌平园区所属各单位进行了专项督导检查。8月28日，刘剑君主任率队，带领中心保卫处、运管中心到中心辐射安全所进行安全生产督导检查。全面累计开展各类督导检查21次，填写安全检查记录28份，及时发现和消除安全隐患16处，有效保障了中心安全。

【设备更新改造】

1. 7月对中心园区、南纬路的消防器材进行维修保养，更换灭火器。

2. 10月对园区保安对讲系统进行了更新，采购对讲机25台，并安装了园区对讲中继站，实现了园区对讲信号全覆盖。

3. 11月采购了电子巡更系统，对园区保安巡逻值守现实了信息化全程管理。

4. 12月完成昌平园区门区升级改造工作。对园区南大门及西门安装了车牌自动识别系统，南大门并安装了门禁管理系统、访客管理系统，实现了园区出入人流、物流、车流的分区信息化管理。

【交通安全管理】 加强职工交通安全教育，特别是驾驶人员，强化安全意识，提高自觉遵守交通法规的自觉性。开展节能减排，做好中心车辆用油、维修费用的核定工作。按照地方交通安全委会要求，国家、地方重要活动期间，做好车辆限行工作。

【配合有关部门做好应急工作】

1. 配合中心研究生院做好研究生考试试卷的安全保卫工作及考试试卷的阅卷工作。

2. 11月1日配合地方公安部门完成非洲联盟委员会主席里德拉米尼•祖马（H.E. Dr. Nkosazana Dlamini Zuma）女士来中心访问的安全保卫工作。

【加强节假日及重大活动期间的安全保卫工作】 认真贯彻上级有关指示，提高广大职工的安全意识，对于国家卫生计生委及地方政府有关加强重大节日、重大活动期间安全保卫工作会议精神和指示我们及时向各直属单位、有关部门和广大职工进行传达，以便贯彻落实。

（陈峰、邹斌、侯惠亭）

后勤管理与园区运营

【中心公共国有土地、房产、车辆的资产管理】 完成中心土地、房屋资产决算报表上报工作，新增中国疾控中心一期工程基本建设项目交付使用资产。完成寄生虫病所、辐射安全所、改水中心房屋出租相关资料的审核上报工作。

完成中心机关车辆资产决算报表上报工作，决算车辆为70辆。

组织完成中心及直属单位2016年大型修缮项目评审工作。组织编制2016年昌平园区实验室及工作维持运转项目和2016—2018年昌平园区公共设备大修项目申报书、可行性报告。

【中心职工公有住房管理】 办理中心机关调入职工的住房补贴函调事宜。按照相关政策规定，对2015年住房补贴预算中房屋未达标补贴、级差补贴进行发放前的程序化审核工作，并经住房领导小组审核通过后进行公示，共计向职工发放38.77万元补贴。

完成央产房18位业主审核房屋上市、过户相关手续。办理职卫所职工退还央产房申报工作。办理10名职工配偶单位无房证明手续。为1名业主办理房屋抵押贷款事宜。办理职工公有住房维修资金使用的支取申报管理工作。

核实、完善中心机关在职职工住房情况登记表信息，共计131份。

【职工物业费、供暖费管理】 审核供暖费、物业费相关原始单据60份，完成2015年职工供暖费、物业费预算编制上报工作。

【献血与计划生育管理】 向职工做好计划生育健康宣教，办理计划生育服务证15份，发放符合生育二孩的育龄职工生育证7人次，独生子女补助费发放手续7份，独生子女父母一次性奖励费发放手续9份。组织中心机关及直属各单位完成2015年向贫困母亲献爱心捐款工作，总计捐款18 253元。圆满完成2015年度东城区的献血指标，并超额献血200cc，受到东城区献血办的表彰及荣誉证书。

【职工医疗管理】 承担中心机关在职及退休职工的医药费审核工作，累计受理报销医药费职工约1253人次。5月份，组织完成中心领导体检工作，于8—9月份组织完成机关职工共计494人的体检工作。参与制定中心在读博硕士研究生关于内部医疗管理相关政策。

协调管理园区医务室日常工作，医务室为昌平园区职工近2000人及200余名学生提供医疗服务，全年累计开诊处方12 000余张，门诊医药费共计150余万元。

联合中心办公室、卫生应急中心完善昌平园区突发健康事件应急救护能力建设，参与制定实施方案，组织开展工作会议，协调安装急救设施设备，邀请北京市丰台区医学会、北京市丰台区卫生培训中心的老师对园区45名骨干人员开展培训。

【人防及节能减排管理】 制定2015年昌平园区地下空间工作应急预案，与相关单位签订2015年安全责任书。储备防汛物资、开展防汛演练。对各直属单位工作进行安全检查，提高各单位防汛意识。

按照北京市发改委的要求按月报送昌平园区碳排放数据。按照国家卫计委规财司和北京市统计局的要求，每季度报送中心的11个直属单位及机关的能源消耗数据。10月完成昌平园区综合楼、后勤楼和餐厅开水器的更新。

【应急保障工作】 作为卫生应急工作保障组成员单位，参与埃博拉出血热疫情防控的后勤保障工作。先后承担了第二批、第三批、第四批公共卫生师资培训队，第一批、第二批援塞固定生物安全实验室检测队归国后集中医学观察后勤保障工作，圆满完成了79位援非专家归国后集中医学观察期间的各项后勤保障工作。陈同年同志作为后勤保障人员，前赴塞拉利昂，完成援塞公共卫生师资培训队伍后勤保障工作。

【通勤运行工作】 2015年全年，总计出车10 972次，接送乘客41万人次，安全行驶83.4万公里。通勤车队每季度召开通勤运行安全例会并开展车辆安全卫生检查，对通勤驾驶员进行安全教育，确保车辆各项安全技术状况处于良好状态。

【餐厅运营管理工作】 2015年，餐厅管理坚持执行例会制度，定期集中召开由部门经理和厨师长组织的行政例会，通过例会的形式，达到总结、讲评、整改、提高的目的，有效保障人员思想稳定和工作的连续性。严格按照有关规定进行出入库，统计及时准确，严格验收，对于不合格的物品要求供货商及时进行更换。每月进行库房盘点，做到账物、账证相符。根据季节变换、职工需求制定合理的食谱，无论是职工餐，还是自助餐都能按照市场价格进行不同的调整，保证菜量、菜价的统一。

【公寓、会议室及洗衣房管理工作】 通过强化《员工守则》关于“仪表、微笑、问候、行为标准、技能技巧、着装、规范、素质”等20字内容的培训，加强管理人员的现场督导和质量检查，逐步完善各岗位的窗口形象，提高了员工的优质服务水准。特别是在执行埃博拉出血热疫情防疫工作任务中，尽全力做好各项服务工作。

2015年专家公寓共接待境内外宾客10 450人，销售客房8640间，会议服务800场次，大型会议142次，共接待内外宾客23 729人次；茶歇9次，外宾37场次。洗衣房洗涤公寓及餐厅布草24 384件。

【邮件收发工作】 收发各类文件、材料报刊、信函约8.4万件，承担上级部门及各直属单位文件往来交换约2万件，累计与邮局邮寄费用结算约5.4万元，完成2016年报纸杂志计80余种的订阅工作，无不良投诉及反映。

【园区保洁工作】 完成中心综合楼、传染病所、病毒病所、性艾中心、动物中心、公寓楼、后勤楼、餐厅、各楼宇公共区域、外围园区、团山等日常保洁工作，协助做好大会及来宾接待的保洁工作。累计清运生活垃圾共66车，清运实验垃圾约25吨。

【园区绿化工作】 进一步完善园区绿化日常养护内容，完成绿化日常管理工作。根据园区生态环境特点，增植200棵白杨作为防风林、种植32棵圆柏，并规划种植油菜花、月季花、鸢尾等观花植物增加园区景观色彩。完成对园区大门前空地、餐厅东侧草地的绿化规划及改造工作。为改良人工湖水质环境，于9月投养鱼苗并规划明年种植荷花，打造自然生态水环境。

【工程运行管理】 园区给排水、供电、空调、电梯、楼宇自控、消防、安防等系统运转正常。完成昌平园区污水站药品采购、人工湖循环泵改造工作及23部电梯年检、整改保养工作，完成昌平园区中央空调系统初中效过滤器、冷却塔填料、空调温控器更换工作。2015年共计接听报修电话4150次，其中维修3230次。

对园区楼宇自控、安防、消防和门禁系统，进行每季度检修和日常的维修，确保系统正常运行，截至2015年维修楼宇自控系统215次、消防系统247次、安防系统134次、门禁112次，综合布线维修225次。

10月完成昌平园区锅炉检修、脱硫除尘器更换、压力容器的年检、校验工作。11月1—15日开始低温供暖，16日之后正式供暖，目前供暖工作正常进行。2015年完成对三所、动物中心消毒蒸汽供应、加湿、热水供应共计2972小时。

【安全生产检查】 完成昌平园区安全生产检查6次，发放安全生产简报4期。对于存在的安全隐患均逐一落实处理，蒸汽管道的抢修确保了实验室蒸汽供应等问题的解决，避免了大量的安全隐患。

【其他工作】 完成昌平园区主楼办公室空气质量卫生学评价工作。

参与制定昌平园区办公用房调整方案，负责组织、协调办公用房调整工作。

完成昌平园区主楼窗户、实验室夹层改造、部分楼宇修缮改造和中控室设备升级改造项目的技术方案编制、采购、施工组织工作。应急保障储备冷库和标识系统更新项目完成技术方案编制。

【《中国疾控中心南纬路27号楼维修改造项目三期工程》竣工】 南纬路27号楼维修改造项目由后勤服务中心委托设备条件处通过国采中心对监理、设计、施工招标，9月招标完成，监理单位为北京中联环建设工程管理有限公司；设计单位为京拓装饰（北京）股份有限公司；施工单位为北京金丰环球建筑装饰有限公司。后勤服务中心于2015年10月9日召开工程启动会议，及时解决各相关单位（部门）办公用房短缺问题、协调相关事宜，确保工程按时启动。该项目于10月12日动工，12月2日竣工，经后勤服务中心、监理、设计、施工四方验收，施工质量满足有关质量验收规范和标准要求，验收合格，为南纬路办公室单位（处室）提供舒适敞亮的办公环境。

【《中国疾控中心南纬路办公区室外管线更新改造工程》施工】 室外管线更新改造工程涉及消防、给水、排水、热力、车棚雨棚改造、新增水箱间等多个工程分项。该工程2015年10月12日开工，11月7日前完成供暖管道的更新及打压试水，保证了本年度冬季正常供暖；12月4日完成消防、给排水及新增水箱间等工程项目；12月25日完成路面铺设。截至12月31日，已完成95%工程量，预算执行率达到86%。

【《中国疾控中心潘家园南里7号院实验楼外立面修缮、节能改造工程》施工】 该工程于2015年10月15日启动，施工期间受天气因素影响多次停工。为保证工程质量，经后勤服务中心与监理、施工沟通协调，根据实际情况调整施工，截至12月31日，已经完成实验楼八、九层及东立面修缮工作。

【城南办公区办公用房清理】 截至2015年第3季度后勤服务中心按卫生和计生委及中心要求，清理整改城南办公区办公用房150间。组织召开3次办公用房腾退专项会议，协调国家食品安全风险评估中心腾退办公用房24间。

【城南办公区安全生产】 2015年进一步完善安全生产标准化管理机制，建立安全生产联合检查制度，组织南纬路办公区各单位、处室每月进行一次安全生产联合检查。2015年无重大安全生产责任事故。

【南纬路与潘家园办公区及家属区物业服务】 提供南纬路与潘家园办公区及家属区电路维修、水暖维护工作，为广大职工、家属提供良好的工作、生活环境。

【会务收发】 会议服务1680次，其中大型会议80次，收发室为机关各处室及各单位收发报刊杂志42 300件，其中收发机要文件290件，往来文件无差错。

【南纬路食堂管理】 南纬路食堂运营顺利，为职工新办餐卡600余张，解决第一批南纬路食堂旧餐卡换新餐卡问题，更换旧餐卡 249 张，总金额为 159 013.11 元。

【潘家园南里甲 7 号院供水系统改造】 完成潘家园南里甲 7 号楼水泵无负压改造工程的专项维修资金申请工作。

【学生公寓管理】 对南纬路、潘家园两处学生公寓进行管理，2015 年度共接送约 12 批次新老学生。管理学生、职工户口，办理户口迁入 68 人、迁出 30 人，户口外借业务 168 人次。

【车队管理】 负责城南办公区与昌平办公区的文件交换工作，全年出车 260 次，无安全交通事故。

【城南办公区办公用房清理整改工作】 2015 年 1 月中国疾控中心城南办组织开展了城南办公区办公用房实名登记和清理整改工作，按照国家卫生和计生委与中国疾控中心的要求，登记清理整改办公用房 150 间，各驻楼单位的办公用房相对集中，便于管理。

【建立城南办公区安全与信访联防联控工作机制】 2015 年 1 月中国疾控中心城南办建立了城南区安全与信访联防联控工作机制，明确了各部门职责，进一步加强了城南办公区应对安全生产与信访等突发事件协同作战的能力。

【设立南纬路办公区母婴室】 2015 年 6 月中国疾控中心城南办在南纬路设了母婴室，配套母婴常用设备与宣教材料，解决了南纬路哺乳期职工的需求，得到南纬路哺乳职工的肯定和中心领导的赞扬。

【南纬路办公区职工自愿接种含麻疹成分的疫苗】 2015 年 3 月，根据北京市麻疹疫情高发态势，请示中心同意后，中国疾控中心城南办组织协调城南办公区单位职工自愿免费接种含麻疹疫苗的免疫接种。

【昌平园区相关处室在市内开展活动的协调保障工作】 2015 年全年中国疾控中心城南办协助昌平园区中心办、党办、纪监室等处室在南纬路召开会议、记者采访及“医药卫生领域警示教育展览”等 10 余次活动。

（谭吉宾、杜娟、谷鑫、王晓雪、王彪峰、王海东、畅永清、李建欣）

党 群 工 作

【强化理论武装，开展党建系列学习活动】 2015年，围绕学习贯彻十八届五中全会精神、“三严三实”专题教育、组织工作等专题，共举办了6次专兼职党员干部培训。结合2015年党建工作重点，开展了“读书月”活动，组织直属各单位贴近实际开展“读讲一本书”活动，并推荐优秀选手代表参加国家卫生计生委的主题读书活动。6—8月，组织直属各单位参加国家卫生计生委“守纪律、讲规矩、促成长”主题征文活动，中心共有37篇文章获奖，其中改水中心夏云婷获得一等奖。

【做好中心巡视意见落实整改工作】 2015年5月27日—6月25日，国家卫生计生委第二轮巡视第一巡视组进驻中心开展巡视工作，党办积极配合做好巡视动员、问卷调查和巡视谈话等相关工作。9月28日，巡视组对中心进行巡视意见反馈，中心成立落实巡视意见领导小组办公室，办公室设在党办，先后组织召开了7次专题会议，起草下发了中心整改方案、任务分解表，按期上报工作进展和4期工作信息，及时与直属各单位、相关处室签订了巡视反馈意见落实整改分解认领责任书。

【开展党风廉政建设责任制暨惩治和预防腐败体系建设自查工作】 12月，按照国家卫生计生委的要求，围绕党风廉政建设主体责任和监督责任落实情况、惩防体系建设任务落实情况和“三严三实”专题教育情况，在中心组织直属各单位和机关各处室开展执行党风廉政建设责任制暨惩治和预防腐败体系建设情况自查工作，并向委直属机关党委上报中心的自查报告。

【开展党的主题活动】 6—7月，组织中心党员干部120余人到毛主席纪念堂开展革命传统教育活动，切实加强了中心党员领导干部的党性修养，提升了党员意识。结合中心“三严三实”专题教育，庆祝中国共产党建党94周年，组织直属各单位分成四个片区，分别到北京怀柔、天津蓟县、河北高碑店、山东德州四个基层疾控机构开展“走基层、知民情、强党性”主题党日活动，与基层单位进行面对面的业务交流、党建工作研讨，让党员同志对基层公共卫生工作有了进一步的了解认识，并因地制宜参观了当地的爱国主义教育基地，重温入党誓词，进一步锤炼党性、提高觉悟。

【提升组织工作能力】 2015年中心发展预备党员28名，转正27名，组织44名入党积极分子参加培训。指导帮助援非抗疫工作队成立临时党支部，做好临时党支部书记的接替工作，积极协助临时党支部开展各项组织工作。组织参加国家卫生计生委直属机关“两优一先”评选表彰活动，严格按照评选标准，坚持好中选优、优中选强，推荐中心党委等6个党组织获评委直属机关党委先进基层党组织，孟宪平等10名同志获评优秀党务工作者，李振军等30名同志获评优秀党员。

【积极发挥疾控分会的作用】 2015年3月，召开疾控分会常务理事扩大会，学习“两会”精神、部署分会今年重点工作。8月，召开二届三次理事大会，总结交流思想政治工作经验，审议通过了分会两年来的工作报告和常务理事、理事调整等事宜，同时表彰优秀论文、42个先进集体和38名优秀个人，举办全国疾控系统援非抗击埃博拉先进事迹报告会，弘扬正能量。积极参加全国党建研究会科研院所专委会的课题研究和《党建》杂志编辑工作，承担

“加强新形势下党员教育研究”课题的调研及论文撰写，并获全国党建研究会科研院所专委会课题论文二等奖。

【推动党风廉政建设和巡视整改工作】 中心党委、纪委十分重视党风廉政建设和巡视整改工作，组建整改工作领导小组和办公室，按照委党组巡视整改的要求，针对反馈的意见和问题，多次召开会议研究讨论和部署工作，梳理分解巡视反馈意见，研究制定整改工作方案，开列问题清单，组织签订整改分解认领责任书，实行“销号式”管理，督促推动各相关部门、单位对存在的问题限时整改。同时，积极推动党风廉政建设责任制及其追究实施办法等系列制度的建设工作。

【开展廉洁从业教育和廉政提醒工作】 中心纪委联合北京市卫计委纪委，于2015年2月分别在中心机关和南纬路办公区举办了2场医药卫生领域警示教育展览。2015年中心及直属单位组织开展规模较大的警示教育活动5次，参加活动职工约1000余人次。在各节点向处级干部制发廉洁守纪提醒短信27条。汇编党员和党员领导干部纪律手册简明读本和全国疾控系统违反中央八项规定精神的典型案例上传中心网站“党风廉政建设”专栏，做到时时提醒、警钟长鸣。

【加强纪检监察机构与组织建设，推动廉政风险防控体系建设】 中心党委重视并支持纪检监察机构与组织建设，至2015年底，各直属单位按照规定均设立了工作机构，中心及各直属单位实际到岗专职工作人员35人，已完成计划人数的80%。中心纪委及时组织全体纪检监察干部传达学习党中央、中央纪委重要会议精神和中央领导的重要讲话精神，传达学习国家卫生计生委党组和驻委组局领导的重要讲话精神，积极推进“三转”，切实履行监督职责，探索推进廉政风险防控体系建设新路子。

【认真执行干部廉政谈话制度】 2015年中心纪委分三批对16名新任职所处级领导干部进行集体廉政谈话。为减少会议和支出，提高会议时效，采用远程音、视频会议形式，对远在上海的寄生虫病所新任职领导干部进行任职前的廉政谈话。

【开展对巡视移交问题线索和信访件的查核工作】 2015年初中心纪委将巡视移交问题线索和信访件的查核工作列为年度重点工作。9月28日领受委巡视组移交的18个问题线索和信访件后，中心党委、纪委对委巡视反馈的意见和移交的问题线索十分重视，多次召开会议研究讨论和部署工作，反复梳理分析，及时向委巡视办、驻委组局请示汇报工作，研究制定整改工作方案并组织力量认真实施。中心纪委和纪检监察室全力以赴投入到该项工作中，确保按时完成各项整改工作任务和移交问题线索的查核工作。

【开展信访、纪律检查和监督工作】 全年召开案件线索集体排查会议4次，梳理排查88件问题线索，及时作出查处工作安排。按照干部管理权限，该移交的及时移交，该核查的及时核查，做到事事有回音，件件有着落。2015年协助上级调查核实5件举报信反映的问题。开展对办公用房、公务接待等规定执行情况的监督检查。参与各类采购监督100次，金额近亿元；参与研究生招录现场监督6场（次）；审批监督出国（境）308批/次，合计547人（次）。为应对突发上访事件，对纪检监察室谈话室进行录像录音监控建设。2015年没有发现应予立案的违纪违规问题。

【开展纪检监察队伍能力建设工作】 全年2次组织纪检监察干部参加上级举办的培训班，纪委书记带头参加学习，培训干部70余人次。以会代训，在各类工作会议中，组织与会干部传达学习有关文件精神，组织专题讲座，研讨交流纪检监察工作经验。对新入职干部开展"一对一"的岗位培训。

【中心职代会专门委员会细化工作职责】 中国疾病预防控制中心职代会维权工作、评议监督和提案审查3个专门委员会根据工作实际，不断细化工作职责，维护职工合法权益。维权委参与安全大检查等工作，监督委参与中心领导干部民主测评，提案委起草提案审查工作制度，建立了职工利益诉求建档制度，全年接待中心职工、职工代表利益诉求67人次，讨论职工休假管理办法、出入单位管理办法和绩效工资分配方案等涉及职工利益相关规章制度3件。通过职工代表话"两会"座谈会、职工代表培训等活动提升代表责任感和使命感。落实出差职工随身携带急救包的建议，发放急救药包400套，为职工提供基本的健康保障。

【中心帮扶困难职工及慰问援非、援疆援藏干部职工及家属】 2015年元旦春节期间，中心工会开展了"当好娘家人、永远和职工在一起"慰问活动，帮扶34名困难职工，发放补助金14万元；慰问患大病以及生活困难职工35人次，发放慰问金和购买慰问品6万元；发放残疾子女及阳光助学金0.8万元；慰问援非抗埃队员、援疆援藏干部72人次，发放慰问品合计金额3.6万元。

【中心组队参加国家卫生计生委第一届职工运动会】 2015年6月至11月，国家卫生计生委与国家中医药管理局共同举办了国家卫生计生委第一届职工运动会，历时六个月，设置3类20项项比赛。中心组织1000余人次职工参与国家卫生计生委第一届职工运动会开闭幕式及各项比赛，经过全体运动员和表演人员的共同努力，团体总分排名第五，获"最佳团队奖"称号和突出贡献奖，充分展示了中心文化健身和职工健身运动成果。

【中心工会接受国家卫生计生委直属机关工会外部审计工作】 2015年8月，北京中天恒会计师事务所受国家卫生计生委直属机关工会委托，对传染病所工会、病毒病所工会、性艾中心工会、慢病中心工会、营养所工会、环境所工会、职业卫生所工会、辐射安全所工会、改水中心工会、妇幼中心工会和中心机关工会2012年至2014年度工会组织情况进行了审计，重点内容是工会经费收入管理情况、工会经费支出管理情况、工会经费预算管理情况、工会会计管理工作情况和工会所属企事业单位财务管理情况。各基层组织做到根据审计情况，对自身存在问题和薄弱环节进行纠正和改进，提升管理水平，杜绝类似情况发生，保障工会工作有序开展。

【中心工会组织开展家庭助廉行动】 中心工会按照《关于在委直属机关深入开展家庭助廉行动的通知》要求，以"清风正气传家远"为主题，在中心开展了家庭助廉行动。12名干部职工通过讲家风故事、创家训格言、写家书手札参与家庭助廉活动，分获国家卫生计生委直属机关工会"最美家风故事""最美家训格言""最美家书手札"一等奖、二等奖和三等奖。其中病毒病所李杰、环境所王玲芬还分别获得了中央国家机关妇工委的表彰。通过在家风家教传承中体现出来的清白做人、清正做事、清廉为官思想，引导中心干部职工汲取精神力量，更加爱岗敬业、遵纪守法、廉洁奉公。

【中心统战干部集中学习统一战线工作条例】 2015年10月16日，中心组织党群部门及相关部门20多人集中学习了《中国共产党统一战线工作条例（试行）》，这是中国共产党关于统一战线工作的第一部党内法规，明确了统一战线服务"四个全面"战略布局的方向原则，规定了各领域统战工作的方针政策。还通过"送书、讲课、知识竞赛"等形式进一步巩固学习效果，不断提升中心直属各单位统战工作部门人员的能力和水平。

【中心团委举办"与信仰对话·将爱洒满西非大地"团日活动】 5月4日，围绕纪念

“五四”青年节，中心团委举办了“与信仰对话•将爱洒满西非大地”主题团日活动，邀请第一批援塞公共卫生培训专家组组长、中心副主任梁晓峰同志讲述“我的西非工作三个月”，分享3名青年队员援非抗埃工作体会。130多名团员青年参加此次主题团日活动。

【中心团委志愿服务走进永和】 3月25—28日，中心团委举办了青年专家走进基层志愿服务永和行暨2015年中心团干部培训活动。20名青年志愿者以卫生和健康宣传为主题，开展了疾病防控知识进农村、进学校、进家庭的“健康服务”志愿活动，通过深入村镇和学校，把健康知识面对面地传授，为当地居民、学生送知识、送温暖、送健康。活动后带回当地孩子的206个“六一”心愿，并号召中心职工自愿为当地孩子实现“六一”愿望，“六一”前满载中心职工206个祝福回访了永和。

【中心团委系列志愿服务活动】 9月1日，中心团委开展“团聚赤子心 传承革命志”纪念抗战胜利70周年主题志愿服务活动，邀请了9位参加抗日战争、解放战争和抗美援朝等的革命先辈与打工子弟学校学生一起纪念中国人民抗日战争暨反法西斯战争胜利70周年。来自中心及直属单位30余名志愿者为当地村民组织了健康讲座，发放百余份健康宣传品，与学生们一同制作手工等，送去健康、分享快乐；组织100余人次志愿者到天桥社区、胡庄社区、育才小学、农大附小、宏丰小学、曙光幼儿园、屯佃村、藏孤学校、百善敬老院、邮政集团新闻中心等地，开设健康科普讲座28场，培训近两千人。通过参与志愿服务活动，让志愿者们越来越体会到志愿服务“奉献”的意义，更加自信的发挥专业特长，服务社会。

【中心团委举办“铭记历史、勿忘国耻、立足岗位、奋发有为”主题团日活动】 9月17日，中心团委举办“铭记历史、勿忘国耻、立足岗位、奋发有为”主题团日活动，组织30余名青年参观了顺义焦庄户地道战遗址纪念馆，观看了《抗战历史公开课》，并围绕抗战胜利70周年开展了专题讨论，鼓励中心广大青年干部职工立足本职，爱岗敬业，为疾控事业的发展多作贡献。

【中心团委举办单身青年联谊活动】 11月21日，中心团委举办的“十全十美的约定”单身青年联谊活动，60余名青年通过“真人CS”、“撕名牌”、自助烧烤、互动游戏等活动，增进了解，拉近距离，共同寻找自己人生另一半。青年联谊活动为中心单身职工创建了活泼、有趣、轻松的交友环境。

（孟宪平、曾彦、白雪平、田申、李新焕、刘海龙、韩璐）

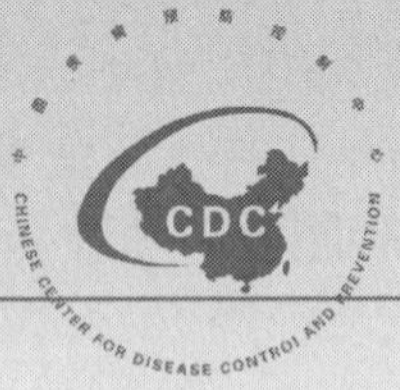

传染病所

【召开传染病应对团山论坛第八届学术年会】 由传染病所和传染病预防控制国家重点实验室举办的“传染病应对团山论坛”第八届学术年会于2015年1月14—15日在北京举行。5位国际专家参加该论坛，就传染病防控、监测、疫苗、基因组研究等领域开展了技术交流。此次会议延续了团山论坛的多年风格与经验，为提高我所传染病应对技术和研究工作水平提供了优良的交流平台。

【斯旺西大学Samuel Keir Sheppard博士来访我实验室】 2015年1月17日，斯旺西大学医学微生物学与传染病（Medical Microbiology & Infectious Diseases at Swansea University）教授、牛津大学高级研究助理（senior Research Associate at Oxford University）、BMC微生物学副主编Sheppard教授应邀来中国疾控中心传染病所诊断室访问参观，听取了张茂俊教授及其学生的报告，针对我国弯曲菌通过MLST分析进行溯源和弯曲菌中含ermB耐药基因所在的耐药岛情况等几个问题进行研讨，并对进一步双方的合作进行了交流。

【碳青霉烯酶检测方法的推广】 2015年1月、4月及6月间在阚飙副所长的带领下细菌耐药室分别赴河北省疾控中心、山东省疾控中心及江苏无锡市疾控中心开展Carba NP碳青霉烯酶检测方法的宣讲和推广。

【两名技术专家在援助西非抗击埃博拉出血热疫情防控工作中受到表彰】 2015年2月，卫生计生委就援助西非抗击埃博拉出血热疫情防控工作进行表彰，我所李振军研究员获得嘉奖、熊衍文研究员获得记功证书。

【国家自然科学基金项目申报】 2014年11月—2015年3月，我所2015年度共申报基金项目35项。中标基金项目10项，其中青年基金项目6项，面上项目3项，应急管理项目1项。

【科技成果申报工作】 2015年3—4月，组织传染病所科研人员申报了中华预防医学会科学技术奖和华夏医学奖。通过发布成果申报通知，经择优推荐、成果鉴定、成果登记等，共申报了中华预防医学会科学技术奖二项，项目名称分别为“弯曲菌感染致吉兰—巴雷综合征分子机制及关键检测/监测技术研究”和“中国小肠结肠炎耶尔森菌生态学及流行传播机制研究”；华夏医学奖二项，项目名称分别为“弯曲菌感染致吉兰—巴雷综合征分子机制及关键检测/监测技术研究”和“中国小肠结肠炎耶尔森菌生态学及流行传播机制研究”。

【举办 WHO 认证中缅老边境地区登革热媒介控制管理培训】 2015 年 3 月 8—18 日世界卫生组织媒介生物监测与管理合作中心（WHOCC VSM，传染病所媒介生物控制室），与云南省寄生虫病防治所在云南普洱联合举办了“WHO 认证中缅老边境地区登革热媒介控制管理培训”。来自中国云南省、老挝及缅甸的 40 名学员参加了培训，世界卫生组织总部被忽视的热带病控制司媒介生态与管理部门协调员 Raman Velayudhan 博士、世界卫生组织西太区办公室技术官员 Rabindra Abeyasinghe 博士、合作中心主任刘起勇研究员、云南省寄生虫病防治所所长杨恒林主任医师等出席开幕式并做了讲话。合作中心刘起勇、孟凤霞、郭玉红、刘小波参加授课。培训班通过理论授课、模拟演练、小组讨论等方式，内容包括全球登革热流行态势分析、登革热防控的媒介综合治理及媒介生物可持续控制、登革热疫情处置技术规范、登革热媒介控制方法和工具、杀虫剂的安全使用及科学管理、媒介密度和抗药性监测工具与方法、新型卫生杀虫器械安全使用及维护保养技术等。

【新病原室开发了一种新型质谱离子化技术】 新病原室研究人员张玫开发的新型质谱离子化技术，检测灵敏度较传统质谱方法提高了至少 500 倍，使用该技术无需对样品进行前处理，有利于对复杂生物体液样品的质谱分析，同时节省了分析时间和费用。相关研究结果发表在 2015 年 3 月 *Analytical Chemistry* 杂志。

【首届中美 MRSA 高峰论坛成功举办】 为更好地了解 MRSA 的国际传播风险，控制 MRSA 流行克隆的国际蔓延。2015 年 4 月 11 日由中国疾病预防控制中心传染病预防控制所和美国芝加哥大学北京中心联合主办的“中国和北美地区 MRSA 流行和控制策略研讨会”在北京海淀区芝加哥大学北京中心成功举办。来自北美和中国的 10 位教授就院内感染相关 MRSA，社区相关 MRSA 和动物相关 MRSA 流行与控制策略进行了深入的交流。传染病所诊断室闫笑梅作为会议中方负责人组织并筹划了此次会议，并在会议做学术报告交流。

【对弯曲菌的分离方法（滤膜法）改进】 2015 年 4—12 月，中国疾控中心传染病所诊断室弯曲菌组经过一年的工作，对弯曲菌的分离方法（滤膜法）进行了有效的改进，提高了弯曲菌的分离率，并将在全国进行推广。

【实验室生物安全周】 2015 年 4 月 20—24 日，举行了以“强化安全意识　夯实安全管理”为主题的传染病所生物安全周活动。活动期间组织专题讲座，召开实验室主任、安全员座谈会、开展应急演练、全所实验室进行安全检查。生物安全培训共计 220 人参加；设计并制作了生物安全周宣传海报、易拉宝，在传染病所网站创建生物安全周专题栏目，共计 22 页；制作法律法规汇编，共计 104 页发放 200 本。

【第八届全球微生物识别会议召开】 2015 年 5 月 11—13 日，由我所为主积极筹备的第八届全球微生物识别会议在北京召开。会议由中国工程院和全球微生物识别（Global Microbial Identifier，GMI）指导委员会主办，美国食品药品监督管理局、中国疾病预防控制中心、丹麦技术大学、南开大学、国家食品安全风险评估中心、中国食品药品检定研究院、传染病预防控制国家重点实验室、感染性疾病诊治协同创新中心共同承办。该会议和工作组织致力于发展以微生物基因组序列为基础的新一代细菌性传染病检测、监测、溯源和预警等核心技术，并推动全球监测网络的建设发展。本次会议开幕式由中国工程院徐建国院士和陈君石院士联合主持，中国工程院国际合作局徐进副局长、国家卫生和计划生育委员会疾病预防控制局于竞进局长到会致辞，GMI 指导委员会主席、美国食品药品监督管理局食品安全与应用营养科学中心副主任、世界卫生组织官员、联合国粮农组织食品安全官员亦到会并做发言，中国疾病预防控制中心、国家食品安全风险评估中心、南开大学、中国食品药品检定研究院等国内单位领导参加了开幕式。本次会议共有来自15个国家和地区的350名与会者参加，与会人员涉及食品、药品、疾病控制、生物信息、检验检疫、微生物保存、农业、医院等多个研究和管理领域。此次会议为第一次在亚洲国家举办，为在我国传染病防控体系中传染病监测新策略应用、精准分析技术普及和病原监测网络化的发展起到了重要和积极的推动作用。

【钩端螺旋体现场流行病学、分子生物学调查】 张翠彩、李秀文于2015年5月11—15日赴国家级钩体监测点“江西景德镇”进行钩端螺旋体流行病学现场调查、标本采集、实验室检测工作，以了解当地外界环境及宿主动物的带菌率情况，探索江西当地主要钩端螺旋体病流行菌群、型别，为钩端螺旋体病的预防控制提供科学依据。

【新疆莱姆病媒介调查】 新疆为我国莱姆病自然疫源地，2015年5—9月，在新疆选点进行了莱姆病媒介调查。在新疆温泉县采集羊寄生蜱约150只，其中边缘革蜱约占85%，全沟硬蜱约占12%，血蜱较少。均对其进行了分离培养。在新疆石河子南山和驼铃梦坡采蜱约110只，经鉴定为亚洲璃眼蜱，均进行了莱姆病分离培养。

【深入推进“三严三实”专题教育活动】 深入开展“三严三实”专题教育活动，以提高领导干部党性修养，严明纪律。2015年6月3日传染病所举办“三严三实”专题党课，党委书记为党委委员、纪委委员、支部书记、支部委员、中层以上党员干部共计三十余人做了践行“三严三实”，推进作风建设的主题党课。9月7日、11月3日，分别组织三个专题的研讨学习，强调党员要坚定理想信念，加强党性修养，严守党的政治纪律和政治规矩，做老实人办老实事，要坚持用权为民，按规则、制度行使权力。畅通沟通渠道，广泛征集群众意见，努力解决“不严不实”问题。认真组织筹备民主生活会和组织生活会，开展“三必谈”，撰写对照检查材料和谈心谈话材料。

【传染病所BSL-3实验室建设】 2015年6月4—5日，认可委专家组对传染病所6套BSL-3实验室进行2015年度现场监督评审工作，对实验室的整体工作情况进行审核，并全面考察管理体系文件、硬件设施设备、实验室运行维护情况，提出评审意见，共对6套实验室提出了21项不符合项。8月4日顺利完成了6套BSL-3实验室的整改工作。2015年6月17日传染病所BSL-3实验室土拉菌增项顺利通过国家卫计委现场评审。

【参与新疆不明原因发热疫情调查处置】 2015年6月，派出尤元海等专家随国家调查工作组赴新疆喀什开展不明原因发热聚集性疫情现场应急调查处置，经严格的实验室甄别，确定此次疫情是由emm41.2基因型A组链球菌引起的化脓性咽扁桃体炎暴发，该基因型为我国首次报道。

【某部不明原因发热聚集性疫情的快速病原学调查】 2015年6月6日，新疆某部发生不明原因发热聚集性疫情。6月9日，中国疾控中心传染病所有关专家随国家调查工作组到达新疆开展现场调查处置工作。传染病所利用分离培养、飞行时间质谱、实时定量PCR、PFGE分型等方法对63份疫情来源咽拭子标本进行快速检测和甄别，短时间内确定此次疫情是由emm41.2基因型A组链球菌引起的化脓性咽扁桃体炎暴发。本次病原学调查快速确定了此次不明原因发热聚集性疫情的病原体，使疫情得以及时控制，并对当地A组链球菌病的防控具有指导意义。

【主题党日活动】 2015年6月11日，传染病所部分党员参加中国疾病预防控制中心组织的专题教育活动—参观毛主席纪念堂。2015年6月12日，传染病所部分党员赴河北高碑店疾病预防控制中心参加中国预防疾病控制中心组织的“走基层，知民情，强党性”主题党日活动。

【全国爱卫办副主任、国家卫生和计划生育委员会疾病预防控制局副局长张勇等一行三人，来我所调研病媒生物防制工作】 6月11日下午，全国爱卫办副主任、国家卫生和计划生育委员会疾病预防控制局副局长张勇等一行三人，来我所调研病媒生物防制工作。结合当前病媒生物防制工作的实际需求，张勇副局长指示全国爱卫办和中国疾控中心尽快联合召开全国病媒生物防制工作会议，由中国疾控中心负责组织疾控系统病媒生物防制工作会议，组织全国各省级疾控机构主任或病媒生物工作主管副主任、病媒生物工作负责人等参会，重点解决下一步病媒生物防制工作进行部署，以中国疾控中心的名义对各级疾控机构的病媒生物防制工作提出明确的要求、目标和任务；对当前病媒生物防控形势进行分析和研判；开展技术培训。希望中国疾控中心能将这项工作列入今年的工作计划，给予重视和经费支持。

【基因组耐药基因分析的Patric会议顺利召开】 2015年6月24—26日应传染病所徐建国教授的邀请，来自芝加哥大学、美国CDC和NIH专家团来所举办耐药基因组耐药基因分析的Patric会议，国内来自中国疾控中心传染病所、病毒病所，北京大学附属人民医院、中国农业大学的各位专家、学者约100人参加了会议。中外专家就全球耐药现状、耐药基因分析、从基因组数据挖掘信息耐药信息软件开发、分析流程及应用前景进行了充分的讨论。

【发现并命名一种新的喜马拉雅螺杆菌】 新病原室徐建国院士指导的博士研究生胡守奎从喜马拉雅旱獭胃粘膜组织中分离到一种新的菌株，将其命名为喜马拉雅螺杆菌（*Helicobacter himalayensis sp. nov.*），这一研究结果发表在2015年6月 *International Journal of Systematic and Evolutionary Microbiology* 杂志。

【发现并命名一种新的旱獭埃希菌】 新病原室徐建国院士指导的博士研究生刘莎从喜马拉雅旱獭肠道中分离到一种新的菌株，将其命名为旱獭埃希菌（*Escherichia marmotae sp. nov*），这一研究结果发表在2015年7月 *International Journal of Systematic and Evolutionary Microbiology* 杂志。

【参加炭疽疫情处置】 协调派出我所专家赴辽宁省、陕西省协助处理了7月和8月二起炭疽暴发疫情。专家组会同省市专家共同开展疫情调查、实验室检测、疫情分析和控制工作，针对疫情“疑似”问题，安排现场实验室人员进行检测定性，为疫情的及时控制发挥了重要作用。并在疫情后开展了针对全国炭疽高发省市的诊断技术培训。

【邀请国际国内友人来学习交流钩端螺旋体病研究】 2015年8月22日美国康奈尔大学Yung-Fu Chang教授、中国食品药品检定研究院徐颖华博士、李喆博士来我所钩端螺旋体病室进行参观学习访问，共同探讨钩端螺旋体基因组测序、致病机制、疫苗评价、快速诊断技术建立等研究领域，建立了良好的交流合作关系，为更好地进行钩端螺旋体病预防控制打下良好基础。

【申获中国繁荣战略基金项目“中国气候变化和空气污染健康风险及低碳转型健康共益认知性评估（课题编号：15LCI1）”，顺利开展研究，获得初步成果】 传染病所刘起勇研究团队申获此英国研究项目，与国内合作伙伴及英国伦敦卫生和热带病学院等合作开展气候变化引起的健康风险，低碳减排及其健康效益评估性研究。分别在7月和12月召开两次国际研讨会，完成了国家和三个项目市的社区调查，对气候变化和低碳减排相关的部委和地方领导或其工作人员代表进行深入访谈，以了解他们对气候变化与空气污染的健康风险以及低碳转变的健康共益的认知情况，并对健康共益在目前中国空气质量控制评价体系中的作用进行解读。

【组织圆梦女孩志愿行动吕梁行爱心活动】 2015 年 6 月 19 日，传染病所组织 10 人参加圆梦女孩志愿行动吕梁行爱心活动，为当地献爱心。

【“七一”党建知识问答】 2015 年 6 月 23 日，传染病所组织全体党员参加中国共产党成立 94 周年党建知识问答。

【筹建“职工子女之家”】 为了解决儿童暑期托管问题，让孩子们愉快地度过暑期，解除家长后顾之忧，2015 年 6 月 26 日传染病所筹建“职工子女之家”。

【积极参与“守纪律、讲规矩、促成长”主题征文活动】 2015 年 6 月至 8 月，传染病所积极参与国家卫生计生委主办的关于“守纪律、讲规矩、促成长”主题征文活动，获得二等奖一名、三等奖两名、优秀奖四名。

【四人获国家卫计委直属机关优秀共产党员】 2015 年 7 月 22 日，传染病所李振军、熊衍文、王多春、汪诚信四位研究员获国家卫生计生委直属机关优秀共产党员称号。

【组织职工子女参观活动】 2015 年 8 月 26 日，传染病所组织职工子女参观小汤山科技农业园、航空博物馆。

【科研项目管理】 传染病所作为国家级细菌性传染病预防控制专业机构，在“四位一体”之一的科研工作方面，2015 年度在研课题 115 项，其中：973 计划 8 项（参加）；国家重大科学计划项目 3 项，（主持 1 项，含参加 2 项），863 计划 3 项（牵头 1 项，参加 2 项），公益性卫生行业科研专项 1 项（参加），国家科技支撑计划 3 项（参加）；国家重大科学保仪器设备开发专项 2 项（参加），传染病重大 25 项（牵头 3 项，参加 22 项）；国家自然科学基金 34 项；国际合作 8 项；中国疾控中心青年基金 2 项，卫生部及其他 26 项。均按计划完成任务。2015 年度申报各类课题 41 项，中标 19 项，其中：973 计划 3 项（参加）；国家自然科学基金项目 10 项；中国疾控中心青年基金项目 2 项；卫生部及其他项目 4 项。2015 年新申获科研经费约为 1200 万元，实际位科研经费约为 4319 万元（含以往年度中标课题后续到位经费）。发表文章约为 222 篇，其中中文文章 108 篇，英文 114 篇，被 SCI 收录 109 篇，影响因子约为 414.749，其中第一作者（含同等贡献第一作者）或通讯作者（含共同通讯作者）文章 79 篇；英文章中被 EI 收录 3 篇。申请国家发明专利 6 项，发明专利授权 4 项。同时为激励科研人员的工作积极性，合法有效使用国家科技计划项目间接经费，在 2015 年 9 月，传染病所制订并实施了“传染病所科研项目（课题）绩效支出暂行办法”，为课题绩效的执行提供了制度保证。

【中荷耐甲氧西林金黄色葡萄球菌国际合作圆满结束】 2015 年 9 月 2 日，中国疾病预防控制中心传染病预防控制所传染病诊断室三人赴荷兰格罗宁根大学进行学术交流，标志着为期 4 年的合作交流画上圆满的句号。合作期间双方对我国医院获得性，社区获得性和动物获得性金黄色葡萄球菌的流行病学和耐药性进行了系统分析，并与欧洲代表菌株比较，对金黄色葡萄球菌的进化提出了假说。双方共同发表或投出 SCI 文章 5 篇，培养博士研究生 1 名，举办中荷耐药细菌分子流行病学培训班 1 次。

【组织职工和家属参观古北长城抗战纪念馆】 2015 年 9 月 12 日，为纪念中国人民抗日战争暨世界反法西斯战争胜利七十周年，缅怀先烈，铭记历史，我所工会组织全所职工及家属共计160余人参观了位于密云古北口的古北长城抗战纪念馆。

【完成广东省潮州市和云南省景洪市登革热媒介伊蚊对杀虫剂抗性应急监测】 2013年开始我国广东、云南、广西、福建、浙江等省份发生登革热暴发流行。为指导媒介伊蚊合理用药和科学防控，2015年传染病所媒介生物控制室孟凤霞等分别在广东潮州和云南景洪的登革热暴发的疫区，开展了媒介伊蚊对常用杀虫剂的抗药性应急监测。从9月12—23日，在广东省潮州市城乡18个地点共采集白纹伊蚊幼虫2400余条。成蚊羽化后实验采用成蚊接触筒法，测试了白纹伊蚊对8种常用的杀虫剂的抗药性，发现潮州市的白纹伊蚊对高效氯氟氰、溴氰菊酯、高效氯氰菊酯和马拉硫磷产生疑似抗性，对氯菊酯产生抗性，对杀螟硫磷、DDVP和残杀威敏感。10月29日—11月8日，在云南省景洪市28个地点共采集埃及伊蚊和白纹伊蚊幼虫3000余只。抗药性测定发现景洪市埃及伊蚊对高效氯氰菊酯、顺式氯氰菊酯和已经在我国停止30多年的DDT均已产生抗性，但对马拉硫磷、杀螟硫磷和残杀威敏感。白纹伊蚊对氯菊酯、溴氰菊酯、顺式氯氰菊酯和DDT都产生了高抗性，对高效氯氰菊酯、杀螟硫磷、马拉硫磷、DDVP和残杀威都为疑似抗性。根据以上对监测结果，我们为当地登革热伊蚊防控提供了科学依据。

【建立了“文化长廊”】 2015年9月15日，传染病所建立了“文化长廊”。

【配合中心完成国家应急队伍建设项目车辆验收工作】 与中心应急中心共同完成国家应急队伍建设项目车辆验收工作，并于9月21日开展2015年中心国家卫生应急队伍应急车辆拉练活动，对病原微生物采样运输车的各项功能进行了测试。

【落实巡视意见整改工作】 按照国家卫生计生委党组的统一部署和中国疾控中心党委的安排，传染病所于10月12日上午召开了党委扩大会议，卢金星书记向党委委员、纪委委员传达了陈瑞平组长和王国强副主任在中国疾控中心巡视反馈会上的精神。10月13日，成立落实巡视反馈意见领导小组，领导小组由党委书记卢金星任组长，副所长张建中和阚飙任副组长。小组主要负责研究、分析巡视反馈情况意见，审定整改方案，落实整改监督检查。领导小组下设办公室，办公室设在党群办公室。10月15日下午、10月16日上午分别召开了两次巡视反馈意见整改工作领导小组会议，学习反馈意见，要求各部门认领自身相关问题，按照时间表做出切实可行的整改措施。10月21日下午召开巡视反馈意见领导小组扩大工作会议，会议要求抓住此次整改契机，将此次整改工作作为全面推进党风廉政建设和反腐败工作的重要抓手。10月27日下午召开巡视反馈意见领导小组及办公室工作人员会议，会议中逐一探讨目前存在的问题和整改措施，明确整改目标和整改时间。整改工作将反馈意见销号式逐一对照完成。已经存在的问题严格整改，未发生的问题采取防风险措施。11月3日，召开巡视整改工作会议，要求在整改工作中建立销号制度，立查立改。

【芬兰赫尔辛基大学哈特曼研究所教授来所进行学术访问】 2015年10月17—20日，邀请芬兰赫尔辛基大学哈特曼研究所病毒学系Alexander Plyusnin教授到传染病所人兽共患病室进行学术访问。双方对汉坦病毒、淮阳山病毒研究以及新病毒的发现和进化研究工作等方面进行了深入探讨。此次访问对未来双方在病毒生物学、进化和流行病学的合作项目有重大意义。

【组织志愿服务队】 2015年10月26日，传染病所组织学生和职工近20人的志愿者服务队到北京市东城区长青敬老院开展志愿服务活动，为敬老院的老人们献爱心。

【举办第二届中荷传染病监测研讨会】 为落实中荷卫生合作协议，11 月 2—4 日传染病所与荷兰公共卫生与环境研究所主办，媒介生物控制室负责组织的第二届中荷传染病监测研讨会在昌平园区召开。来自荷兰国家公共卫生及环境研究院、荷兰马斯特里赫特大学、北京市疾病预防控制中心、北京市红十字会 999 急救中心和中国疾病预防控制中心的 20 余位专家参会。中国和荷兰专家针对传染病早期预警系统、死亡数据监测、气温对疾病死亡的影响和急救医疗系统构架等进行研讨。会后参观了中心疫情会商系统、北京市和朝阳区疾控中心传染病疫情报告系统、北京市 999 急救中心急救系统。会议为今后两国在疾病监测和科研的合作提供基础。

【筹建“师生之家”】 2015 年 11 月 6 日，传染病所建立了“师生之家”，组织了启动仪式。

【建立 5 支文体队伍】 为了丰富职工业余生活，2015 年 11 月 6 日传染病所建立了 5 支队伍：团山太极队、瑜伽队、毽子队、乒乓球队和篮球队。

【组织参加卫生计生委运动会】 2015 年 11 月 8 日，传染病所组织参加了国家卫生计生委运动会，蒋秀高参加的中国疾控中心乒乓球代表队获得冠军，卢珊、王雪霜等参加的扭转乾坤项目获得中心集体第二名。

【2015 年研究生困难补助评议】 2015 年 11 月 12 日，根据中国疾病预防控制中心下发的《中国疾病预防控制中心关于组织申报 2015 年研究生困难补助的通知》（教育处便函〔2015〕112 号）要求，为拟定困难补助学生待选名单，由传染病所科教外事处牵头，邀请了五位来自不同科室专家参加了年度研究生困难补助评议会，在与会导师对学生提交材料进行综合讨论的基础上，选出了 10 名待选学生并报送中心教育培训处参评。2015 年 11 月 17 日，中国疾控中心召开了年度研究生困难补助评审会，最终确认了两个等级共 37 名学生获得 2015 年国家困难补助，其中传染病所 3 人获得一等补助，4 人获得二等补助。

【举办首届细菌性疫苗可预防疾病实验室检测技术培训班】 2015 年 11 月 16—26 日，中国疾控中心传染病所和免疫规划中心联合举办首届“细菌性疫苗可预防疾病实验室检测技术培训班”。该培训班对于提高省市疾控中心专业技术队伍能力、促进我国细菌性疫苗可预防疾病监测实验室网络建设，具有非常重要的意义。

【消防安全宣传】 为配合“119”消防安全日活动，传染病所 11 月 17 日在团山厅举行消防报告会，请消防中心的老师来所做安全防火报告。

【诺贝尔生理学或医学奖得主 Barry Marshall 教授来我所进行学术交流】 应中国疾病预防控制中心传染病预防控制所和传染病预防控制国家重点实验室的邀请，Barry Marshall 教授于 2015 年 11 月 19—20 日来访。Barry Marshall 教授是幽门螺杆菌（*Helicobacter pylori*）的发现者之一，中国工程院外籍院士。来访期间，Barry Marshall 教授在中国疾控中心报告厅就幽门螺杆菌发现历程做了精彩报告，特别是结合自己在幽门螺杆菌发现过程中的切身体会，与广大疾控工作者交流了如何面对挫折、面对困难和勇于探索的问题，并就一些专业问题进行了深入讨论。Barry Marshall 教授团队一行四人，参观了传染病诊断室（重点实验室诊断组），与实验室人员进行了专业交流，并就进一步共同建立合作中心和开展幽门螺杆菌领域的合作达成了初步意向。

【参加世界卫生组织西太区“登革热和疟疾预防控制 2016—2020 年区域行动规划非正式磋商会议”】 刘起勇研究员作为临时顾问和世界卫生组织媒介生物监测和管理合作中心主任，于 11 月 30 日—12 月 5 日赴菲律宾马尼拉参加世界卫生组织西太区“登革热预防控制2016至2020年区域行动规划非正式磋商会议”（12月1—2日）和“疟疾预防控制2016—2020年区域行动规划非正式磋商会议”（12月3—4日）。

【新楼7楼楼顶，更换防盗门】 由于顶楼的木质门，经历几年的风雨，损坏严重，以起不到安全隔离作用，于11月份，对顶楼的7樘门进行了更换，保障了各种机房设备的安全与人身的安全。

【2014年度岗位聘任】 2015年12月4日，传染病所组织并完成了2014年度岗位聘任工作，经过个人申报、资格审查、评聘委员会评审、所务会决议、结果公示，共有16名专业技术人员，1名行政管理人员、2名工勤技术人员聘任高一级岗位。

【开展《全国病媒生物监测方案（试行）》修订调研和召开研讨会】 12月7—15日传染病所派出5个调研小组赴上海、山东、江苏、甘肃、陕西、辽宁、河南、四川等省、直辖市对2005年制定的《病媒生物监测方案（试行）》开展修订意见调研。在此基础上，12月24—25日在北展宾馆召开《全国病媒生物监测方案（试行）》修订研讨会。卫生计生委疾控局崔钢处长、中国疾病预防控制中心传染病预防控制所阚飚副所长、中心传防处殷文武、媒介室刘起勇及科室成员，以及北京、上海、江苏、陕西、山东、辽宁、湖南、广东等省级疾控中心，青岛、昌平、朝阳等市区级疾控中心，军事医学科学院，解放军疾病预防控制中心等20余位受邀专家和领导参加了研讨会。参会领导和专家对我国病媒生物监测工作下一步的规划和部署进行了热烈的讨论，根据调研和平时收集的对监测工作和《全国病媒生物监测方案（试行）》的意见和建议，逐条进行分析和讨论，提出了修订意见，完成了监测方案修订初稿。

【举办第五届全国重要病媒生物抗药性监测与控制技术培训班】 中国疾病预防控制中心传染病预防控制所于12月14—18日在北京昌平园区举办了第五届全国重要病媒生物抗药性监测与控制技术培训。来自国家疾控中心传染病所和寄生虫病所、31个省（市、自治区）疾控中心和其他相关单位的90位媒介生物专业技术人员参加了本次培训。传染病所卢金星书记在培训班开班仪式上致辞，包括中心传染病预防控制处动物源性和媒介传染病室周航副主任、媒介生物控制室刘起勇主任以及中心和外单位相关专家参与授课。培训内容包括媒介生物可持续控制策略、病媒生物抗药性监测和防控技术培训。通过讲授理论、结合实验室实习和讨论交流，提高疾控系统对媒介生物和相关传染病防控能力。

【传染病所2015年党员情况】 截至2015年12月15日，传染病所党员总数共235人。其中女党员132人、少数民族党员8人、职工党员112人、离退休党员79人、学生党员23人、预备党员2人、其他21人。2015年转入传染病所党员人数为12人，其中职工党员3人、学生党员9人；转出党员8人，其中职工党员1人、学生党员6人、退休1人；退休党员3人；身故党员3人；新发展预备党员2名；2名同志参加了国家卫生计生委组织的入党积极分子培训。

【WHO媒介生物监测与管理合作中心对塞拉利昂专业技术人员媒介生物管理培训】 12月16日，传染病所媒介生物控制室作为WHO媒介生物监测与管理合作中心（WHOCC VSM），在媒介生物控制室对来自塞拉利昂塞中友好实验室（Sierra Leone-China Friendship Biosafty P3 Lab）的3位专业人员开展媒介生物管理的培训。通过理论授课、实地操作等方式，进行了合作中心介绍、生物安全培训、病媒生物饲养技术、常用卫生杀虫药械介绍及实际操作、媒介蚊虫杀虫剂抗性检测、媒介蚊虫形态鉴定及标本制作等内容的培训。

【鼠疫实验室小院围墙、大门、岗亭更换、维修】 鼠疫生物安全Ⅲ级实验室小院的围墙、大门、岗亭、门禁、报警，多年来锈蚀损坏严重，已有伤人的危险，12 月份，投资 12 万元，维修了鼠疫实验室小院的围墙、门禁，更新了大门，新增了电子围栏报警系统。使安全防范系统更加完善。

【开展“国家致病菌识别网”建设】 主导开展了“国家致病菌识别网”建设，推进疾控系统致病菌检测与分子分型监测能力，已使网络实验室扩展至 25 个省级、22 个市级疾控中心，带动了相关地区细菌性传染病监测防控能力的提高。

【申报《传染病所病原菌监测能力建设项目》获得批准】 组织全所各业务科室申报《传染病所病原菌监测能力建设项目》，获得财政批准 2016 年 700 万元支持，开展基于症候群的致病菌多病原监测，通过项目实施将进一步加强全国细菌性传染病监测能力的建设。

【配合应急中心完成全国突发传染病技能竞赛】 组织所内相关人员编写笔试题库和现场操作题库，组织实施病原细菌盲样考核，协助中心在赛场进行监考和试题评判工作等，为竞赛圆满成功做出了重要贡献。

【安排技术专家赴塞拉利昂参加抗击埃博拉工作】 先后派出熊衍文、姜海和田国忠三位同志参与中心对西非援助抗击埃博拉工作，利用专业优势和技能，在塞拉利昂开展公共卫生师资培训、埃博拉病毒实验室检测、参与生物安全三级实验室建设和运行维护等工作。

【派出专家参与尼泊尔地震灾后防疫】 派出王多春研究员参加中心赴尼泊尔地震应急卫生救援队，到灾区开展传染病监测，协助尼泊尔国立卫生实验室建立了重要肠道病原实验室检测流程，与云南省 CDC 应急队员及当地技术人员一起，开展实验室应急检测工作。

【参加登革热防控任务】 为应对连年高发的登革热疫情，受国家卫生计生委、中国疾控中心和传染病所的委派，我所媒介生物控制室先后累计派出 19 批次、22 人次作为专家（工作）组成员，分赴我国广东、云南、福建等省份参加登革热督导、暴发疫情现场处置、技术培训及防控相关方案撰写及媒介伊蚊抗药性监测工作，协助当地开展了登革热媒介伊蚊的防控工作，圆满完成了既定任务。

【更换新楼水龙带】 新楼室内消防水龙带，2004 年出厂，早已过 4 年的使用期，所里投入 2.8 万元，于“十一”前 100 条水龙带全部更新。

【新大楼内配备灭火毯、消防应急呼吸器】 天津危险化学品爆炸事故发生后，传染病所为科研实验室配置了灭火毯 100 条，每个消防栓内 1 条，消防应急呼吸器 20 个，每个理化实验室内的消防栓内两个。

【完成《2015 年传染病所实验室仪器设备购置》项目预算执行工作】 设备条件处组织完成了《2015 年实验室仪器设备购置项目》（750 万元）仪器设备的市场调研、技术标书编制及招标采购工作，购置的 80 台（套）仪器设备已安装到位。

【组织编制《2016—2018 年疾控中心传染病所实验室仪器设备购置》项目】 按照《中心关于做好 2016 年项目支出预算申报工作的通知》（中疾控规财发〔2015〕69 号）要求，设备条件处组织完成了 2016—2018 年预算规划项目的编制及上报工作，根据卫计委的批复，最终完成了 2400 万预算设备的申报工作。

【《传染病所科研试剂、耗材及相关服务采购管理信息平台》功能完善】 2015 年《传染病所科研试剂耗材及相关服务采购管理信息平台》运行平稳，根据实验室采购工作需要，对未纳入平台采购的特殊试剂耗材及相关服务制订了采购流程，并新增了自行采购录入管理模块；同时，实现了与财务预算管理系统的互联互通，项目经费预算余额可实时显示和动态更新，加强了对项目预算执行的管理。

【开展致病菌诱导宿主巨噬细胞炎性体激活机制的研究】 ①完成在研国家自然科学基金面上项目的年度工作计划，开展志贺毒素诱导NLRP3炎性体激活的分子机制的体外研究，建立了志贺毒素诱导溶血性尿毒综合征的小鼠模型。②完成发表了EHEC大肠杆菌溶血素激活不同宿主的巨噬细胞炎性体的信号通路研究（Immunology. 2015，145（2）：258-267）。③完成发表了河弧菌溶血素诱导巨噬细胞激活NLRP3释放IL-1β的分子机制研究（Front Microbiol. 2015，22（6）：510）。

【开展益生菌研发工作】 建立研究方法开展优良益生菌菌株收集、鉴定、筛选、建立菌种库；进行益生菌的体外筛选评价和动物实验评价。本年度已筛选鉴定百余株优良乳酸菌和几十株猪源芽孢杆菌和乳酸菌益生菌候选株。从事相关工作的一名硕士研究生2015年度毕业，相关专利在申请中。

【开展肠道微生态菌群和黏膜天然淋巴细胞的相互作用研究】 建立了肠道黏膜天然淋巴细胞的分离方法和多色流式技术的检测分析方法，建立了感染性肠炎和炎症性肠病的小鼠模型研究天然淋巴细胞参与的免疫调节机制。

【艰难梭菌中澳合作项目实施】 与澳大利亚西澳大学开展多中心、前瞻性的艰难梭菌流行病学研究，医院感染室作为中国区的中心实验室完成样本收集、艰难梭菌分离鉴定和核糖体分型。并邀请西澳大学的Thomas victor Riley教授参加第八届团山论坛，开展学术交流。

【医院感染控制论坛壁报获二等奖】 参加第11届医院感染控制论坛（SIFIC）暨第24次全国感控联合会。发表壁报《热带假丝酵母菌体外毒力表型特征研究》，展示了临床分离的热带假丝酵母菌在体外的溶血活性，天冬氨酰蛋白酶活性和磷脂酶活性，提示活性呈菌株异质性，并与MLST的型别呈显著相关性。

【高致病克隆群B群流脑发现】 继2006年呼吸道室发现ST-4821克隆群C群流脑的流行之后（发表于*Lancet*），2015年又发现了ST-4821克隆群B群流脑的流行（发表于*EID*），该菌为C群菌株经荚膜转换而来。我国尚无B群疫苗，面对高致病B群流脑的流行，我国亟须研发B群流脑疫苗。

【完成人兽共患病疾病预防控制工作】 承担立克次体类细菌、衣原体所引起的各种疾病监测与检测任务；建立至少20种已知、未知立克次体与衣原体的检测方法；建设野生动物源性病原体预警平台；开展动物源性疾病病原体与宿主间生态进化关系及其对新发传染病的影响研究。

【人兽共患病科研工作】 2015年，人兽共患病室国家自然科学基金重大项目在2015年的中期考核中被评为优。发现了132种全新病毒，建立了新的样本处理和检测体系，发现了具有特殊生物学意义的楚病毒科病毒（eLife；2015；4：e05378（1-26））。证明了沃尔巴克体可以感染人并致病（Clinical Microbiology and Infection；2015，21（2）：182.e1-4）。2015年，在eLife、Virology、Current Opinion in Virology、Clinical Microbiology and Infection、Emerging Infectious Diseases、J Clinical Virology等期刊上发表SCI论文7篇。

【参加2015年登革热疫情现场控制、技术指导和督导】 2015年国际登革热疫情形势异常严峻。受国际登革热疫情的影响，我国广东省、云南省也出现了登革热暴发。受国家卫计委、中国疾病预防控制中心和传染病所的委派，作为专家（工作）组成员，媒介生物控制室先后累计派出19批次，22人次分赴我国广东、云南、福建等省份参加登革热的督导、暴发疫情现场处置、技术培训及防控相关方案撰写及媒介伊蚊抗药性监测工作。我室专业技术人员现场工作中，严格按照国家卫计委、中国疾控中心的要求，协助当地顺利地开展了登革热媒介伊蚊的防控工作，圆满地完成了既定的任务。

【973项目“气候变化对人类健康的影响与适应机制研究”取得进展】 2015年，国家重大科学研究计划《气候变化对人类健康的影响与适应机制研究》项目《不同区域气候敏感疾病的响应和适应机制研究》课题取得重要进展：在登革热方面，首次系统探讨了中国登革热是否本地化及溯源，并给出了目前登革热在中国还是输入性疾病的证据，但已出现本地化趋势；基于输入病例及气象因素建立了预警模型。在高温热浪方面，在我国首次评估气温对寿命损失年的影响，发现与老年人相比，气温对年轻人的寿命损失年影响更大，这为预防气温影响进行社会资源重分配提供依据。首次评估心脑血管疾病归因于气温的死亡负担，发现17.1%心脑血管死亡的人群可归因于气温，其中绝大部分（15.8%）是由于低温造成；同时加强了高温热浪和空气污染对人群死亡的交互作用研究，以宁波市为例，筛选出了易受交互效应影响的脆弱人群，补充了SO_2和NO_2对人群死亡的研究结果。

【莱姆病螺旋体重组ELISA抗原研究】 克隆表达了可用于莱姆病诊断的6种蛋白，经纯化后，通过ELISA和统计学方法对其诊断价值进行了评价，筛选出用于中国莱姆病ELISA诊断的最佳重组抗原组合。

【基于莱姆病螺旋体核心基因组的分子分型研究】 对中国22株莱姆病螺旋体进行了全基因组扫描，并与12株国际参考菌株进行了全基因组分子分型研究，结果表明，34株莱姆病螺旋体可分为6个组。与MLSA比较发现，除PD89菌株外，其余菌株分型一致。证实该分型方法可以更准确的对莱姆病螺旋体进行分型。

【莱姆病多价亚单位疫苗研制-OspC】 克隆表达了*Borreliagarinii*和*Borreliaafzelii*基因型代表菌株PD91和FP1的OspC，并对rOspC的抗原性和免疫保护性进行了检测。结果表明用rOspC免疫新西兰家兔后，能产生高滴度的特异性抗体。并且免疫剂量不同，抗体滴度也会随之变化。体外中和试验表明rOspC免疫新西兰家兔后产生的抗体能杀灭每毫升10^6的莱姆病螺旋体活菌。

【钩端螺旋体实验室网络化监测、遗传进化分析】 顺利完成“十二五”重大专项“病原体实验室网络化监测技术研究”、自然基金课题“钩端螺旋体遗传多态性和微进化研究”年度任务，采用PFGE、MLVA、MLST对地方CDC的送检菌株进行分子生物学分析，丰富现有的Pulse-Net China钩体数据库，并着重开展300株中国菌株及100株世界菌株MLST特征分析，探讨国内、国际钩端螺旋体基因多态性及亲缘进化关系。

【钩端螺旋体快诊技术研究】 顺利完成“十二五”重大专项“重大传染病应急处置检测技术平台”年度任务，完成致病性问号钩端螺旋体、非致病性双曲钩端螺旋体实时荧光定量PCR检测体系建立、盲样考核测评以及临床样本、模拟样本检测等任务。

【新病原室研究成果】 新病原室2015年承担的在研科研项目包括：国家自然科学基金面上项目4项，国家自然科学基金青年基金资助1项，国家自然科学基金重点项目资助课题1项，国家重大传染病防治专项子课题1项。参与国家重大专项资助子课题2项。结题科技部973课题1项。发表SCI论文19篇，EI论文3篇，核心期刊论文11篇，申请专利4项。

【新病原室获得1项国家自然基金项目资助】 新病原室郑翰研究员申请的《应用比较

转录谱鉴定猪链球菌新的致病基因及致病基因的功能研究》获得国家自然科学基金面上项目资助（资助经费60万元）。

【新病原室获得2项重点实验室创新基金资助】 新病原室两位研究人员获得传染病预防控制国家重点实验室创新基金项目支持（资助经费100万元），叶长芸研究员的项目为《新型核酸诊断技术的建立及其在李斯特菌检测体系中的应用》，熊衍文研究员项目为《我国非O157产志贺毒素大肠杆菌感染状况调查及菌株特征分析》。

【新病原室研发了三项新型恒温核酸检测技术】 新病原室叶长芸研究员课题组研发了三项新型核酸扩增检测技术（MERT-LAMP，MCDA，MIP-LAMP），可以对病原核酸进行多重及高灵敏度的检测，并在李斯特菌等病原菌的检测中进行应用。这几项技术2015年申请了4项国家发明专利（201510162302.3，201510280765.X，201510812948.1，201510792208.6）。

【《耐药基因数据库》网站通过一期验收】 耐药基因数据库（Antimicrobial resistant gene database，ARGD）汇总了文献报道的临床常见微生物（细菌和真菌）对19大类抗菌药物产生耐药性的分子机制，既包括因基因获得而使菌株药物敏感性降低的耐药基因，也包括因细菌自身基因突变或缺失而产生耐药性的相关基因；同时通过同源基因序列搜索，比对基因序列中可能存在的耐药基因及可能的耐药谱。该数据库的建立旨在为微生物耐药分子机制的研究提供信息检索和资源共享的平台，帮助科研工作者、临床医师和临床检验人员更全面地了解自然界细菌中微生物耐药性产生、传播的过程，监测和预警耐药性的发展趋势，帮助发现新的耐药机制，为有效地遏制耐药基因的传播，开发新的抗微生物手段提供数据支持。

【细菌耐药室2015年成功申报多项基金资助】 2015年细菌耐药室李娟、陈霞分别成功申报国家自然科学基金青年基金“IS*CR*1-NDM耐药元件适应度代价、药物选择及传递机制研究”和“肉鸡养殖场中IS*CR*1元件及其相关耐药基因的扩散风险研究”项目。袁敏成功申报中心青年基金“产碳青霉烯酶菌株表型检测及酶活性评价的方法学研究”项目。

【腹泻病室发表研究文章揭示了第七次霍乱全球大流行传播中的病原变异以及中国在其中的作用】 腹泻病室与爱尔兰科克大学（University College Cork）Mark Achtman教授的团队以及华大基因合作，利用霍乱流行菌株全基因组测序数据，结合国际公布的霍乱弧菌基因组开展了第七次霍乱大流行中菌株的基因组比较与进化分析。研究提出用“Clade”的概念来区分不同期的流行遗传分支，使第七次大流行菌株进化分析更为精细准确。该研究也从菌株基因组背景上重构了第七次大流行期间霍乱在不同国家地区的传播关系，并提示中国既是霍乱的输入地、又是输出地。该研究发表于遗传和基因组进化学研究高等级期刊*PLoS Genetics*。

（卢金星、张建中、阚飙、李新威、冯岚）

病毒病所

【2015年埃博拉出血热疫情应对与处置】 病毒病所2015年派出4批43人次赴塞拉利昂固定生物安全三级实验室参与埃博拉疫情应对工作，4人次参加援塞移动实验室检测工作。为了做好援塞抗埃工作，病毒病所对每批援塞队员（该所及兄弟单位派出人员）集中进行了严格细致的实验室检测和生物安全等方面的培训，共培训74人；启动援塞移动实验室所需物资应急采购并将物资及时运至前方，保证队员安全高效完成标本检测等各项任务，得到国际社会、中国政府和专家们的高度评价。

2015年2月，为表彰在应对西非埃博拉出血热疫情防控工作中做出突出成绩，中共国家卫生和计划生育委员会党组研究决定给予病毒病所集体记大功11月25日，埃博拉出血热疫情防控工作表彰大会在北京举行，病毒病所荣获"埃博拉出血热疫情防控先进集体"。

完成了对北京、广西等地送检的10余例埃博拉出血热留观病例标本的实验室检测工作，结果均为阴性；同时根据国家卫生计生委和中国疾控中心的安排，对2014年10月1日—11月17日分别由北京、湖南、辽宁、山东、河南等省份送检的埃博拉出血热留观病例16份血标本进行了疟疾检测，结果显示其中3份标本疟疾阳性（山东1份，北京2份），另外13份标本疟疾阴性。

【中国季节性流感和禽流感监测与防控工作】 2015年1月1日—12月10日，收到各流感监测网络实验室上送的季节性流感毒株18408株，已完成18347株复核鉴定，复核一致率为99.6%；对2015年采样的39株Pdm09 H1N1亚型流感毒株、927株A（H3N2）亚型流感毒株、85株B（Victoria）系流感毒株和1218株B（Yamagata）系流感毒株共计2269株病毒进行了抗原性分析；对394株流感毒株进行了全基因组序列分析；对2518株流感毒株进行了生物学耐药分析，对其中药物敏感性降低的毒株进行了序列分析；制备100余毫升流感病毒抗原分析标准血清。

开展了活禽相关场所环境中流感病毒监测，复核鉴定A型流感病毒核酸检测阳性活禽相关环境标本5536份，其中A型复核阳性标本2246份，对所有核酸复核阳性标本进行了鸡胚病毒分离，其中421份标本为鸡胚病毒分离血凝实验阳性，完成了所有禽流感病毒的全基因组序列测定；对来自除西藏自治区外的30个省（区、市）2014—2015监测年度职业暴露人群血清标本16064份进行了高致病性H5N1、H5N6、H7N9和H9N2禽流感病毒抗体检测与分析；对禽流感病毒的受体监测方法进行了比较和优化。

开展流感流行病学监测，编写《人禽流感、不明原因肺炎和流感暴发日报》365期、《流感相关媒体信息》365期、中英文《流感监测周报》52期，向世界卫生组织Flunet网络报告中国流感监测数据（ILI和病原学）52期，搜集整理全国各省份流感监测周报52期，提交风险评估单8期。每周对OIE报告的全球动物禽流感疫情数据进行汇总整理。每月对世界卫生组织报告的全球人禽流感疫情数据进行汇总整理。每两周对世界卫生组织报告的全球流感形势进行翻译整理。每周对人感染H7N9禽流感病例数据进行汇总整理及报告。

【流感疫苗种子株制备工作】 为了解决PR8经典重配过程中，RGPR8NA兔血清不能完全将重配株中的PR8-NA压干净的难题，寻求更有效的PR8NA抗血清。利用pVRC载体，构建 pVRC-PR8NA 质粒，与 pNL4-3.luc 质粒共转染 293T 细胞，收获细胞上清液，测 NA 酶活。

使用慢病毒纯化试剂盒，纯化浓缩假病毒。纯化后的假病毒免疫长耳兔，加免 3 次后待血清 NI 滴度最高后采血，血清分装保存。

用 NA 假病毒血清与 PR8 全病毒血清混合使用压 PR8 与 H3N2 季节性流感病毒的重配株，可将 PR8 完全压掉。证明 PR8NA 假病毒兔血清可有效地抑制 PR8NA，PR8 为母本的经典重配体系构建成功。

【流感服务疾控工作技术平台建立】 抗体克隆技术平台检测：建立人外周血单个 B 细胞培养，培养上清功能检测，抗体重链、轻链克隆及验证平台，用于应对突发传染性疾病。

建立 Group 2 HA 茎部抗体检测方法：建立 H7，CH7/3 结合 ELISA、FI6—biotin 竞争 ELISA 方法、H7N9 假病毒中和实验用于茎部抗体交叉反应性及功能检测。

建立抗原、抗体表达纯化平台：建立了杆状病毒表达的流感病毒 HA、NA 表达、纯化平台；建立了瞬时转染真核表达载体，培养上清 Ig 纯化。

【2015 年全国流感监测网络管理和技术支持】 2015 年，为全国 408 家流感监测网络实验室提供标准参考抗血清 1 万毫升、参考抗原 1 万毫升，提供 MDCK 细胞 20 瓶。

协调调整湖南、广西共 2 家流感监测哨点医院；对 4 个省份组织实施了流感监测督导工作；完成广西等 6 个省级流感参比中心的评估工作；对 2014—2015 监测年度流感监测工作质量进行了评估。

9 月，对全国 31 个省（区、市）以及新疆生产建设兵团在内的 151 家网络实验室进行了流感病毒核酸检测能力考核，144 家（96.64%）考核结果全部正确。

【2015 年禽流感疫情处置工作】 2015 年，共收到网络实验室送检的高致病性 H5 或 H7 亚型人禽流感确诊 / 疑似病例及相关环境标本 101 份，其中 H7N9 人禽流感确诊 / 疑似病例及相关环境标本 83 份，H5 人禽流感确诊 / 疑似病例及相关环境标本 18 份，所有标本均于 BSL-3 实验室进行了病毒分离培养。共分离到病毒 38 株，其中 H7N9 亚型 34 株，H5 亚型 4 株。收到网络实验室送检 H7N9 亚型禽流感毒株 28 株，并对其中送检的 12 株病毒进行了序列扩增。对分离及接收的禽流感病毒株进行了全基因组序列测定，并分装保存。

【2015 年流感样病例暴发疫情处置工作】 2015 年 3 月 30 日—12 月 13 日，流感室依据《流感样病例暴发疫情处置指南（2012 年版）》，指导全国各地处理并通过“中国流感监测信息系统”报告流感样病例突发疫情 302 起，整个流感监测网络共检测流感样病例暴发疫情病例标本 6000 余份。其中，B 型流感暴发疫情 89 起、A（H3N2）暴发疫情 149 起、甲型 H1N1 暴发疫情 3 起、混合型暴发疫情 23 起、流感病毒阴性暴发疫情 33 起、腺病毒 2 起、鼻病毒 1 起，未确定疫情性质的疫情 2 起。

南方省份共报告 286 起流感样病例暴发疫情，高于 2014 年同期报告疫情数（203 起），北方省份共报告 16 起 ILI 暴发疫情，低于 2014 年同期报告疫情（148 起）。疫情分布在 21 个省，排名前五位的省分别是广东（82 起）、广西（63 起）、湖南（37 起）、贵州（19 起）、江苏（15 起）。

【2014—2015 年度全国流感、禽流感监测与防控工作年会在京召开】 2015 年 11 月在北京市召开了 2014—2015 年度全国流感、禽流感监测与防控工作年会。国家卫生计生委和中国疾控中心的领导、全国各省（区、市）和新疆生产建设兵团疾控中心的分管领导、流感监

测网络实验室流行病学和实验室科室负责人、哨点医院相关科室负责人，以及来自中国疾控中心病毒病所、传染病预防控制处、卫生应急中心、中美 EID 项目办公室和香港特区卫生防护中心、澳门卫生局疾控中心、武警疾控中心、解放军疾控中心、世界卫生组织驻华办公室、美国疾控中心驻华办公室的专业人员等共计 200 余人参加了会议。

会议总结了 2014—2015 年度全国流感监测工作，包括我国季节性流感监测、职业人群和环境禽流感监测、住院 SARI 监测、动物流感疫情、全国流感质量评估等；着重对全球及我国流感监测概况、我国流感监测网络目前存在的问题和流感监测在疫苗株推荐中的作用和意义进行了分析；同时交流了中国流感疾病负担和疫苗应用效果研究进展，介绍了流感流行预测预警平台、人感染禽流感疫情及相关研究、季节性 H1N1 和 H3N2 病毒的抗原模式与进化、测序结果分析方法和二代测序技术等；会议还邀请了贵州等 3 省份和香港地区对流感监测工作经验进行了总结和交流；分组讨论了省级流感参比中心工作职责及考核办法。

会议中，对 2014 年正式通过中国疾控中心批准的吉林等 7 家省级流感参比中心进行了授牌。

【举办部分东盟及周边亚洲国家流感实验室监测技术培训班】 2015 年 11 月 17—21 日，主办了《部分东盟及周边亚洲国家流感实验室监测技术培训班》，来自越南、老挝、柬埔寨、蒙古、斯里兰卡、菲律宾和马来西亚 7 个国家 14 名代表及该所相关人员共计 50 人参加了培训。培训班邀请了来自世界卫生组织流感研究与参比墨尔本合作中心的邓贻黙博士作为师资参与培训。其他师资和培训服务人员来自国家流感中心。本次培训采取讲座和实验室操作相结合的方式，培训内容集中在流感病毒测序技术及结果分析、流感病毒耐药监测技术。后者是近几年来，世界卫生组织合作中心第一次举办的针对两个区域部分国家的培训。

【流感、禽流感检测技术手把手培训】 2015 年 6 月 1—22 日分三期对全国省级流感监测网络实验室技术人员进行了禽流感相关职业暴露人群血清学检测和一代测序技术的手把手培训。

【脊髓灰质炎（脊灰）常规监测与防控工作进展】 2015 年，中国脊灰实验室监测网络持续高水平的运转。国家脊灰实验室作为世界卫生组织西太区脊灰参比实验室，主要承担着全国和朝鲜脊髓灰质炎实验室网络送检 L20B 阳性分离物的型内鉴定、核苷酸序列测定和分析工作。组织对全国 31 个省级脊灰实验室职能考核和现场认证工作，及时发现和鉴定可能出现的脊灰疫苗衍生病毒（VDPVs）或输入脊灰野病毒，并防止其在中国的扩散与流行。完成 87 例 AFP、接触者和健康人共计 152 株脊灰病毒的鉴定，送检环境中脊灰病毒共完成 51 株，未发现脊灰野病毒。完成了 2015 年细胞敏感性的常规监测工作，监测结果显示细胞敏感性均在正常范围内波动；同时负责整个网络各省级实验室细胞系敏感性常规监测的资料汇总、审核工作及新 TR 株的发放工作，对省级疾控中心上报的结果资料及时反馈，发现问题及时予以解决。对国家脊灰实验室网络所用细胞系的支原体进行了 18 次检测，实验室所有细胞系及发放省级网络实验室的细胞系均状态良好，支原体检测阴性。完成了世界卫生组织发放的 2015 年度病毒分离（新检测流程）、PV 型内鉴定和 VDPV 筛查、PV 核苷酸序列测定和分析等盲样考核标本的鉴定分析工作，整个实验室网络成绩均为合格，顺利通过本年度职能考核。

【完成了作为世界卫生组织西太地区脊灰参比实验室担负的职责】 2015 年 6 月份组织全国 31 个省级疾控中心脊灰实验室进行 2014 年度新的病毒分离新检测流程盲样标本职能

考核。所使用的考核标本是由世界卫生组织全球专项参比实验室，位于荷兰的 RIVM 实验室制备，应用于当年全球脊灰实验室网络中各级脊灰实验室，这样各个实验室的结果具有可比性。国家脊灰实验室及 31 个省级疾控中心脊灰实验室均以优异的成绩通过了职能考核。

完成了中华人民共和国第 21 届世界卫生组织西太平洋地区消除脊髓灰质炎证实会议报告。报告中详细总结了 2014—2015 年中国脊髓灰质炎实验室网络的运转情况。

【继续开展脊灰病毒环境监测】 2015 年新疆、山东、广东、云南、广西、黑龙江、上海、福建和甘肃 9 个省份的脊灰实验室参加了环境监测项目，并完成了盖茨基金项目支持的《中国脊灰等肠道病毒在环境中的监测》课题的结题任务，9 个参与项目的省份很好地完成了水样采集，病毒分离工作。2015 年，环境监测项目改进了实验流程，由各项目省完成病毒分离流程后，首先各自进行型内鉴定实验，实验结果为可疑 VDPV 的毒株需要送国家实验室完成序列分析鉴定工作，结果为 SL 的毒株各省可根据各自的实验能力选择是否进行序列测定工作。目前已经收到 110 株脊灰病毒，经国家脊灰实验室序列分析鉴定，未发现 VDPV 及脊灰野病毒。

【手足口病（HFMD）常规监测工作】 2015 年继续开展全国 HFMD 的病原学监测，完成了北京、黑龙江、吉林、河南、安徽、广东、重庆、福建、湖南、四川、江西、浙江、上海、江苏、湖北、辽宁、宁夏、青海和陕西等 19 个省份手足口病网络实验室上送的 2013—2015 年 1793 株手足口病毒株的病原学监测，对全部 HFMD 病例的分离株进行鉴定。同时对各实验室上报的 539 条手足口病相关序列开展了基因定型。基于鉴定情况，初步整理并分析了 2015 年病原学分布及流行情况。

优化并完善非脊灰肠道病毒毒株电子信息库，基本完成了脊灰室 2002—2015 年共计 10 756 条 HFMD 相关毒株 / 序列的标本信息及序列的输入工作，使毒株及相关信息的管理更加规范化。

2014 年 12 月对手足口病网络实验室开展了核酸检测盲样考核工作。31 个省（区、市）及新疆生产建设兵团疾控中心参加了核酸盲样考核工作，考核结果显示各单位都已具备手足口病相关病原的检测能力，全部通过考核。

【协助新疆完成 0—2 岁儿童血清标本脊灰病毒中和抗体检测】 2015 年 1 月期间，受国家卫生计生委疾控局委托，国家脊灰实验室按照新疆维吾尔自治区疾控中心及新疆建设兵团疾控中心的来函要求，协助其完成了新疆 9 个地区送检的共 1738 份 0～2 岁儿童血清的脊灰Ⅰ、Ⅱ和Ⅲ型微量细胞中和试验法中和抗体检测。国家脊灰实验室工作人员及被邀请的来自湖南、山西及山东省疾控中心脊灰实验室的骨干实验人员保证质量的前提下高效率地完成了此项工作。

【VDPV 疫情处置】 2015 年，对安徽、江苏、内蒙古、广东、辽宁、浙江等省份的 7 例 AFP 病例和 1 名健康儿童的粪便标本阳性分离物进行了序列测定和分析，及时发现了 VDPV 的存在（其中安徽为Ⅲ型 VDPV，江苏为Ⅲ型 VDPVs，内蒙古和浙江为Ⅰ型 VDPV，广东和辽宁为Ⅱ型 VDPV），为疫情科学防控提供了实验室数据。

【举办了 2015 年度全国脊灰实验室网络技术培训班】 2015 年 4 月 26—30 日，在北京举办了“2015 年度全国脊灰实验室网络技术培训班”，全国 31 个省（区、市）的 54 人参加了会议。会议总结了 2014—2015 年 3 月全国脊灰实验室网络的运转情况、质量控制项目和能力建设；交流了 2015 年使用新的病毒分离检测流程和新的型内鉴定方法（Real-time 方法进行脊灰病毒 ITD 和 VDPV 筛查）过程中的经验总结；讨论 2014—2015 年国际能力验证（病毒分离、型内鉴定）和脊灰实验室网络现场认证中发现的问题；介绍了世界卫生组织在消灭脊灰后期计划 GAPⅢ中将要进行的关于 2 型脊灰病毒的封存及 OPV 转换的实施计划；介绍了全球实验室网络关于环境监测工作的最近进展；着重介绍了实验室质量控制工作的重要性；部分省份介绍了工作开展情况；部署了 2015—2016 年全国脊灰实验室网络监测工作。

【举办了 2015 年全国手足口病监测实验室网络和发热出疹症候群监测培训班】 2015 年 11 月 23—27 日，在北京市举办了“2015 年全国手足口病监测实验室网络和发热出疹症候群监测培训班”。来自 31 个省（区、市）的共约 70 位代表参加。会议总结了 2008—2015 年我国手足口病实验室网络运转水平总结；各省总结了 2014 年手足口病监测实验室病原学及血清学研究进展；讨论、制定 2015—2016 年实验室网络监测的工作计划和工作任务；介绍了发热出疹症候群监测策略以及盲样考核相关内容，进一步完善手足口病监测网络构建和实施；以及全国手足口病实验室工作进展和监测工作中面临的问题。

【举办了 2015 年脊灰和其他肠道病毒环境监测新技术培训班】 2015 年 11 月 30 日—12 月 4 日，在国家脊灰实验室举办了“2015 年脊灰和其他肠道病毒环境监测新技术培训班”，邀请世界卫生组织总部专家、美国疾控中心全球脊灰参比实验室专家、芬兰健康与福利研究所传染病监测与控制实验室专家授课，来自 19 个省份的 20 名学员及 10 名观察员共 30 人参加此次培训班。该培训班着重介绍了二相分离法处理污水标本的方法，以及 ITD 及 VDPV 型内鉴定 V4.0 版本试剂盒的介绍及实验操作，为中国进行环境监测的省实验室提供了更多的试验方法的选择。

【病毒性出血热常规监测与防控工作】 进行病毒性出血热疫情概况和防控进展分析。定期浏览和跟踪《中国疾病预防控制信息系统》和《突发公共卫生事件报告管理信息系统》及世界卫生组织及美国疾控中心等网站，分析并汇报肾综合征出血热、登革热、发热伴血小板减少综合征、基孔肯雅热等病毒性出血热相关疫情，尤其是今年西非埃博拉出血热疫情形势非常严峻，密切关注埃博拉出血热疫情动态及防控进展情况等，完成分析报告。处理分析《传染病自动预警信息系统》发出的登革热、肾综合征出血热、发热伴血小板减少综合征及基孔肯雅热的预警信息，及时分析和报告疫情概况。

为国内部分省疾控中心免费提供 HFRS 双抗原试剂 3000 人份、SFTS 双抗原试剂 500 人份。

开展了疾控试剂研究，主要包括埃博拉病毒抗原检测试剂研究和登革热检测试剂评价。

组织起草《发热伴血小板减少综合征防治方案》更新方案；参与编写中国疾控中心《2015 年登革热疫情分级防控指导方案》；参与中国疾控中心举办的《全国突发公共卫生事件及需关注的传染病风险评估分析及防控建议》；参与卫生计生委应急办组织的《突发急性传染病防治（应急准备和处置）“十三五”发展规划（2016—2020 年）》的编写。

【完成了《中国 2014 年法定传染病发病与死亡报告》—肾综合征出血热和发热伴血小板减少综合征部分】 2014 年，除西藏外，全国有 30 个省（自治区、直辖市）共报告发病 11 522 例，死亡 79 例，其中实验室确诊病例数和死亡数分别为 9681 例和 60 人，临床诊断病例数和死亡数分别为 1841 例和 19 人；与 2013 年报告病例数（12 810 例）和死亡数（109 人）相比分别下降 0.05% 和 27.52%。报告发病率 0.85/10 万，较 2013 年（0.95/10 万）下降 10.14%，报告死亡率为 0.0058/10 万，较 2013 年（0.008/10 万）下降 27.5%。流行性出血热疫情自上世纪80年代发生较大规模流行后，虽每5～10年疫情出现周期性波动，但总体呈下降趋势。20世纪90年代，疫情处于较高水平，年报告发病数4万～6万例，进入2000年以后，报告发病数呈现持续下降趋势，到2009年全国报告发病数8745例，达到近二十年来的最低水平，随后又逐步升高，2012年达到小峰，报告发病13 308例，2013年始，有下降趋势，但不同省份之间差异明显。

2014年，全国有14个省（自治区、直辖市）共报告发病1387例，死亡99例，与2013年报告病例数（878例）和死亡数（62例）相比分别上升了57.97%和59.68%；其中实验室确诊病例数和死亡数分别为1034例和81人，临床诊断病例数和死亡数分别为383例和18人。报告发病率0.1023/10万，较2013年（0.0648/10万）上升了57.87%，报告死亡率为0.0073/10万，较2013年（0.0046/10万）上升了58.70%。自2010年我国发现发热伴血小板减少综合征病毒以来，年报告发病数呈逐年加速上升的趋势。2011年报告发病数548例，2012年报告发病数为681例，上升24.27%，2013年报告878例，较上年上升28.93%，2014年则较2013年上升57.97%。2014年，全国14个省份报告发热伴血小板减少综合征报告病例，主要集中在河南、山东、安徽、湖北、江苏、辽宁和浙江7个重点省份，共报告发病1379例，死亡病例99例，分别占全国病例数的99.42%和死亡病例数的100%，报告病例主要来自上述重点省份的历史上多发地区，未出现明显的地理范围扩大趋势。发病时间呈现全年均可发病，5～7月为发病高峰；报告病例中，无明显性别差异，成年人居多，农民为主。

【完成《中国重点传染病和病媒生物监测报告2014》——全国肾综合征出血热及国家级监测点监测工作总结】 收集并总结2014年全国和国家级监测点的肾综合征出血热监测数据，撰写监测总结和分析报告。

一、全国和国家级监测点疫情概况

2014年全国HFRS发病数比2013年有所下降，2014年除西藏外全国30个省（自治区、直辖市）共报告发病11 522例，死亡79例，报告发病率0.85/10万。与2013年相比，报告病例数和死亡数分别下降了10.05%和27.52%。全国报告发病数居前3位的省份为黑龙江、山东和辽宁。全年各月均有病例报告，发病仍呈现春季和秋冬季两个发病高峰，春季在6月达到顶峰，秋冬季在11月达到高峰，秋冬季高峰高于春季高峰；报告病例中男女比例为2.74∶1，职业以农民为主，占报告发病总数的69%，各年龄年均可发病，20～65岁病例占84.60%。全国监测点发病总趋势与全国发病趋势一致，都有所下降。2014年，全国40个国家监测点共报告病例1069例，略低于2013年，病例数占全国总数的9.28%。2014年国家级监测点实验室确诊率总体达到85.60%，其中重点省份的监测点实验室确诊率比较高。

二、宿主动物监测

1．鼠密度。2014年监测点鼠密度总体比2013年有所下降。有些监测点变动（上升或下降）较大。下降比较明显的是辽宁凤城市和本溪县、黑龙江鸡西虎林、吉林珲春市、内蒙古巴彦淖尔盟、贵州遵义县、四川盐源县、宁夏泾源县等；其他点变动不大。

2．优势鼠种分布。野外以黑线姬鼠占主导优势，其次褐家鼠也占相当比例，个别监测点也有一些其他优势鼠种分布；在居民区，褐家鼠占绝对优势，其次小家鼠也具有一定优势。与往年的监测结果类似，黑线姬鼠和褐家鼠仍是我国肾综合征出血热的主要宿主动物和传染源，居民区小家鼠也占据了相当的比例。

3．鼠带毒率。2014年鼠带毒率与2013年相比总体有所升高，个别地区波动比较明显。

鼠带毒率比较高的有：黑龙江宁安市（春季居民区达到46.15%）、吉林长春市双阳区（秋季野外达到40%）、内蒙古莫力达瓦旗（春季居民区是21.05%）、云南红河州泸西县（秋季野外是27.63%），带毒率均超过了20%。有不少监测点有时≥5%。

三、根据监测数据初步分析

我国HFRS总体发病应呈继续下降趋势，疫情呈高度散发态势，但局部地区疫情可能会有些波动，疫情暴发隐患依然存在。

四、HFRS监测工作与前几年相比基本持平，有待进一步提高

【进行了病毒性出血热检测试剂储备】 完成了包括引起肺综合征出血热、克里米亚—刚果出血热、利夫特谷热、鄂木斯克出血热，科萨努尔森林病，黄热病、埃博拉出血热、马尔堡出血热、阿根廷出血热、巴西出血热、委内瑞拉出血热、拉沙热等病原体快速核酸检测技术的储备工作。已完成30余种病毒性出血热血清学检测技术（包括ELISA和Luminex方法）的储备工作。

【登革热疫情处置工作】 2015年7月22—25日，受国家卫生计生委委托病毒性出血热室2名专家赴云南临沧市孟定镇督导检查登革热疫情，对当地的疫情进行了现场检查，并提出了相应应对措施。

2015年10月，云南西双版纳州景洪市登革热疫情形势比较严峻，出现多例重症病例。10月至11月份，国家卫生计生委疾控局先后多次派遣中国疾控中心专家赴西双版纳参与登革热疫情处置工作。病毒性出血热室先后派出3名专家与传防处、传染病所等专家一起参与景洪市登革热疫情现场调查、例会、培训、督导、方案制定等防控工作，并对疫情防控措施提出意见和建议。

【中塞友好固定生物安全实验室塞方技术人员的培训】 2015年11月12日—12月27日，塞拉利昂4位技术人员（中塞友好固定生物安全实验室工作人员）到中国疾控中心进行技术实验室技术及生物安全的培训。内容包括：病毒性出血热及风险评估、麻疹、脊灰、流感、病毒性肝炎、HIV、MERS-CoV、朊病毒等相关知识，了解了细胞培养、免疫荧光、病毒分离、ELISA、Luminex、PCR、基因克隆及蛋白表达、核苷酸序列测定及二代测序等实验室技术。生物安全方面，接受了生物安全实验室管理、PPE的穿脱、生物安全柜的使用、高压锅使用和注意事项等知识和操作。

【参加了登革热防控技术培训班】 2015年4月26—29日，出血热室在广东深圳市参加中心组织的重点省份登革热防控技术培训班，主要负责实验室检测技术培训，主要包括理论授课和实验室手把手操作培训。来自八个重点省份的实验室检测技术人员参加。

2015年5月26—29日，在北京参加国家卫生计生委疾控局组织的全国登革热防控技术培训班，负责实验室检测技术培训，来自全国30个省份的实验室检测技术人员参加。

【举办了病毒性出血热实验室检测技术与新发传染病应对培训班】 2015年10月28—31日，病毒性出血热室在辽宁省大连市举办全国病毒性出血热实验室检测技术与新发传染病应对培训班，来自全国31个省份的流行病学及实验室检测技术人员80余人参加。

【病毒性脑炎常规监测与防控工作】 开展病毒性脑炎检测与监测。对云南西双版纳送检的43份标本（40份血清、3份脑脊液）进行了乙脑病毒IgM抗体检测，结果显示21份标本乙脑病毒IgM抗体阳性。

进行乙型脑炎病例标本复核检测。对2014年四川、山东、广西、上海、重庆、广东、贵州、浙江、云南和河南10个省份送检的406份乙脑病例标本（294份血清和112份脑脊液）进行了复核检测。结果显示：病毒性脑炎室和省级实验室的乙脑IgM检测结果的一致性为100%，共有156例乙脑IgM抗体阳性。

开展西尼罗检测与监测。2015年6—10月，在新疆维吾尔自治区喀什地区参与开展西尼罗病毒病相关蚊虫媒介监测、动物媒介及病例监测工作。共计采集蚊虫媒介标本627只，牛血清标本1份，鸡血清标本2份，羊血清标本44份，血清标本529份，脑脊液标本95份。经病毒分离及人畜血清抗体检测发现，1例临床疑似西尼罗热及西尼罗脑炎患者血清标本呈现西尼罗病毒IgM抗体阳性，1例临床疑似西尼罗热及西尼罗脑炎患者血清标本检测结果可疑，进一步将对相关标本开展西尼罗病毒中和抗体检测，同时对脑脊液标本开展WN病毒核酸检测。

【驻喀什某部队不明原因发热聚集性疫情处置】 2015年6月9—13日，病毒性脑炎室派出专家作为国家卫生计生委联合工作组组长，处置新疆喀什地区某武警部队发生的一起聚集性发热疫情。

【乙脑网络实验室IgM抗体检测质量控制标本的制备与发放】 2015年8月4日完成质控血清标准品（共7份标本，包括5份血清标本和2份脑脊液标本）的制备。8月18日，向山东、广西、河南、浙江、四川、重庆、贵州、云南、广东和上海10个国家网络实验室分发质控血清标准品进行质控考核。

【召开中国乙脑参比实验室网络第二届工作会议】 2015年6月22日，病毒病所与中国疾控中心联合在山东省济南市召开了中国乙脑参比实验室网络第二届工作会议。中国疾控中心免疫规划中心、病毒病所的相关领导和专家以及上海、浙江、山东、河南、广东、广西、四川、重庆、贵州、云南省共10个省（区、市）疾控中心的乙脑负责人和专业技术人员参加了本次会议。

病毒性脑炎室有关专家首先做了“西尼罗病毒及其感染性疾病”的学术报告；并介绍了中国乙脑参比实验室网络运行情况和工作进展。之后，10个省级乙脑参比实验室分别报告了2013—2015年度网络实验室的具体运行情况、工作总结、存在的问题及下一步的工作打算。最后，各省就乙脑监测与检测、网络实验室运行、实验室质量控制、病毒分离等工作中遇到的问题进行了充分的讨论和交流。各省根据乙脑流行特征、实验室优势，对下一年度的工作提出具体建议。

【狂犬病常规监测与防控工作】 2015年5月11日，沈阳市疾控中心送检6位疑似狂犬病病人血液及唾液标本共9份，经狂犬病室DFA和RT-PCR检测，其中4位病人的6份标本为阳性，其余为阴性。7月11—12日，赴内蒙古呼和浩特市对来自巴盟牛场的两份牛脑标本进行DFA检测，后经RT-PCR复核，确证两份标本均为阳性。9月23日，西藏疾控中心送检一份疑似狂犬病病人脑组织标本及一份犬脑组织标本，经检测，病人脑组织标本为阳性，犬脑组织标本为阴性。9月29日，上海复旦大学附属儿科医院送检一例疑似狂犬病病例脑组织、脑脊液、血液标本各一份，经检测脑组织标本为阳性，其余阴性。7月17日，河南兰考县疾控中心送检一犬伤多人事件6名犬伤者暴露后预防处置之后采集的血清样品，经检测均为阳性。10月，广东省疾控中心送检的器官移植病人狂犬病疫苗免疫后血清样本12份，检测结果表明2位角膜移植受体病例在接受疫苗注射后，血清狂犬病病毒中和抗体效价均远高于0.5IU/ml（世界卫生组织规定的阳性Cutoff值），均为强阳性。9月份，对肝炎室送检的1份暴露后病例的免疫后血清样品进行检测，结果为强阳性。

参与了《全国人间狂犬病监测方案（2014 版）》修订，针对狂犬病病例取样方法、生物防护事项、实验室检测等内容进行了全方位的研讨；参与了《全国人间狂犬病监测方案（2015 版）》的审定；参与了《狂犬病疫苗接种技术指南》的编写及修订工作；参与并编写了《健康教育专业人员培训教材》中“狂犬病防治健康教育措施和方法”。

4 月 16—17 日，赴湖北武汉参加了“2015 年中国狂犬病年会”，并做了专题学术报告。

【中国西部狂犬病流行的两个不同传播来源分析】 狂犬病仍然是中国公众健康的重要威胁。尽管近年采取有效措施后，狂犬病病例数在逐年下降，但狂犬病覆盖的地域范围却在扩大。西藏、青海、甘肃和宁夏四个西部省区，连续几年甚至十几年极少有病例报告。然而，自 2011 年起，四省区都先后开始报告病例。狂犬病室对这些省区病例或伤人犬标本的检测分析发现，四省区的病例有两个不同的传播来源。甘肃、宁夏毒株属于目前在中国广泛流行的优势毒株群，而青海和西藏毒株则与主要在野生动物中流行的国际北极相关群相近。可见，以犬为主要传播宿主的全国狂犬病疫情已经开始扩散到西部的甘肃和宁夏，而西藏和青海病例是野生动物狂犬病溢出的结果。文章发表于 2015 年 PLOS Neglected Tropical Diseases 杂志。

【非结构蛋白 nsP1 上一个替换突变与 E2 的两个突变可以使辛德毕斯病毒 XJ-160 病毒获得成年鼠致死的神经毒力】 辛德毕斯病毒 XJ-160 隶属于披膜病毒科甲病毒属，该病毒经颅内接种后可使乳鼠发病死亡，但不具有成年鼠（7 日龄以上）致死的神经毒力。已有研究表明 nsP1-173 Thr-Ile 及 E2-55 Gln-His、E2-70 Glu-Lys 的突变均可提高辛德毕斯病毒的神经毒力，研究结果表明，这些单独的、或两两组合的突变亦可提高 XJ-160 病毒的乳鼠神经毒力，但不能赋予病毒成年鼠致死的神经毒力。与之相比，三个突变联合在一起则可使 XJ-160 病毒获得成年鼠致死的神经毒力。进一步考察得知，突变病毒在脑组织中更强的增殖能力和更持久的存在可能起到了关键作用。本研究结果对于阐明甲病毒的神经毒力特征及致病的分子机制具有重要意义。该结果发表在 Virus Research，2015，196：1-4。

【参与中国第一例器官移植引发的狂犬病事件应急处置】 2015 年 5 月，广西柳州一 6 岁男童死于疑似病毒性脑炎，在艾滋病、乙肝及梅毒等血液性传染病检测阴性的前提下，其肾脏和眼角膜分别被移植给 4 个受体。临床诊断和实验室证据表明，两个移植肾脏的受体病例在移植后 42 天和 48 天后相继发生狂犬病，并在发病后 46 天和 54 天先后死亡。与此同时 2 个角膜移植受体病人未见发病。在此事件中，朱武洋研究员全程参与了死亡病例标本取样及检测、角膜受体存活病例医疗处理方式等应急事件的处置。狂犬病室使用 RFFIT 方法，检测了存活病例免疫后血清标本狂犬病病毒中和抗体效价。

【RFFIT 检测血清盘的成功建立】 2015 年 1 月，狂犬病室正式部署 RFFIT 考核血清盘建设计划。狂犬病室在前期大量实验室检测工作的基础上，迅速对上万份血清信息进行了系统梳理，精心选择血清上千份，根据中和抗体效价情况对 2916 份血清信息进行了系统梳理，选择血清 1000 份，根据中和抗体效价不同建立了包括标准品库、不同效价参考品库及临界校正品库在内的大容量血清盘。继而通过该室成熟的 RFFIT 检测方法，经过多次重复检测，并对检测结果反复推敲、缜密分析的基础上最终标定了各样品库的标准效价。至此，狂犬病室在国内首次建立了能满足不同目标、多种类、多梯度、大容量的抗狂犬病病毒中和抗体检测考核血清盘。

【储备种子病毒和细胞种子库】 利用 BSR 细胞接种 CVS-11 第三代病毒重新培养第 1、

2、3代病毒共600管；利用MNA细胞接种AG株病毒进行培养共计100管；利用MNA细胞接种CTN株病毒进行培养共计100管；利用BHK-21细胞接种CVS-11第三代病毒株培养共700管。

建立细胞种子库。狂犬病室储备了BHK-21、BSR、MNA、VERO等多种用于狂犬病病毒分子生物学研究、RFFIT中和抗体检测、病毒分离鉴定用的细胞种子，构建了多功能、多品种的细胞种子库。

【举办了2015年全国狂犬病实验室监测与检测技术培训班】 2015年9月14—18日在中国疾控中心昌平园区举办了“2015年全国狂犬病实验室监测与检测技术培训班”。来自各省（区、市）疾控中心、新疆生产建设兵团疾控中心及云南省地病所的狂犬病监测与实验室检测人员共30余人参加了此次培训班，就狂犬病的最新疫情、狂犬病实验室生物安全、狂犬病的监测与实验室检测等方面进行了交流。对参加培训人员进行了狂犬病病原学检测技术DFA、RT-PCR以及血清学检测技术RFFIT手把手培训。从事狂犬病工作的科研技术人员进行交流，对狂犬病病原学及血清学的检测方法进行标准化，对狂犬病的防控及实现消除人间狂犬病的目标具有重要意义。

【病毒性肝炎常规监测与防控工作】 2014年11月—2015年4月，开展了全国1～29岁人群HBV感染的流行病学调查，2014年收集来自全国31个省（区、市）的样本约42 000例，2015年3月完成乙肝五项检测任务。

2015年1—4月，协助西藏自治区开展全区1～60岁人群的病毒性肝炎感染率调查。收集整理样本7200例，分别开展了甲肝和戊肝抗体、乙肝两对半的检测，结果发现西藏各地区甲肝、戊肝流行率差异很大，HBsAg阳性率极为偏高，均在12%以上，1～15岁人群的HBsAg阳性率高达5%以上。

完成全国31个省份、186个哨点医院送检的疑似急性乙肝样本3600份标本（2014年收集上送）的整理、检测、分析及撰写报告等工作。病毒性肝炎室分别用ELISA法和ABBOTT化学发光法对送检样本复核Anti-HBc IgM，结果发现各地的检出率、检测水平差异较大，国产试剂和进口试剂的一致性不高。

收集新疆乌鲁木齐和喀什地区维吾尔族、哈沙克族人群乙肝感染者样本900例，开展丁型肝炎感染率的调查分析，结果发现乌鲁木齐地区的维吾尔族人HDV感染率为10%～15%，而喀什地区的HDV感染率为2%。

对西藏HBV进行分子流行病学分析。西藏地区存在特殊的HBV C/D重组基因型，2015年随机选择了西藏四个地区的48份标本进行检测，获得全基因序列12株，均为C/D重组型，重组位点分别为nt750、nt1530。该研究对于了解西藏地区HBV基因特征具有重要意义。

收集辽宁、安徽、宁夏、江西四个监测点的急性乙肝监测血清样本，得到乙肝病毒序列202条。

对我国部分甲肝病毒流行株全基因组序列特征进行了克隆比对分析；对我国部分甲肝病毒流行株结构蛋白区基因特征及进化规律进行了分析比较；对雅培公司新推出的HAV-IgG抗体检测试剂进行了比对分析；对水中甲肝病毒检测方法进行了筛选优化，相关工作正在进行中。

参加了国家《丙型肝炎防治指南》（新版）、《中国预防和控制乙型病毒性肝炎指南》《乙肝疫苗预防接种指南》的制修订工作。

开展了1次全国急性乙肝监测实验室知识培训，40人参加。

【完成世界卫生组织西太区轮状病毒参比实验室职能】 完成了“世界卫生组织西太区轮状病毒参比实验室”的职能，主要包括对监测网络实验室的支持，免费向各监测省发放轮状病毒ELISA试剂盒4盒、分型引物一套、一步法RT-PCR试剂盒1盒；每年举办轮状病毒监测总结会及手把手培训班各1次；每半年将我国轮状病毒监测网络的数据总结上报至世界卫生组织西太区。世界卫生组织本年度派专家对我国轮状病毒参比实验室的工作进行考评，得到专家认可。在每年一度的全球世界卫生组织轮状病毒盲样考核中，成绩优秀。

【病毒性腹泻常规监测和防控工作】 开展病毒性腹泻监测网络数据分析，收集5岁以下腹泻住院患儿粪便标本及个案信息表3939份，对其中3240份进行了轮状病毒ELISA检测，其中阳性986份。对阳性的764份进行了轮状病毒G分型和P分型，分别以G9型和P[8]型为主。共检测杯状病毒2683份，阳性481份；检测星状病毒2568份，阳性119份；检测腺病毒2539份，阳性107份。

开展标本复核。2015年，按照监测要求对2014年度17个腹泻监测省上送标本进行了复核。对其中401份轮状病毒进行了G/P分型复核，对225份杯状病毒进行分子分型，对27份星状病毒和36份腺病毒分别复核。

2015年4月21—22日，在深圳市主办了全国病毒性腹泻监测工作总结会议，全国26个省市疾控中心70余人参加了会议，对2014年度的病毒性腹泻监测工作进行了评估和总结。2015年8月24—29日，在病毒病所举办了《全国轮状病毒及杯状病毒检测及分型技术培训班》，全国8个省市疾控中心的10名业务骨干参加了此次培训。

协助中心传防处起草《诺如病毒暴发防控指南》；修改《全国病毒性腹泻监测方案》；完成诺如病毒监测网络的技术和合作方案，同8个省签订了入网协议；起草2份诺如病毒疫情分析报告；制定诺如病毒水体中检测及食物中检测的检测方法及操作方案，对诺如病毒暴发中的溯源及防控提供证据支持。

【诺如病毒暴发疫情分析】 2014年10月—2015年5月，我国出现新的GII.17变异株，共发生110起诺如病毒暴发，季节高峰发生在1月。52起诺如病毒获得毒株序列，其中38起有GII.17新变异株引起，有10个省份或直辖市有GII.17检出。

【2015年中国麻疹/风疹监测与防控工作进展】 中国三级麻疹实验室网络（国家麻疹实验室、32个省级麻疹实验室和339个地市级麻疹实验室）在2015年运转良好，并在部分省市建立了县级麻疹实验室网络，在全国已形成了一个麻疹疫情实验室快速反应诊断系统，为疑似麻疹病例的实验室诊断、鉴别诊断和消除麻疹提供了重要的技术保障。2015年整个实验室网络检测可疑麻疹/风疹病例标本超过20万份，分离麻疹病毒3800余株，风疹病毒约200株。

全国麻疹风疹网络实验室已经在地市级或者县级常规开展麻疹风疹监测病例的血清学诊断。在血清学诊断网络的基础上，在全国大部分省建立了省级相关课题合作组，开展麻疹、风疹、腮腺炎病毒的血清学鉴别诊断、血清流行病学和分子流行病学研究，监测麻疹、风疹、腮腺炎病毒在全国各省的流行情况、变异特点及人群抗体水平。目前已在全国建立了麻疹/风疹病毒毒株库和基因库，阐明了我国麻疹/风疹野病毒流行的基因型、病毒来源、基因变异情况和传播途径，为我国和全球麻疹/风疹的强化控制和将来消除提供了科学依据。另外，建立了麻疹/风疹的实验室诊断标准，并且为省级、地市级实验室在麻疹/风疹实验室监测方面提供技术支持，对全国32个省级实验室的实验技术培训，组织对全国32个省级麻疹实验室职能工作考核。

【麻疹室通过了世界卫生组织西太区参比实验室职能考核】 麻疹室作为国家麻疹实验室和世界卫生组织西太地区参比实验室，于2015年11月收到世界卫生组织西太区的地区参比实验室职能考核血清，在规定时间内完成了麻疹和风疹IgM抗体检测工作，并获得满分100的成绩。

【国家麻疹实验室对网络的管理和质量控制】 麻疹室严格执行卫生部新颁布的《麻疹监测方案》，完善和更新了全国麻疹实验室网络检测策略和检测技术。2015年10月，该室向全国32个省级麻疹实验室转发了由世界卫生组织制备的麻疹、风疹血清盲样考核标本。

接收各省实验室人员短期和长期进修，对其进行技术培训。主要内容是：细胞培养，传代，冻存，麻疹、风疹、腮腺炎病毒分离及鉴定和分子生物学检测和监测技术。

【开展麻疹、风疹和腮腺炎等重要病毒分子流行病学研究】 2015年共鉴定麻疹毒株3500余株，其中10株为疫苗相关株，1株为D9基因型，其余均为H1a基因型，提示H1a基因型仍是我国麻疹流行的绝对优势基因型；但发现多起输入麻疹病毒基因型病例，在个别省市引起小规模传播。

从11个省共获得191株风疹病毒毒株，其中1E基因型3株，2B基因型188株。对风疹病毒的分子变异变迁进行了研究。

开展了腮腺炎分子流行病学研究。在2015年对送检腮腺炎毒株进行基因型别鉴定，监测到腮腺炎病毒基因型F和基因型G，其中基因型F腮腺炎毒株是我国的优势流行株。

2015年共收集到全国送检水痘—带状疱疹临床标本19份，均为水痘病例临床标本，其中17份阳性，基因型为J型，clade2，经鉴定均为野毒株。收集山东省小于8岁儿童血清285份。

建立并优化了呼吸道合胞病毒（RSV）的荧光定量RT-PCR和常规RT-PCR扩增G蛋白基因全长，F蛋白基因全长技术，并对发热呼吸道症候群标本中的RSV阳性标本进行基因定型。2015年共计检测来自吉林长春、山东泰安共计200余份人呼吸道合胞病毒临床标本咽拭子，140份成功进行基因鉴定。成功复苏HRSV病毒株共计11株。

2015年对陕西、湖南、河北、甘肃、山东、云南和北京等地以及哨点医院（长春儿童医院）检出的腺病毒阳性标本和毒株共计221份，进行了病毒分离和血清分型以及分子流行病学分析研究，结果证实HAdV-3（HAdV-B），HAdV-4（HAdV-E），HAdV-7和HAdV-55（HAdV-B）是我国急性呼吸道感染的主要腺病毒病原体。

建立并维持了新的细胞系LLC-MK2细胞，为副流感病毒1，2，3，4型病毒和人偏肺病毒（hMPV）的常规检测提供的敏感细胞系；建立了LNA探针同时检测人副流感病毒1，2，3型的荧光定量RT-PCR方法。

【完成麻疹和风疹血清学盲样考核工作】 2015年10月，国家麻疹/风疹实验室、全国31个省级麻疹实验室及新疆生产建设兵团麻疹实验室接受了由世界卫生组织和中国疾控中心组织的麻疹、风疹血清盲样考核。全部参评实验室均以优异成绩顺利通过本次考核。

【血清流行病学调查研究】 自2015年11月起，利用全国乙肝血清流行病学调查的血清，对30 000份血清同时开展麻疹和风疹血清抗体的检测，目前此项工作正在进行中。

【举办了2015年全国麻疹风疹实验室网络工作研讨会暨培训班】 2015年9月15—17

日，在北京举办“2015 年全国麻疹风疹实验室网络工作研讨会暨培训班”，全国 31 个省（区、市）的 60 余人参加了会议。会议介绍了全球 / 全国控制和消除麻疹工作进展；总结、交流各省麻疹风疹实验室网络管理、质量控制工作经验及麻疹风疹实验室网络运转情况；讨论 2014—2015 年能力验证（血清和分子盲样考核）中发现的问题；讲授《全国麻疹监测方案》相关实验室工作要求；研讨全国麻疹风疹实验室网络的核酸检测的质量控制方案；对细胞培养、病毒分离和序列分析等相关实验技能进行培训；部署了 2015—2016 年全国麻疹风疹实验室网络监测工作。

【克—雅氏病监测与防控进展】 截至 2015 年 11 月 30 日，全国共报送克—雅氏病监测病例 336 例（包括印度病例 1 例）；其中散发型克—雅氏病病例中：临床诊断病例 113 例、疑似诊断病例 25 例；遗传型克—雅氏病 16 例；致死性家族型失眠征 3 例；不支持克—雅氏病病例 133 例；暂不支持克—雅氏病病例 46 例。

在上报总病例中，北京 136 例、河南 36 例、广东 22 例、陕西 18 例、山东 17 例、上海 16 例、浙江 15 例、湖北 9 例、江苏 8 例、福建 8 例、河北 7 例、吉林 6 例、天津 6 例、甘肃 6 例、重庆 4 例、新疆 4 例、辽宁 3 例、安徽 3 例、贵州 3 例、四川 2 例、云南 2 例、黑龙江 2 例、湖南 1 例、山西 1 例。

报送的样本中脑脊液样本 325 份，血液样本 326 份。

【召开 2015 年全国克—雅氏病监测工作会】 2015 年 6 月 21—24 日，在云南省昆明市召开了《2015 年全国克—雅氏病监测工作会》，参会人员包括十二个监测点及十五个哨点医院，以及云南省疾控中心。会上对 2014 年全国克—雅氏病的监测工作进行了总结，分析了在工作中存在的问题及下一步的工作重点。各监测省（区、市）疾控中心相关人员就各自 2014 年的监测情况进行了汇报，结合各自在监测工作中遇到的具体问题，提出了中肯而且具有建设性的意见，其中大家对克—雅氏病患者的护理和防护特别感兴趣；同时，董小平副所长为大家介绍了突发传染病的应急反应，希望各省市疾控中心及医护人员提高警惕，提高应对突发传染病的能力。

【2015 年全国克—雅氏病监测网络实验室检测技术培训班】 2015 年 11 月 2—7 日，在北京市召开了《2015 年全国克—雅氏病监测网络实验室检测技术培训班》，参会人员包括十二个监测点及十五个哨点医院的实验室相关人员。培训班从脑组织中 PrPSc 的 Western blot 检测、脑脊液 14-3-3 蛋白检测、人类 PRNP 基因 129 位氨基酸多态性检测三个方面进行培训，着重提高培训人员的理论知识和实际动手能力。培训班以小班教学形式，每组 5 人左右，培训老师手把手教授检测技能，极大地提高了学员的检测水平。为了提高培训班的质量，病历资料、脑脊液和血液样本均来自于真实病人。培训最后，还根据实验室检测结果，结合临床资料，进行了病例讨论，进一步加强参加培训人员对克—雅氏病的认识。

【完成首例输入性中东呼吸综合征（MERS）病例的标本的实验室确诊】 5 月 29 日，该所快速对广东省疾控中心送检的一例中东呼吸综合征疑似病例的标本进行了中东呼吸综合征冠状病毒（MERS-CoV）检测，结果阳性。随后，从原始咽拭子标本中完成了病毒全基因组序列扩增、测定和分析工作，并在第一时间与世界卫生组织及相关专家分享。6 月，对四川省疾控中心送检的中东呼吸综合征密切接触者的 2 份标本进行了 MERS-CoV 核酸检测，结果阴性。

此外，为更好地做好 MERS-CoV 实验室检测工作，该所组织专家对现有的 MERS-CoV

实验室检测技术指南进行了修订。多次派专家赴广东、甘肃、河北和云南等地参加 MERS 调研、检测技术培训等工作。

【冠状病毒和痘病毒相关疾病监测与防控】 对上海、青海等地 1000 余份急性呼吸道感染样本开展多种呼吸道病毒的筛查检测分析。

开展应急技术储备工作，对各种人冠状病毒检测方法定期演练。储备包括核酸提取、检测试剂盒和相关的引物、探针、阳性对照。已向北京、吉林和山西省（市）疾控中心等 7 家单位提供 MERS-CoV 检测用阳性对照 180 份。完成核酸检测方法的优化，并与达安公司合作开发 MERS-CoV 双靶标荧光定量 RT-PCR 检测试剂盒，已完成病毒核酸及模拟样本的评价报告，已向中国食品药品监察局申报。构建了含 MERS-CoV S1 基因的表达质粒，为利用 CHO 系统进行 S1 的表达奠定了基础。对 MERS-CoV 感染性克隆进行构建，并利用 MERS-CoV 感染性克隆的平台进行多用途研究。进行了 MERS 疫苗以及血清学诊断方法的研究。开展 MERS-CoV 的实时荧光定量检测方案的建立和应用、生物反恐正痘病毒 IgG 和 IgM 检测方法的研究、正痘病毒的 Real-time PCR 检测试剂储备。建立禽流感病毒 H5N1 和 H7N9 假病毒技术平台，使禽流感病毒血清学调查技术高通量化。建立痘苗病毒载体平台，为快速制备疫苗，应对突发新发传染病做技术储备。建立呼吸道原代细胞库，为新发突发呼吸道病毒分离培养做储备。开展新型痘病毒载体及重组疫苗（H7N9/MERS）研究。

【光镜—电镜关联技术平台的建立】 光镜—电镜关联技术（Correlative light and electron microscopy，CLEM）平台的建立：建立了具有自主知识产权的光镜—电镜关联技术（Correlative light and electron microscopy，CLEM），开发相关设备，申报相关专利，实现光学显微镜与电子显微镜对同一目标细胞的观察，提高病毒超薄超薄切片技术检测的效率。

【其他检测技术建立和储备】 腺病毒载体系统可以作为快速构建重组疫苗的技术储备；建立了人腺病毒 5 型（Ad5）和 41 型（Ad41）中和抗体测定方法；建立了星状病毒的血清 IgG 检测 ELISA 方法。

储备了人博卡病毒、人偏肺病毒、人冠状病毒、腺病毒、流感病毒、副流感病毒、呼吸道合胞病毒、人多瘤病毒等病毒检测的常规 PCR 诊断试剂。

完成第二代高通量测序技术平台的整合，建立了具有自主知识产权的自动化的病毒鉴定分析流程。针对呼吸道和腹泻症候群成功建立了再测序基因芯片技术平台，用于呼吸道标本和腹泻标本中未知病原的再测序基因芯片鉴定。结合自动化工作站，建立了针对脑炎脑膜炎症候群未知病原发现的的超高通量 PCR Array 的技术平台，可在 24 小时内确定病原体线索。针对消化道症候群，建立了常见腹泻病等和细菌的多病原 PCR 检测的技术平台（Qiaxcel 电泳和溶解曲线分析）。建立了检测 MERS、Ebola 病毒、CVA16 和鼻病毒的等温扩增方法。建立了基于 MS2 的假病毒技术平台，成功应用于 MERS 假病毒阳性对照和呼吸道病毒检测质控品的制备。完成基于 GeXP 的多重 PCR 技术检测手足口病原在济南疾控中心的推广和应用。完成了呼吸道病毒 9+7 检测试剂盒的优化。

【科学研究进展】 2015 年申请课题 67 项，其中作为承担单位申报 39 项，作为参加单位申报 28 项；获准课题 28 项，其中承担课题 14 项，参加课题 14 项；获准纵向课题经费 2346.236 万元；在研课题 108 项，其中承担 47 项，参加 61 项；到位科研课题经费 6884 万元。2015 年申报科研成果 15 项，获奖 10 项。2015 年申请专利 7 项，授权专利 10 项。2015 年病毒病所发表中文论文 120 篇，英文论文 103 篇，SCI 收录论文 98 篇，总影响因子 385，最高影响因子41.456。发表主编著作1部，参编著作3部。

【拓展国际合作】 继2014年5月埃博拉病毒潜入西非塞拉利昂以来，2015年病毒病所继续组建专家组和应急队伍前往塞拉利昂提供紧急援助。先后派出两批固定P3实验室检测队科研人员和两批技术合作项目检测队前往塞拉利昂执行紧急援助和技术合作任务，充分体现了我国在处理国际事务中的大国负责。

2015年接待了来自美国、加拿大、沙特阿拉伯、塞拉利昂、利比里亚等国家和国际组织以及我国台湾地区外宾180余人次，通过认真细致的做好每次接待工作，增进了相互理解，促进了与世界各国的交流与合作。

与德国HPI机构进行深入接触探讨，落实合作意向，对双方可能进行的流感/禽流感、肿瘤、肝炎、艾滋病等合作领域进行交流，同时也对双方交换学生的可行性进行了探讨，2016年第一届双边合作会议的申报已经启动。

【病毒病预防控制所干部选拔任用】 2015年3月，根据工作需要，严格按照《党政领导干部选拔任用工作暂行条例》规定的程序，完成了16名中层干部职务任免的相关工作。

【病毒病预防控制所内部控制工作进展】 病毒病所内控工作进一步完善。为加强试剂耗材管理，病毒病所与易采（北京）网络科技有限公司合作，建立了科研一站式采购服务平台，将试剂耗材采购纳入平台采购。12月1日，平台正式试运行。通过该平台采购，有效解决了采购定价信息不对称、采购过程不透明、审批报销手续繁琐等问题。

病毒病所印发了《病毒病预防控制所科研合作管理规定》《病毒病预防控制所对外技术协作管理规定》《病毒病预防控制所因公临时出国（境）派出管理规定》和《病毒病预防控制所因公长期出国（境）管理规定》《病毒病预防控制所外宾接待工作管理规定》《病毒病预防控制所外事工作保密管理规定》。

【完成固定资产实物清查工作】 3月20日—10月30日，病毒病所按照《固定资产管理办法》的有关规定，对固定资产进行了实物盘点清查。本次共清查通用设备2695件，原值7084.01万元；专用设备3136台（套），原值14 185.03万元。

【落实中央八项规定精神，驰而不息纠正“四风”】 为深入落实中央八项规定精神，多渠道开展宣传教育活动，不仅及时组织领导干部、党员学习中央有关文件，还在中秋节国庆节到来之际，抓住时间节点，利用多媒体技术，在大厅电子屏播放廉洁过节的宣传片。在新旧址大厅张贴“中国疾控中心工作人员行为规范”，提高职工的职业素养，强化工作纪律，廉洁从业意识。加强监督检查，按照《中国疾病预防控制中心关于做好办公用房清理整改工作的通知》（中疾控办发〔2014〕463号）要求，在纪委工作的部署下，1月纪监室会同后勤处组织开展对各处室办公用房清理和整改工作。按照中央八项规定精神要求，5月纪监室会同人力资源处开展“裸官”有关情况统计工作，均未发现有“裸官”现象发生。根据《中国疾病预防控制中心关于转发监察部驻国家卫生计生委监察局报送中介服务有关材料的通知》要求，对各处室中介服务有关情况开展自查工作，经查病毒病所35个处室均没有中介服务项目。为加强中央关于厉行节约、公车配备、公务接待、职务消费等规定执行情况的监督检查，6月对公务用车情况进行了全面检查。

【扎实开展“三严三实”专题教育】 6—12月，按照中心党委统一部署深入开展“三严三实”专题教育，成立领导小组，制定实施方案，具体工作由党群工作处牵头组织落实。领导班子成员认真学习必读书目撰写学习体会，党委书记、纪委书记带头讲党课，组织中层以上领导干部4次专题学习研讨会，并筹备召开“三严三实”主题民主生活会。

【全方位加强组织建设工作】 4月开展了“读书谈心得”活动，广大党员结合工作实际撰写读书心得体会。9月举办主题党日活动，赴军事博物馆参观“中流砥柱——中国共产党及其领导的人民军队抗日战争主题展”。10月以支部为单位各党支部组织党员职工赴国家博物馆参观“复兴之路”展览，加强爱国主义教育。10月下发《关于2015年调整党支部设置和换届选举的通知》，各支部于11月前完成调整换届，由原来的9个支部调整为11个，进一步增强了组织活力。由于工作成绩显著，所党委荣获卫生计生委直属机关党委优秀基层党组织荣誉称号，王芹、赵翔、殷绍华3位同志被评为卫生计生委直属机关党委优秀共产党员。

【贴近业务开展宣传工作】 全面发挥党委政治核心作用，深入开展宣传工作增强组织凝聚力，4月下旬配合实验室管理办公室开展了生物安全周宣传工作；1—12月开展“祖国的需要就是我的选择”主题宣传活动，及时在所网站和中心网站、微信公众平台宣传援非抗埃工作，根据工作推进情况在新、旧两址大厅悬挂相应宣传横幅，在每一批队员凯旋之际均举办援非抗埃凯旋报告会，全年共计举办报告会5场，营造浓厚氛围动员广大职工投身埃博拉疫情防控。

【充分发挥桥梁纽带作用，群团工作开创新局面】 完成工会换届选举工作，1月9日召开病毒病所工会会员代表大会，大会进行了新一届工会委员会的换届选举，经过到会的44名会员代表的无记名投票，选举产生了新一届的工会委员会和工会经费审查委员会委员。中心领导出席了会议并做重要讲话。大会对上届工会进行了总结，同时提出今后主要工作思路。在换届选举工作完成后，完成了工会法人证书和组织机构代码的申请领取工作。为23名聘用人员办理了入会手续。完成工会财务自查工作和审计工作；工会2015年收支预算表、决算表的统计上报工作和工会基本账户的法人、账户信息的变更和建立工作。举办所领导与单身职工中秋茶话会。5月20日举办了病毒病所2015年春季运动会。所党政班子、工会领导及中国疾控中心工会领导出席，全所领导、职工、研究生近三百人参加运动会；组队参加了卫生计生委第一届职工运动会；组织人员参加了卫生计生委的网球、棋牌比赛和文体协会的各项活动；组织健步走活动。开展援塞队员、援疆博士服务团家属和困难职工的慰问工作。所党委、所工会共慰问援非、援塞队员家属和困难职工60余人次；为3名符合条件的职工进行了2015年中央国家机关困难职工的统计上报工作。丰富职工文化生活，在新址一楼大厅建职工阅览室。

（武桂珍、苏晓婷、李廓）

寄生虫病所

【工作概况】

一、完成寄生虫病所“十二五”规划，推进委市共建

组织完成“十二五”规划任务，90% 指标（98/109）达到预期目标，初步建立热带病国际合作中心。6 月，国家卫生计生委王国强副主任来所调研，肯定我所工作成绩。9 月，世界卫生组织外部评估专家组也给予肯定。围绕我国寄生虫病控制消除目标，编制寄生虫病所“十三五”发展规划（2016—2020 年）。

筹建热带病研究中心，《加挂国家热带病研究中心牌子申报方案》报国家卫生计生委。寄生虫病所异地扩建工程项目列入上海市卫生计生改革和发展“十三五”规划。成功申请上海市第四轮公共卫生行动计划。

二、提供寄生虫病防治技术支持，谋划十三五任务

参与全国血吸虫病、疟疾、包虫病防治规划评估。协助编制《全国消除血吸虫病规划（2016—2025 年）》《包虫病等重点寄生虫病“十三五”规划》。开展安徽、江西和湖南等省血吸虫病传播控制达标评估。加强云南边境、西藏林芝疟疾消除。建立中心包虫病防控甘孜州工作站，推进四川石渠包虫病防治试点。完成《全国包虫病流行情况调查报告》和全国人体重点寄生虫病现状调查现场工作。

推进全国寄生虫病监测预警，完善防治基地和诊断参比实验室网络。5 名专家赴塞参与埃博拉疫情防控工作。参与安徽宿松血吸虫病、海南三亚疟疾、辽宁丹东疟疾、新疆伽师黑热病等疫情应急处置。

三、增强科研能力，加强教育培训

在研课题 35 项，获批 14 项。发表 SCI 论文 70 篇，其中第一作者或通讯作者 49 篇，在柳叶刀系列杂志发表论文 2 篇。主编专著 1 部，获授权专利 3 项。《Infectious Diseases of Poverty》SCI 影响因子 4.11 分。获 3 项省部级科技奖。首届热带病公共卫生硕士班开班，博士后科研工作站获批。

四、开展全球卫生合作，传播防治经验

合作中心更名为世界卫生组织热带病合作中心。10 月世界卫生组织陈冯富珍总干事、国家卫生计生委马晓伟副主任、上海市人民政府翁铁慧副市长为合作中心揭牌。牵头成立中非消除血吸虫病机构合作网络，与 9 家国外机构签署合作谅解备忘录。实施中英全球卫生支持项目、中—英—坦桑尼亚疟疾防治试点项目、中—澳—巴布亚新几内亚疟疾防治研究试点项目。

五、加强内部管理，提升自身能力

学习贯彻党的十八届四中、五中全会精神，开展“三严三实”专题教育。完成党委换届改选和新一届中层干部任期聘任。推进 8 个人才团队培养。16 名骨干外派驻点或借调、1 名骨干援疆。加强文化建设，蝉联“上海市文明单位”称号、获集体荣誉 10 余项，个人荣誉 20 余项。

【“世界卫生组织热带病合作中心”揭牌】 2015 年 10 月 17 日，中国疾控中心寄生虫病所“世界卫生组织热带病合作中心”揭牌仪式在上海举办。世界卫生组织总干事陈冯富珍、国家卫生计生委副主任马晓伟、上海市副市长翁铁慧共同出席并揭牌。

陈冯富珍总干事肯定了寄生虫病所世界卫生组织合作中心35年来工作成效和所产生的国际影响力，期待继2007年中国成为首个消除丝虫病的国家后，中国能在2020年消除疟疾，在未来十年内消除血吸虫病。同时，她希望寄生虫病所作为热带病领域的领导力量，总结中国经验，将经验和技术推广到非洲和东南亚国家，实现联合国可持续发展目标（即SDG）所倡导的公平发展基本原则。马晓伟副主任支持国家卫生计生委和上海市政府筹建“热带病研究中心”，鼓励寄生虫病所继续总结我国在丝虫病、血吸虫病和疟疾控制消除方面的成功经验，为我国“一带一路”、援非等国际合作提供技术支持。

1980年寄生虫病所“世界卫生组织疟疾、血吸虫病和丝虫病合作中心”成为我国首批世界卫生组织合作中心。35年来，寄生虫病所在全球健康领域积极探索，为中非卫生合作提供了双多边合作的实践案例。

【中国—英国—坦桑尼亚疟疾防治试点项目全面实施】 在中英全球卫生支持项目下，中国疾控中心寄生虫病所与坦桑尼亚依法卡拉卫生研究所合作开展中国—英国—坦桑尼亚疟疾防治试点项目。项目总金额170万英镑，执行期2年，试点地区为坦国南部Rufiji地区2个社区。项目将按照世界卫生组织T3策略，结合中国疟疾防治经验，在试点区域探索适合当地的疟疾防控策略和模式，通过加强试点社区疟疾防控体系和能力建设，提高实验室诊断率、规范治疗率和病例报告率，加强当地疟疾防控能力，有效降低疟疾负担标。

2015年4月，在国家卫生计生委王国强副主任和坦桑尼亚卫生与社会福利部Seif Rashid部长见证下，项目在坦桑尼亚正式启动实施。8月，寄生虫病所首批专家赴坦开展现场工作，协调动员当地政府，深度访谈试点卫生机构，招募培训志愿者和调查人员，收集试点区卫生机构的病例信息情况，为建立社区综合防控、病例信息系统奠定基础。11月，第二批专家组赴坦完成基线调查和数据整理分析、建立流动镜检站、研讨信息系统建设方案、开展健康教育、加强财务管理等，积极有效地推进了项目进展。

【建立中非血吸虫病消除合作机构网络等南南合作机制】 2015年，中国疾控中心寄生虫病所在血吸虫病、疟疾等领域南南合作方面，积极探索，推动建立了中非血吸虫病消除合作机构网络等南南合作机制。10月6日，在第二届中非部长级卫生合作发展会议闭幕式上，中国疾控中心寄生虫病所周晓农所长分别与青尼罗河国家传染病研究所、南非比勒陀利亚大学疟疾控制中心、喀麦隆德斯山大学等3家单位签署了疟疾控制研究合作备忘录。同时，与坦桑尼亚国家医学研究所、津巴布韦大学卫生科学学院、喀麦隆雅温德第一大学科学学院、马里国立公共卫生研究所、杰济拉—瓦德迈达尼大学、青尼罗河国家传染病研究所等6家机构签署了关于构建“中非血吸虫病机构合作网络”的建立合作备忘录，使我国在疟疾、血吸虫病与非洲相应国家的合作奠定了良好基础，拓宽了合作渠道。10月7—14日，寄生虫病所与世界卫生组织在上海联合举办“首届NIPD/WHO国际医学贝类培训班”，15个亚非国家和全国10个省市学员参加培训，提高了医学贝类检测监测能力，推动各省参与中非、中亚国家间血吸虫病及相关螺传疾病的控制消除合作。

【完成血吸虫病、疟疾、包虫病等寄生虫病“十二五”规划评估】 在国家卫生计生委领导下，通过起草评估方案、开展现场抽查评估、收集整理数据，组织完成了《全国预防控制血吸虫病中长期规划纲要（2004—2015年）》《中国消除疟疾行动计划（2010—2020年）》《防治包虫病行动计划(2010—2020年)》等防治规划评估。经评估，到2015年底，全国如期实现了血吸虫病、疟疾、包虫病等寄生虫病防控目标，其中，全国血吸虫病流行省份均实现血吸虫病传播控制目标，全国疟疾三类县达到消除疟疾目标，全国包虫病流行县人群患病率为0.24%。

【四川省甘孜州石渠县包虫病综合防治试点工作启动】 2015年11月，四川省甘孜州石渠县包虫病综合防治试点正式启动实施。国家卫生计生委下发了《四川省甘孜州石渠县包虫病综合防治试点工作方案》(以下简称"工作方案")。"工作方案"明确提出了防治工作的远期目标和阶段目标，要求切实加强组织领导，联防联控；抓好源头治理，有效控制犬的数量和感染情况；做好病人查治，扩大人群查治覆盖面，规范患者内科、外科治疗；大力开展宣传教育，提高群众防治意识；改善生产生活环境，大力开展爱国卫生运动，加强城乡环境综合治理，实施安全饮用水工程、扶贫易地搬迁工程；切实提高防治能力，加强防治机构建设，加大基层防治人员培训力度；发挥防治主力军作用，逐步建立一支作风优良、技术过硬、精干高效的专业队伍。

【中国疾控中心包虫病防控甘孜州工作站成立】 在中国疾控中心寄生虫病所甘孜州包虫病科研防治基地基础上，中国疾控中心包虫病防控甘孜州工作站于2015年11月7日在四川省甘孜藏族自治州疾病预防控制中心揭牌成立。作为四川省石渠县包虫病综合防治试点工作内容之一，在国家卫生计生委领导下，四川省、甘孜州以及石渠县各级政府支持下，中国疾控中心及寄生虫病所将抽调精干人员，长期驻点提供技术支持，同时努力培养基层防治骨干，全面提升甘孜州包虫病防治人员现场防治和实验室能力。工作站将开展包虫病防治新技术的应用、推广与评价，探索包虫病防治新方法、新模式、新技术，努力解决防治中实际存在的技术问题。国家卫生计生委疾控局雷正龙副局长、中国疾控中心冯子健副主任、寄生虫病所周晓农所长、四川省卫生计生委刘捷副巡视员、甘孜州何飚副州长和省州县卫生计生委和疾控中心的相关负责人员出席揭牌仪式。

【寄生虫病所荣获全国疾病预防控制工作先进集体1项】 2015年3月，经全国评比达标表彰工作协调小组批准，寄生虫病所疟疾室被国家卫生计生委授予"全国疾病预防控制工作先进集体"荣誉称号。多年来，在国家卫生计生委、中国疾控中心、寄生虫病所的领导下，疟疾室勤政务实，团结协作，发挥"疟疾防治国家队"作用，承担国家疾病防治和科研项目，积极做好输入性疟疾的防控和应急处置工作，有效推进全国消除疟疾工作。此外，多次派员参加抗震救灾卫生防疫任务，积极参与全球卫生治理，协助中心开展埃博拉出血热检测工作。

【寄生虫病所获批设立博士后科研工作站】 2015年8月，寄生虫病所申报的"博士后科研工作站"，获中华人民共和国人力资源和社会保障部、全国博士后管理委员会联合批准设立。1997年以来，作为中国疾病预防控制中心博士后科研流动站的科研工作点，寄生虫病所先后有29名博士后在站工作包括国内博士后17名、港台地区2名、非洲国家8名、欧洲国家2名。博士后科研工作站的设立，将充分发挥寄生虫病所科研优势，推动科技成果转化，促进产、学、研结合，拓展单位事业发展。

【首期热带病预防与控制专业公共卫生硕士班开班】 2015年，中国疾病预防控制中心首期热带病预防与控制专业在职公共卫生硕士班开班。学员来自各级疾控中心专业技术人员，在课题选题上，紧紧与疾病预防控制需求与任务相结合，学科涉及流行病学、疾病负担、免疫与诊断技术、资源与配置等。热带病预防与控制专业公共卫生硕士班，每2年招收1期，学制2年，通过公共课和专业课学习、课题选题与实施，完成学业答辩后，获得教育部颁发的专业硕士学位证书。

【Infectious Diseases of Poverty 杂志首个 SCI 影响因子达 4.11】 2015年6月，寄生虫病所主办的Infectious Diseases of Poverty杂志获得首个SCI影响因子，达4.11，在78种传染病相关期刊中位列第17，也是传染病学科中唯一由中国人担任主编主办的期刊。Infectious Diseases of Poverty杂志于2012年10月创刊，是与Springer旗下BioMed central合作出版的网络英文学术期刊，办刊宗旨以"同一世界、同一健康"为理念，专注于发表贫困所致传染病防治的跨学科研究论文和综述。创刊至今，在线发表150篇论文（其中包括9个学术专辑），国际论文占比73%，为疾病流行国家科学家提供一个交流平台，分享这些地区高质量的研究成果，以促进全球贫困所致传染病的防控工作。

【国家卫生计生委王国强副主任赴寄生虫病所调研委市合作共建工作】 2015年6月25日，国家卫生计生委王国强副主任赴寄生虫病所调研委市合作共建工作，听取寄生虫病所基本情况和委市合作共建报告，考察人体重要寄生虫媒介与标本展示馆。王国强副主任充分肯定寄生虫病所多年来在防治、科研、人才培养、国际交流等方面取得的成绩。他强调要加强寄生虫病所的建设，一是寄生虫病防控形势依然严峻，推进寄生虫病防控工作，需要寄生虫病所技术上的支持；二是推广我国成功经验，彰显我国负责任大国形象，需要寄生虫病所作出更大的贡献。他要求寄生虫病所认真研判形势，从自身能力发展要求、"一带一路"国家需求、国际合作需要及对上海、全国乃至全球卫生事业贡献的角度，谋划寄生虫病所发展，争取目标实现。王国强副主任强调要加强国家卫生计生委、上海市合作共建寄生虫病所工作，重新启动加挂"中国热带病研究中心"牌子申请工作，推进寄生虫病所异地扩建工程，抓紧编报，积极争取，请相关部门及上海市给予支持与帮助。国家卫生计生委疾控局、妇幼司，国家中医药管理局办公室、法监司，上海市卫生计生委、中国疾控中心及寄生虫病所主要领导及相关处室负责人参加调研。

【全面完成寄生虫病所"十二五"发展规划】 在国家卫生计生委、中国疾控中心、上海市卫生计生委指导下，寄生虫病所组织完成寄生虫病所"十二五"规划（2011—2015年）目标任务，109项指标中，98项指标（占90%）达到预期目标，初步建成具有防治研究、政策咨询、成果转化、信息服务与教育培训等功能的热带病国际合作中心。规划实施以来，一是创建"先行先试"的寄生虫病防治科研基地工作模式，推动重大寄生虫病防治策略应用与实施。二是提升科研平台开放与共享水平，引领亚洲寄生虫病实验室诊断能力建设。三是加快科技成果转化速度，为防治实践提供重要支撑。处于全国寄生虫病应用研究领域领先地位，达到亚洲一流水平。四是提升国际热带病防治决策影响力，拓展我国公共卫生发展与援外领域。热带病国际联合研究中心获科技部审批认可，成为国家级国际科技合作基地。五是形成一锤定音的团队，发扬乐于奉献的疾控精神。获中国女医师协会五洲女子科技奖、上海市卫生系统银蛇奖以及国家卫生计生委记功嘉奖。获上海市文明单位、上海世博会先进集体，全国疾控先进集体。2015年9月，世界卫生组织外部评估专家对我所"十二五"规划工作给予高度肯定。

（周晓农、王汝波、陶苾颖、田添、丁玮、张敏琦、杨频、曹淳力、陈勤、盛慧锋、官亚宜）

性艾中心

【工作概况】 继续积极开展所承担的艾滋病、性病、丙肝防治相关的技术指导和技术支撑工作。

协助国家卫生计生委对《遏制与防治艾滋病“十二五”行动计划》实现情况进行了初步评估。起草了“中国遏制与防治艾滋病‘十三五’行动计划”(草稿)“科技重大专项‘十三五’实施方案”(草稿)。

在艾滋病疫情监测、检测发现、感染者随访管理、抗病毒治疗、高危人群干预、耐药监测和分析流行病学调查等领域，完成策略和方案制定、人员培训、督导检查与质量控制、技术支持等常规工作。继续重点推动扩大检测策略提高感染者发现率、推动艾滋病单阳家庭抗病毒治疗减少夫妻间经性途径传播、推动艾滋病病人诊治“一站式”服务降低艾滋病病死率工作，以第三轮艾滋病综合防治示范区为平台探索开展防治模式创新工作。进一步规范艾滋病防治工作，修订了《艾滋病诊断标准》《全国艾滋病实验室检测工作管理办法》等 10 项技术指南。开展了丙肝哨点监测、病例报告现场核查、综合防治试点等丙肝防治工作。开展了性病门诊就诊者检测试点工作。

性艾中心负责执行的中国—默沙东艾滋病综合防治合作项目、中美艾滋病防治合作项目等 6 项国际合作项目进展顺利，中国联合国儿童基金会项目、中国联合国人口基金艾滋病防治与生殖健康服务合作项目等 4 项目圆满结题。

全年新获准科研项目 / 课题 9 项(合作研究 4 项)，在研 23 项(合作研究 12 项)。发表论文 106 篇，其中英文论文 46 篇，影响因子 >10 论文 1 篇，影响因子 >5 论文 11 篇。培养在读研究生 76 名，毕业博士 9 人、全日制硕士 15 人、在职 MPH3 人、协和公卫 1 人。

组织因公临时出国(境)31 批次 43 人次，正式接待来访 17 批次 25 人；承接国家卫生计生委非洲访问团 1 批次 59 人、清华大学发展中国家 MPH 班学员顺访 1 次 25 人、商务部研修学院非洲国家疾病防控研修班 2 次。承接商务部研修学院非洲英语及法语国际疫情防控技术培训班 1 次。

2015 年 12 月 1—6 日，吴尊友研究员作为随行人员陪同国家卫生计生委李斌主任等赴南非约翰内斯堡出席“中非携手迈向没有艾滋病的未来”中非艾滋病防控倡导活动。选派邱茂峰博士作为 WHO 顾问赴塞拉利昂参加埃博拉疫情防控。选派胡翼云博士赴非盟总部，参与非洲疾控中心建设工作。

完成 8 个规章制度的梳理、修订，在科室主任例会上开展了规章制度的全员学习，进一步促进了单位内部的规范化管理。开展 2 期约 300 余人次参加的“中心在我心中”系列午间论坛活动、举办第六届职工运动会；组织“七一“党日活动、以“三严三实”为主题的知识答题和职工春游等文化建设活动，激发了职工爱岗敬业、爱集体的热情，营造积极向上、和谐文明的工作氛围。

【艾滋病疫情监测】 在艾滋病病例报告、哨点监测、疫情估计、专题流调方面开展了工作。

艾滋病病例报告。举办了全国性艾滋病监测工作培训班，对全国艾滋病网络直报信息系统进行了维护，并完成 12 省份的数据质量核查工作，确保疫情报告数据的及时性与准确性。2015 年，我国新发现感染者和病人 115 465 例（较上年增加 11 964 例），其中艾滋病病人 33 769 例（较上年增加 4316 例），当年死亡 21 687 例。

艾滋病哨点监测。全国运行艾滋病（HIV）、梅毒和丙型肝炎（HCV）监测哨点 1971 个。其中艾滋病哨点 1884 个，监测吸毒者（DU）、男男性行为者（MSM）、暗娼（FSW）、性病门诊男性就诊者（男性 STD）、男性长途汽车司乘人员（男性长卡司机）、男性流动人口、孕产妇和青年学生共 8 类人群 870 889 人。监测发现，39.9%（779/1954）的哨点检出 HIV 抗体阳性者，共检出 8547 名阳性者，粗阳性率为 1.0%。男男性行为人群 HIV 抗体阳性率持续上升，达到 8.0%；吸毒人群继续呈下降趋势，降到 3.0%，但是吸食新型毒品者从 2011 年的 0.38% 上升至 2015 年的 0.51%。个别地区高年龄组低档暗娼 HIV 抗体阳性率仍然较高，广西 50 岁以上暗娼 HIV 抗体阳性率达 6.0%。其他人群 HIV 感染率维持在低水平。高危人群的有效干预比例上升明显，其中吸毒人群、男男性行为人群和暗娼人群最近一年做过 HIV 检测并知道结果的比例分别为 66.7%、65.4%、68.5%。危险行为比例明显降低，其中注射吸毒人群中共用注射器的比例下降至 25.3%，男男性行为人群肛交未坚持使用安全套的比例下降至 47.1%，暗娼商业性行为时未坚持使用安全套的比例下降至 22.7%。但是，暗娼、男男性行为人群仍有相当高比例的人不能坚持使用安全套。需关注的是青年学生性行为，有过性经历的学生比例为 8.3%，呈逐年上升趋势。有过性经历的学生中，以男性为主（72.7%），其中 3.6% 有男男同性性行为。在有男男同性性行为的学生中，77.7% 同时有异性性行为，且安全套使用比例较低，仅为 43.1%。

艾滋病疫情估计。组织完成全国艾滋病疫情估计工作，经联合国艾滋病规划署、世界卫生组织和性艾中心联合测算，估计 2015 年底中国存活的感染者和病人总数约 85 万（72 万～102 万），全人群艾滋病感染率 0.06%，艾滋病疫情仍处于低流行水平，如期实现了《中国遏制与防治艾滋病“十二五”行动计划》将艾滋病病毒感染者和病人控制在 120 万左右的目标。

艾滋病专题流行病学调查。在 2014 年婚外性行为表现形式调查的基础上，重点组织 6 个低流行省份开展商业性行为人群流动性和阳性者转归调查。开展了男男性行为人群队列研究，低档暗娼感染率、暗娼和吸毒者中新型毒品使用情况，嫖客人群 HIV 感染率和艾滋病相关行为调查。

【艾滋病咨询检测】　全国艾滋病检测筛查实验室达到 30 144 个（含检测点 18 278 个，覆盖了 98.9% 的县区），确证实验室 496 个，咨询检测点 9320 个，开展检测的医疗卫生机构数 2.7 万个，全国艾滋病检测人次数 143 583 117 人次（较 2014 年增加了 12.6%），检测发现率 0.080%（自 2012 年开始维持在此水平）。通过指导各地开展晚发现数据分析，制定检测咨询重点工作，促进艾滋病早检测相关工作，截至 2015 年 12 月我国报告存活的感染者和病人已达 57.7 万例，发现率已达到 68%（较上年增加 7%）。全国每年新发现病例中晚发现的比例也由 2010 年的 41.8% 逐年下降到 2014 年的 35.5%，并在 2015 年保持该水平。

【艾滋病病毒感染者 / 病人随访管理】　通过多方位技术支持提高随访数据的真实准确性和随访管理工作质量，制定“感染者随访工作下沉至乡镇卫生院（社区卫生服务中心）工作”方案探索将随访管理工作逐渐下沉。2015 年各项随访管理考核指标继续保持在较高水平并略有提升，艾滋病病毒感染者 / 艾滋病病人随访及 CD4 检测比例由 2014 年的 89.1% 上升到 90.8%；艾滋病病毒感染者 / 病人的配偶 / 固定性伴 HIV 检测比例由 2014 年的 91.1% 上升到 93.6%；HIV/AIDS 接受至少一次结核病相关检查的比例由 2014 年的 82.9% 上升到 97.4%。

单阳家庭抗病毒治疗。覆盖全国 8.8 万个单阳家庭，覆盖率达到 78.4%，现存活单阳家庭配偶年新发感染率从 2011 年的 2.6/ 百人年下降到 2015 年底的 1.0/ 百人年，有效降低了艾滋病病毒在配偶间传播。

【艾滋病抗病毒治疗工作】 调整了抗病毒治疗启动条件（由第三版抗病毒治疗手册规定的 CD4≤350 调整为 CD4≤500 即可给予治疗），将艾滋病检测、咨询、诊断和治疗"一站式"服务试点地区继续扩大到 11 个省（区、市）的 48 个县（区、市），针对吸毒人群开展了治疗培训及使用利匹韦林进行治疗的试点等，截至 2015 年 12 月，全国 31 个省（自治区、直辖市）2415 个县（区）4226 所抗病毒机构开展治疗工作，累计治疗病人 477 206 人（含成人 471 140 和儿童 6066），正在治疗 386 756 人（成人 382 139 人，儿童 4617 人），其中 2015 年新增治疗 107 793 例（较上年增加 22 519 例）。抗病毒治疗覆盖率在治疗标准放宽后仍维持在 80% 以上（2015 年 12 月为 87.0%），且治疗质量稳定，治疗 12 个月依然存活并坚持治疗的比例为 87.2%（较上年升高 3.1 个百分点），在治病人病毒载量低于 1000 拷贝 /ml 的比例为 91.4%，基本与其他国家的水平持平。

至 11 月，2015 年新启动"一站式"服务的县区试点期间累积新诊断 HIV 阳性病例 2035 人，其 CD4 检测、符合治疗标准者 30 天内治疗、死亡的比例分别为 89.7%、57.8%、6.8%，与试点上年同期相比分别增加了 10.8%、23.0%、−2.2%，显著改善了从诊断到治疗的覆盖率与及时性，尤其使晚诊断艾滋病患者获得及时诊治，显著降低了试点县区新诊断 HIV 阳性者病死率。

【艾滋病高危人群干预】 积极动员社区卫生服务中心、社会组织和志愿者，针对吸毒人群、暗娼和男男性行为人群开展综合干预。

吸毒人群干预。全国 29 个省（区、市）共设立了 785 个戒毒药物维持治疗门诊，其中包括 29 辆流动服药车。正在接受维持治疗 167 564 人（比 2014 年减少了 9.0%），治疗人员年保持率为 82.4%。平均每门诊治疗人数为 213 人，治疗人员 HIV、HCV、梅毒感染率分别为 8.7%、60.1% 和 4.5%。2015 年参加治疗人员 HIV 年阳转率仅为 0.11%，相较 2011 年降低了 64.5%，估计约避免 1.1 万人感染。针具交换作为戒毒药物维持治疗工作的补充，继续在戒毒药物维持治疗工作难以覆盖的地区发挥作用。全国艾滋病综合防治数据信息显示，2015 年全国月均有 770 个针具交换点开展针具交换工作，覆盖 455 个县（区），参加针具交换的月均人数为 35 728 人。

经性途径传播人群干预。针对暗娼、男性同性性行为人群以扩大检测及早发现感染者为工作目标，实施以安全套推广使用为主的综合干预措施。2015 年 12 月，全国月均干预暗娼 45.25 万人，月均干预覆盖率为 83.9%；HIV 检测 971 891 人（较 2014 年上升 2.3%），报告阳性 789 例，略高于去年同期（722 例）。月均干预男男性行为者 207 572 人（较 2014 年上升 6.9%），月均干预覆盖率 77.2%（比 2014 年略有上升）；HIV 检测 468 862 人，报告阳性 16 457 例，均较 2014 年明显上升，分别上升了 15.5%、19.5%。

【第三轮艾滋病综合防治示范区】 下发了《第三轮全国艾滋病综合防治示范区督导评估方案》，组织技术骨干对全国 24 省份 58 个示范区提供现场技术支持，并选择疫情严重，传播形式多样，危险因素广泛存在的贵州省红花岗区、云南省蒙自市等5个示范区，率先开展“一地一策”模式探索工作，力求针对当地艾滋病疫情特点，深度挖掘适合遏制疫情的针对性措施，发挥示范区的“稳定剂”“先锋号”“试验田”作用。

【丙肝防治工作进展】 协助卫计委起草了《加强丙肝防治工作的通知》(草稿)，研究丙肝药品价格政策，修订《丙肝诊断标准》和《丙肝聚集性疫情应急处置手册》，开发《丙肝医院感染控制手册》和《丙肝防治知识传播手册》。举办24期培训班，培训了2479余名基层一线临床、预防及实验室工作人员。开展丙肝哨点监测，运行哨点87个，覆盖无偿献血人群、单位体检人群、医院侵入性诊疗人群、肾透析人群和计划生育门诊就诊人群等5类人群870 309人。结果显示，65.4%(1277/1953)的哨点检出HCV抗体阳性者，共检出抗体阳性者42 189人，粗阳性率为4.8%。吸毒人群和肾透析人群中HCV抗体阳性率较高，分别为33.4%和4.6%，与去年监测结果(35.8%和5.3%)相比均有所下降。在安徽、山西等6省12个县区的29家医院开展了丙肝病例报告现场核查及指导，结果显示诊断分类正确率为44.0%，急慢性分类正确率为53.9%；实验室检出HCV-RNA阳性的报告比例为65.6%，较2013年、2014年有所提高(分别为46.8%、52.1%)；仅37.9%的医院具备丙肝核酸检测能力，主要集中在三级医院。依托第三轮艾滋病综合防治示范区在吉林、河南等省开展了丙肝综合防治试点工作，探索丙肝防治工作有效工作模式。

【国际合作项目】 2015年国际合作项目共10项，尚在执行国际合作项目6项，包括中国—默沙东艾滋病综合防治合作项目、中美艾滋病防治合作项目、联合国人口基金中国—蒙古艾滋病防治合作项目、美沙酮维持治疗关怀项目、艾滋病检测与治疗一站式服务探索试点研究、男男性行为人群降低HIV感染的集成性预防研究。各项目按计划进展顺利。结题国际合作项目4项，分别是中国联合国儿童基金会项目、中国联合国人口基金艾滋病防治与生殖健康服务合作项目、具有不同血脑屏障渗透性的常规抗HIV病毒治疗方案对预防HIV相关性神经认知障碍的疗效的随机对照研究、地理信息系统在艾滋病综合防治信息系统中的整合与应用。

【科学研究课题/项目】 新获准科研项目/课题9项(合作研究4项)，总经费为869.3万元。其中，国家自然科学基金项目4项：艾滋病单阳家庭内传播机制及防控策略建模研究，人免疫缺陷病毒致紧密连接相关基因表达和调控异常的分子基础，去岩藻糖基化的多价双特异性抗体通过ADCC根除HIV-1，我国男男性行为人群HIV耐药毒株流行的数学模型及防控策略研究。传染病预防控制国家重点实验室项目2项：HIV感染经营控制着NK/NKT细胞抗体依赖性细胞介导的细胞毒(ADCC)效应机制研究，我国HIV耐药毒株的演变和适应性研究。传染病重大专项3项(皆为合作研究)：降低“三病两率”和提高能力建设的技术路径分析研究，新生儿艾滋病感染诊断策略研究，母婴阻断失败后新生儿艾滋病毒清除治疗方案研究。

2015年在研科研课题23项(合作研究12项)，总经费达13 048.67万元。其中，国家自然科学基金项目7项：中国男男性行为人群艾滋病流行模式、传播因素及防治策略建模研究，艾滋病抗逆转录病毒治疗的成本、疗效和预防作用的比较研究，HIV准种变异程度对3TC耐药性产生的影响研究，HLA介导的表位特异性CTL功能特征和HIV病毒逃逸研究，HIV-1和HCV在中国注射吸毒人群中传播瓶颈的研究，利用深度测序技术研究北京MSM人群HIV多样性，优化人工设计的HIV-1多肽免疫原以诱导高水平的HIV-1的细胞响应。

卫生部有关司局及其他省部级资助课题 1 项：HIV-1 快速自检试剂的研发。传染病重大专项 15 项（合作研究 11 项）：我国艾滋病流行趋势、疫情评估和预测数学模型研究，儿童艾滋病适宜治疗策略研究与应用，艾滋病高危人群的综合干预技术研究，预防性艾滋病疫苗研究，我国 HIV 主要毒株的流行趋势、基因变异、耐药逃逸和评估预测研究，艾滋病、病毒性肝炎、结核病及其他新发突发传染病实验动物的研究子课题我国恒河猴遗传及免疫背景分析，HIV 感染者的疾病进展与临床转归的关键生物学指标及新药靶的研究，联合应用疫苗和药物 ART 的艾滋病治疗策略的研究，中医药延缓 HIV 感染者发病、促进免疫重建及降低耐药的临床研究，基于药物缓释技术的艾滋病新型生物预防产品的研发—候选杀微生物剂抗 HIV-1 活性检测，艾滋病抗病毒联合免疫治疗的功能性治愈新策略研究，急性期 HIV 感染诊断和治疗研究，HIV 感染者疾病进展与临床转归的关键生物学标志研究，艾滋病流行趋势及疫情评估综合研究—新发感染检测研究，艾滋病国产化诊断试剂的研发—多种检测试剂评价。

《重大公共卫生疾病药品供给模式的研究及应用》获得北京市科学技术奖二等奖，我中心为第一完成单位。

2015 年获准专利一项：基于 EIAV 减毒活疫苗的氨基酸突变而构建的抗 HIV 疫苗 Anti-HIV Vaccine Constructed Based on Amino Acid Mutations in Attenuated Live EIAV Vaccine（专利号：US 8，965，620）。

【"三严三实"专题教育活动】 性艾中心党委高度重视，并按照党中央统一部署，制定了《性艾中心"三严三实"专题教育方案》，要求中心党员和领导干部要认真学习党中央关于"三严三实"专题教育的意义、主要内容、整体部署，对照习总书记"严以修身、严以用权、严以律己，谋事要实、创业要实、做人要实"的要求，认真参加专题教育的各项活动。为确保专题教育的深入有效开展，韩孟杰书记带头讲授"坚定理想信念，切实做到'三严三实'"专题党课，性艾中心党委还利用主题党日活动契机，邀请中国青年政治学院中国马克思主义学院李伟教授讲授"三严三实"党课，在 8—9 月间，组织开展"增强党性观念，践行'三严三实'"知识答题活动，中心 120 余名党员参加了活动。在"三严三实"专题教育活动开展期间中心领导班子成员多次参加中国疾控中心党委组织开展的"三严三实"专题教育活动，围绕研讨主题进行发言。同时性艾中心党委也组织召开了"践行'三严三实'，忠诚履行职责，做合格的领导干部"为主题的专题学习研讨，领导班子成员围绕"严以用权"专题，聚焦严守党的政治纪律和政治规矩进行认真的研讨交流。会后班子成员积极撰写专题学习体会文章和笔记。

【国家卫生计生委党组巡视意见整改】 2015 年 9 月 28 日，国家卫生计生委党组 2015 年第二轮巡视第一巡视组向中国疾控中心和直属单位反馈了巡视意见并提出整改意见，性艾中心党政领导班子高度重视，组织召开党委扩大会传达和学习了王国强副主任、陈瑞萍组长在巡视反馈会上的讲话精神，提高对巡视和整改工作重要性和必要性的认识，明确了整改落实的总体要求。按照中国疾控中心党委的部署和要求，成立了性艾中心落实巡视反馈意见领导小组，由中心党委韩孟杰书记、吴尊友主任担任组长，中心领导班子成员、中心办公室、纪检监察审计室、实管办、人事党群办、财务室负责人为小组成员，负责中心巡视反馈意见整改落实工作，并明确了中心党委的主体责任和中心纪委的监督责任。巡视反馈意见整改落实工作开展期间中心领导班子多次召开党委会、落实巡视反馈意见领导小组会，对照巡视反馈工作中发现的主要问题，结合自身情况填写了中国疾控中心巡视反馈情况意见一览表，就五大方面14项主要问题进行了逐项梳理。对存在的问题或现象，明确了责任人、牵头部门、整改时限，多次讨论和修订了整改落实方案，实行逐条梳理、逐项整改，销号管理，一步一个脚印地扎实落实巡视反馈意见的整改工作。

（吴尊友、刘玉芬）

慢病中心

【工作概况】 2015年，慢病中心在卫计委、中国疾控中心的领导下，承担着慢性病的监测、干预和健康教育工作的技术指导和支撑作用。

为卫计委、中国疾控中心提供慢性病防控数据支持及政策咨询。作为主要参与单位协助卫计委完成《中国居民营养与慢性病现状报告（2015）》的数据分析和报告撰写；参与撰写和修订《中国慢性病防治中长期规划（2016—2025年）》等工作。

死因监测、慢病及其危险因素等监测工作。慢病中心继续开展全国死因监测常规信息收集工作，并对605个疾病监测点加强质量控制，编写印发培训教材。开展全国督导、技术督导，并开展漏报调查工作。整合后的中国成人慢性病与营养监测工作在卫计委领导下，由中国疾控中心负责组织实施，慢病中心牵头，营养健康所、慢病社区处、控烟办共同执行，很好的推进了现场调查。2015年同时开展了全国慢性阻塞性肺疾病监测、心血管病监测、精神卫生调查及口腔健康流行病学调查等工作。在监测工作中对西藏、新疆等西部省份进行了重点支持和指导。

慢性病综合干预工作。协助卫计委开展慢性病综合防控示范区建设工作，修订管理办法，对已经建立的全国265个示范区开展动态管理和慢病综合监测试点的数据收集与分析评价。推进省部联合减盐防控高血压项目，深入开展重点人群、重点场所干预试点，总结提炼针对不同人群的干预模式，组织召开项目经验交流会，与国内外专家同行分享减盐工作经验。以中国农村地区糖尿病综合防控项目、中国糖尿病综合管理项目和淮河流域癌症综合防治等项目，开展了心脑血管病、糖尿病、肿瘤防控工作，积极探索慢性病防控适宜技术和工作模式，提升慢病综合干预工作整体水平。2015年继续开展“健康口腔，幸福家庭”项目、老年期重点疾病预防以及干预和中国骨质疏松防治推广等项目，不断推进口腔和老年健康工作。

伤害预防控制工作。开展伤害监测，完成全国伤害监测系统的调整和扩点工作。加强质控和督导，通过培训进行能力建设。完成了2013年数据集的出版印刷，完成了2014年全国伤害监测数据的清理和分析及数据集的撰写。截至2015年底共收集门急诊伤害监测数据51万余条。与国家质检总局合作开展产品伤害监测工作。同时积极开展道路安全、老年跌倒、儿童溺水等伤害干预工作。

加强科研和拓展对外合作。中国疾控中心依托慢病中心筹备成立“重点慢性病防控办公室”，联合王陇德院士推进卫生立法、跨部门协作、重大慢病预防与控制及大数据开发与利用等重点工作。中国疾控中心依托慢病中心成立中国疾病负担研究合作中心，与美国华盛顿大学在疾病负担测量研究及技术培训等方面开展深入合作，并已将研究结果在Lancet上发表。2015年慢病中心以第一作者或通讯作者发表文章中文57篇，英文29篇，同比上年大幅度上升。同时慢病中心积极探索研究大数据云计算技术对慢性病防控的支持作用。

【发挥参谋助手作用，为公共事务提供技术支持】 2015年国家卫生计生委在国新办发布了《中国居民营养与慢性病报告》，引起了社会舆论的广泛关注。慢病中心在其中发挥了重要作用，参与了数据分析、报告撰写、新闻稿及记者问题的应答准备等工作。此外，我们还协助卫计委做好重大公共卫生项目的预算编制及项目执行工作；受国务院妇儿工委办公室委托，撰写《儿童伤害预防与控制工作指南》；参与撰写和修订《中国慢性病防治中长期规划（2016—2025年）》；为《中国卫生统计提要》《中国卫生和计划生育统计年鉴（2014）》提供死因监测结果；参与中国农工党《健康中国"十三五"建设规划编制建议公共卫生分报告》和《健康中国"十三五"建设规划编制建议总报告》的撰写和修订工作。

【中国居民慢病与营养监测】 2015年，国家卫生计生委整合慢性病与营养监测工作后第一次在全国范围内启动相关工作，慢病中心牵头，营养健康所、慢病社区处、控烟办共同执行。由于涉及调查内容多、问卷量大、实验室检测项目多、膳食调查技术复杂，现场组织难度极大。为顺利推进工作，慢病中心发挥牵头单位作用，充分与协作单位协调沟通，并在全中心内调配人力资源，使得各项工作顺利推进。年初即完成方案制定和信息管理平台开发，开展预调查和8期国家级培训班，至年底进行了60余次现场督导指导。截至2015年底，已经有30个省（自治区、直辖市）的247个监测点启动了现场调查，其中113个监测点已经完成现场调查。共完成个人问卷调查10.6万份，占应完成调查样本的57.5%；完成孕妇问卷3375份，占应调查样本的37.3%。

在完成慢病营养监测工作的同时，慢病中心还承担着全国慢性阻塞性肺疾病监测和全国心血管病监测这两项国家级任务。升级完善了心脑血管事件登记系统，完成2014年度心脑血管事件数据的回顾性上报23万余例，完成2015年报告心脑血管急性事件约11万例。

在国家卫生计生委科教司和疾控局的领导下，慢病中心组织开展了第四次全国口腔健康流行病学调查工作，完成了项目点抽样、数据录入软件开发并进行了相应培训，并积极协调各地配合现场调查工作开展。

【死因监测工作进展顺利】 2015年，慢病中心继续对605个疾病监测点加强质量控制，举办2期全国疾病监测点的培训，编写印发培训教材。开展全国督导、技术督导，并开展漏报调查工作。完成2014年《全国疾病监测系统数据集》和《淮河流域重点地区死因监测分析结果汇编（2014）》。

【以示范区建设为抓手，积极开展慢病防控工作】 慢性病综合防控示范区建设进入第五个年头，过去的一年中没有组织新一轮的示范区评审，工作重点放在了对已经挂牌示范区的日常管理和提质升级方面。在国家卫生计生委疾控局领导下，慢病中心组织专家对《示范区管理办法》进行了4轮修订，积极推广示范区动态管理评估系统，在27个省、区、市试点了慢性病防控综合监测。截至目前全国共有265个县（市、区）示范区，为建立政府主导、部门协作、动员社会、全民参与的慢性病综合防治工作机制发挥了重要作用。

【省部联合减盐防控高血压项目】 在高密、福山试点基础上，深入推广重点人群、重点场所干预试点，开发尿钠、尿钾检测等减盐适宜技术总结提炼针对不同人群的干预模式。下半年组织召开了项目国际经验交流会，项目阶段成果获得世卫组织和美国疾控中心等国际同行的肯定与好评。2016年将开展终末评估工作，目前成效显著。

【继续在淮河癌症综合防治项目】 在4省14县（区）开发制作适宜的癌症预防技术指导材料和宣传材料，针对三种消化道肿瘤重点人群开展基线调查和预防干预活动。同时，在淮河项目前瞻性队列研究现场继续开展环境与居民健康状况调查，主要工作进展顺利。

【伤害防控与心理健康工作】 全国伤害监测系统运行良好，监测点增至84个，监测医疗机构增至252家。完成了2014年全国伤害监测数据的清理和分析及数据集的撰写、出版工作。完成36省(区、市)、43个监测县/区2015年伤害监测工作委托,2015年截至目前共收集门急诊伤害监测数据51万余条。产品伤害监测工作在11个监测点32家医院继续平稳进行,加强了产品伤害监测信息利用和反馈。

继续推动预防老年跌倒、预防儿童溺水、预防儿童跌倒、儿童乘车安全、预防犬抓咬伤等14个全国伤害干预试点项目。

2015年5月7日在北京牵头组织承办了由国务院妇儿工委办公室、教育部基础教育一司、公安部交通管理局、国家卫生计生委宣传司四部委联合主办的“道路安全 儿童安全”儿童道路安全主题宣传活动,经媒体广泛报道,取得了良好的社会反响。

心理健康工作迈出新步伐,经与国家卫生计生委疾控局协调,初步确定了疾控系统在精神卫生宣传、健康教育、人群心理健康促进等方面的作用。在浙江、安徽等9个试点地区开展了慢性病患者心理健康促进需求评估工作。

【关注社会热点,积极促进老年健康】 慢病中心紧密把握老年健康的关切点,2015年在国家卫生计生委家庭司领导下,牵头开展老年健康政策研究,撰写了《中国老年健康状况及应对策略报告》。同时,慢病中心成功申请了国家财政专项资金开展了老年期重点疾病预防和干预项目,以阿尔兹海默病和帕金森病两种疾病为重点,在六个省区市开展疾病筛查,传播健康知识,促进项目地区群众对老年期重点疾病的认识。

【全面拓展口腔疾病防控工作】 口腔疾病关系全身健康。2015年,慢病中心与中华口腔医学会密切合作,在国家卫生计生委疾控局领导下开展全国儿童口腔疾病综合防治项目;与牙防基金会合作,在全国14个省(自治区、直辖市)开展“健康口腔,幸福家庭”项目工作;协助卫生计生委策划“全国爱牙日”现场传播活动。在慢病中心带动下,各地疾控机构积极参与口腔疾病防治工作,在现场工作协调、组织管理、数据分析利用等方面发挥了重要作用。

【借助新媒体手段,直接面向大众开展健康传播】 由慢病中心创刊的《慢性病防控与健康》期刊进一步扩大影响力,全年出刊6期,印刷近10万册,面向示范区发行持续获得好评,荣获第十届中国健康传播大会“2015年度中国健康报道专项奖”;同名微信、微博定期向30万粉丝推送,在中国疾控中心组织的全国疾控机构微信影响力排名中长期处于前十以内;慢病中心官方网站在中国疾控中心2015年直属单位网站评测活动中,总分第五,网站设计环节排名第一。

【大胆创新,将“互联网+”引入慢病防控工作】 2015年,慢病中心与中国妇女发展中心、利吾家签订合作协议,共同打造“中国健康云”,在健康状况辨识技术及其标准、慢病管理、个人健康档案等方面开展合作;与中国电子信息产业集团签订战略合作协议,积极筹备在慢病防控大数据方面展开深度合作;与万步网精诚合作,利用互联网手段,将职业人群健步走激励干预技术推广到中国疾控中心,推广到全国21个省市区的22个城市,反响强烈。

【加强科研管理,鼓励职工提高科研能力,通过科研兴趣小组活动营造出良好科研氛围】 2015年中心在研项目共计57项(国内项目41项,国际合作项目16项)。为了规范和加强科研项目管理、简化管理审批流程、提高管理效率,2015年启动了科研课题项目管理平台建设工作。为提升慢病中心学术水平,鼓励和促进慢病防控工作和科研工作的发展,我们制定了《慢病中心科研成果和论文发表奖励办法(试行)》《慢病中心科研项目间接费用经费管理规定(试行)》。

为了营造良好科研氛围,提高我中心科研水平,2015年慢病中心首次尝试以科研兴趣小组的形式开展学术交流活动，小组活动形式包括定期的学术讲座、方法学探讨、国际先进案例学习、科研设计，以及利用现有数据开展相关研究工作等。共有42人积极报名参与了6个科研兴趣小组活动，全年累计活动19次，活动成效显著，促进了中心科研论文的撰写质量与产出。

2015年慢病中心主编专著4部，参编5部。以第一作者或通讯作者共发表文章75篇，其中中文46篇，英文29篇，同比上年大幅度上升。周脉耕研究员牵头完成中国1990—2013年分省死因别死亡率研究，并在《柳叶刀》杂志上发表，引起广泛关注。

【对外交流，互通有无，国际合作取得新进展】 2015年，慢病中心继续保持并加强与世界卫生组织、美国疾控中心、美国华盛顿大学、英国牛津大学等合作伙伴的关系，加强交流与合作。目前共有在研国际合作项目16项。2015年与美国华盛顿大学健康测量与评价研究中心开展深入合作，双方共同完成了对1990—2013年中国分省疾病负担的估计，10月29日，双方共同成立了中国疾病负担研究合作中心，《柳叶刀》杂志主编Richard Horton博士，IHME主任Chris Murray教授等国内外专家和学者出席成立仪式。

2015年接待邀请和顺访外宾共计10批30人次，港澳地区专家2批5人次。全年办理因公出国14批21人次，其中中长期任务1批次。

【传道授业，教书育人，为全国培养慢病防控人才】 2015年，慢病中心培养在读研究生18人，其中，毕业研究生4人，新招科研型硕士研究生2人，全日制MPH 1人。一年来，顺利组织完成了《慢性非传染性疾病》和《社区卫生与初级卫生保健》两门课程的授课与考试任务。首次开设慢性病预防与控制专业选修课，包括慢性病卫生统计学方法及应用、慢性病流行病学方法及应用和专业英语。

2015年慢病中心接收了来自黑龙江、福建、山东等进修人员6名。进修人员纷纷表示，通过直接参与国家级慢病防控业务工作，参加各类学术报告、培训班，获益匪浅。

【完善制度，科学管理，内部建设再上新台阶】 2015年慢病中心领导班子严格按照“三重一大”集体研究的制度做决策，全年召开主任办公会23次，完成三重一大事项审议共161项，其中重大决策67项、重要干部任免6项、重要项目安排1项、大额经费事项87项。

加强对重点领域和关键环节的权力运行公开与监督。结合中心实际，印发《权力运行公开与监控工作实施方案》，强化对A、B、C级权力，特别是13项A级权力的公开与监督，督促权力运行部门做好信息及时公开发布工作，促进廉政风险预防的关口前移，为中心权力平稳运行把关。

严格执行《中国疾病预防控制中心考勤管理办法（试行）》，通过制作《慢病中心月考勤登记表》和《慢病中心月绩效考核表》，对领导干部职工的日考勤和月考勤进行认真记录，规范职工上下班制度，树立纪律意识，整治慵懒散漫。

为积极推进收入分配和人事制度改革，探索并实施绩效考核管理制度。在全体职工的配合下完成岗位说明书初稿撰写和2015年岗位分解表梳理汇总工作。结合岗位说明书和岗位分解表，采用量化考核指标与定性评价相结合的办法，运用到2015年绩效考核工作中，完成考核等次评定，并根据考核结果进行了2015年年奖励性绩效工资分配工作。

【开展机构设置调整和干部任免调配工作】 2015年梳理中心整体工作职责和内设机构名称与职责，形成三定方案初稿。为促进慢病防控事业不断发展、保障中心工作平稳运行，年内增设1个职能科室2个业务科室，分别为党群工作办公室（纪检监察审计室）、呼吸病防控室、健康促进与行为干预室，目前正在与王陇德院士密切合作，拟再成立中国疾控中心重点慢性病防控办公室。年内更名人事党群办公室、综合防控室为人力资源处、综合防控与评价室。为适应机构变化，有 2 名中层干部轮岗并承担更加重要的职责，选拔任用了党群工作办公室（纪检监察审计室）副主任，调配人员 14 人。并对综合办公室、规财处、科教与国际合作室主任 3 个职位开展干部选拔任用工作。

【维护职工利益，加强组织文化建设】 慢病中心一直注重维护职工利益，在受编制限制人员经费出现明显缺口的情况下，积极想办法拿主意，通过扩展横向合作项目，合理安排主任基金补充缺口并保证职工收入稳定增长。制定《慢病中心工会职工帮扶慰问暂行规定》，年内开展帮扶慰问职工 9 人次。坚持每年全员体检制度，对职工患病做到早发现早诊治。为促进职工健康，继续开展健步走活动，并建设职工之家，购置健身器材方便职工随时进行身体活动。在业务工作紧张、人员不易集中的情况下，为提高团队凝聚力，仍然举办了“驻足历史　面向未来，传承精神　勇担重任”主题党日活动，以及“赏美景，享健康”京郊健走活动。

（周脉耕、王卓群、蒋炜）

营　养　所

【工作概况】 2015年营养与健康所（以下简称“营养所”）各项工作快速有序开展。完成了2015年中国成人慢性病与营养监测、食物营养成分监测、农村义务教育学生营养改善计划监测评估、贫困地区儿童营养改善项目监测评估、全国碘缺乏病实验室外部质量控制考核等任务，初步建立起有人群代表性的大型生物样本库。开展基层营养工作能力建设，举办全国性营养工作培训班31期、全国营养工作领导能力培训——2015年营养与流行病学培训班1期。开展了中国居民营养状况变迁队列研究、中国母婴营养与健康队列研究、中国营养与慢病家庭队列研究、控制微量营养元素缺乏关键技术研究、中国母乳成分数据库、转基因生物食用饲用安全性评价、孕妇儿童铁生理需要量的研究、早期儿童营养补充关键技术研究等71个研究项目。2015年发表论文128篇，其中SCI收录39篇。建立全国疾控系统营养宣教工作队伍、开展营养舆情监测、开通“营养进万家”“食今不昧”微信订阅号，进行营养信息科学传播工作。

2015年增补党委委员2人、发展党员3名、推荐副所长1名、选拔任用中层干部6名，增设营养流行病学室。成立了所第四届学术委员会和第一届青年学术委员会、完成了中国疾病预防控制中心第五届学位评定委员会第六分委会委员换届、调整了营养所医学伦理委员会成员。完成岗位说明书编写、岗位设置等工作，进行队伍建设；建立预算执行定期通报制度和约谈制度提高预算执行能力，2015年财政拨款预算执行率98.36%；完成办公室和实验室装修，改善工作环境；购置仪器设备提升检验能力。完成了与国家食品安全风险评估中心2109件固定资产（账面原值5255.44万元）资产划拨等工作。

【完成2010—2013年中国居民营养与健康监测数据相关分析及报告】 组织完成2010—2012年监测相关数据清理、完成2010—2012年2万余份农村监测人群的血脂等实验室指标分析，完成2013年全国30个省份55个监测点0～5岁儿童与乳母专项调查数据清理与分析工作。在多次组织专家研讨咨询的基础上，完成2010—2013年《中国居民营养与健康状况综合报告》；初步完成0～5岁儿童及乳母营养与健康状况分析结果技术报告；为国新办发布的《中国居民营养与慢性病状况报告（2015年）》提供了重要的数据结果及文字解释，承担了发布前的准备、发布后解读等工作。

【完成2015年中国成人慢性病与营养监测相关工作】 按照职责分工，完成2015年成年人慢性病与营养监测问卷设计、工作手册撰写及数据平台建设等工作，重点负责并完成了膳食营养相关方案、问卷及数据平台建设的设计研发工作。承担了项目启动会、4期全国性慢病与营养监测技术培训班的组织实施，支持慢病中心组织的4期培训班的授课任务。牵头完成在湖南进行的预调查工作，参与了山东预调查，完成预调查工作分析报告，为正式调查奠定了基础。负责组织完成15省（直辖市、自治区）项目的督导工作，参与慢病中心牵头的15省（直辖市、自治区）膳食与实验室检测的督导与质量控制工作。

营养所负责了2015年监测的全部实验室工作，完成了实验室方案制订、编制了实验室工作手册。在全国8期培训班上对31个省（市、自治区）及新疆建设兵团的省级、区县级疾控中心实验室人员进行了培训。建立了“慢病与营养监测实验室”QQ群，完成23个技术指导文件和说明，指导289个监测点完成现场用试剂、耗材的采购工作，164个监测点完成血糖、血脂、尿酸等集中检测项目所需试剂、标准及耗材的购买工作。8人次参加北京、河北、河南、甘肃、宁夏、海南、西藏的省级实验室培训；32人次参加各省（市、自治区）第1个监测点的实验室督导工作。初步建立了生物样本库，已接受38个区县监测点送来的约2.5万份血样及近3千份尿液样本，检测工作正在开展中。

【食物营养成分监测稳步展开】 该项目在前5年的工作基础上稳步展开，2015年食物营养成分监测范围由8个省（市、自治区）扩大到19个省（市、自治区）20个监测点。新增的12个监测点继续补充完善谷物、蔬菜、水果、肉类、水产品等地区代表性食物成分数据，原有8个监测点在完成上述地区代表性食物成分数据的基础上，工作方向向区域特色食品及儿童高消费食品倾斜，重点完成奶制品、谷物制品（包括全谷物制品）、以及进口食品的营养成分监测，已完成600多种食品2万个信息的数据库。在完善扩充食物成分数据库的同时，引导食物营养监测工作向专项化、特色化发展，以更有效地比较各省区食物营养差异和变化趋势，评价食物营养分布特征，分析和发现与食物有关的可能健康效应。

【启动预包装食品核心成分监测与评价】 2015年初在卫生计生委与财政部支持下开展了预包装食品的专项营养监测，2015年5月召开了项目启动会，组建了由6个监测点组成的监测工作组，制定了《预包装食品监测工作方案》。结合公共卫生问题关注的营养成分开展数据收集与范围评估；重点针对儿童高消费食品的糖含量，公众常消费食品的钠含量及脂肪含量进行含量范围评估；比较进口同类食品与国产食品的差异；并且通过口味与含量的相关分析探讨公众可接受的减盐控油空间。样品采集电子化方案已经进入试运行阶段，2016年可以实现预包装食品的电子化采集和数据收集。

【加强全国碘监测实验室能力建设】 全国碘缺乏病实验室外部质量控制考核外质控网络成功运行18年。2015年考核采用网络直报的方式反馈考核结果。全国31个省级和新疆生产建设兵团实验室参与考核，尿碘、盐碘、水碘合格率均为100%；共约350个地级实验室参与考核，合格率为尿碘94.6%（334/353）、盐碘98.3%（341/347）、水碘95.7%（333/348）；8省214个县级实验室参与尿碘考核，合格率为94.9%（203/214）；1819个县级实验室参与盐碘考核，合格率为97.0%（1764/1819）；3省91个县级实验室参与水碘考核，合格率为96.7%（88/91）。

对青海、新疆、甘肃、贵州四省开展了碘缺乏病实验室调研和技术支持；对新疆生产建设兵团和四川省进行了碘缺乏病实验室质控网络调研和技术指导。对西藏38个县级的实验室人员进行检测技术培训，目前西藏所有的县级实验室已全部接受了盐碘检测技术培训。新疆生产建设兵团农七师的3位实验室人员在我实验室接受尿碘、盐碘和水碘检测技术培训。

2015年完成12个采样点400多种水碘样品的采集，为2016年碘数据报告的完成提供了基础信息。

【“农村义务教育学生营养改善计划”（以下简称“计划”）工作进展】 完成2014年度“学生营养健康状况监测报告”。组织22个试点省及所辖试点县完成了2015年度“计划”监测评估和膳食指导及营养宣传教育工作。20人次赴试点省进行监测技术培训和现场督导，组织“援藏”2批4人次，“援疆”1批3人次，有力地保证了疆藏地区顺利完成“计划”相关任务。完成50个重点监测县16 000余份学生血清VA和VD营养水平测定；组织对5个重点监测县进行直接调查，通过问卷调查、测定学生体成分、体质和访谈等，以更加深入地了解家庭和社会对学生营养改善的投入，评估“计划”对试点地区学生健康的效果。编制“学生营养与健康”张贴画一套（7 张），为学生营养与健康宣传指导工作提供技术支持。举办 10 期培训班，提高了中西部 22 省 1300 余名基层疾控中心和教育部门工作人员开展监测评估、数据分析及膳食指导和营养宣传教育的能力。

【召开第三届学生营养改善及学校供餐研讨会】 在全国农村义务教育学生营养改善计划领导小组办公室指导下，营养所和联合国世界粮食计划署（WFP）于 2015 年 11 月 20—21 日在北京共同主办了“第三届学生营养改善与学校供餐研讨会”。来自美国、日本及国内学生营养领域的专家、教育和卫生部门基层工作者、以及积极致力于学生营养改善的社会组织、企业与媒体代表 180 余人参加了研讨会。与会人员进行了学生营养改善和学校供餐的经验交流，为促进我国学生营养改善提供了最新科学信息并建立了交流平台。

【贫困地区儿童营养改善项目监测评估工作全面启动】 完成 2014 年贫困地区儿童营养改善项目监测评估报告，营养包覆盖率达 86%，6～24 月婴幼儿贫血下降比率达 20.9%。完成 2015 年项目监测评估工作方案设计及抽样，组织对 21 个项目省的培训班 2 次，37 人次赴西藏、青海、新疆、内蒙古、贵州、云南、山西、湖北等省现场进行培训和技术指导，推动 21 个省 145 个县按项目监测评估方案开展项目效果监测评估。完成项目用营养包招标采购定标评分细则的参考列项等技术文件。

【在“中国健康与营养调查”基础上完成居民营养状况变迁的队列调查】 2015 年营养所与美国北卡大学合作的“中国健康与营养调查”项目再次得到 NIH 资助，以此合作为基础，在卫生计生委与财政部支持下，扩大队列研究规模、更新研究方法、增加研究内容，在国内的 15 个省、自治区、直辖市完成大型营养健康队列调查。按照项目计划，本次调查采用计算机辅助面访系统新技术，在统一方法和设备，并完成 500 多名调查员培训的基础上，完成 15 省，90 个市县，360 个社区 2 万名居民的现场调查工作，收集信息数据 300 多万条，形成了人群营养变迁数据库。目前，现场入户调查和体测已全部完成，生物样采集工作完成 99%，将于 2016 年 1 月底完成 100%。共收集了空腹血液、粪便、尿液、趾甲样品和 7 岁以下儿童口腔黏膜脱落细胞样等 7 万余份，建立了队列人群生物样品库，使探索多种生物样品信息与疾病关联成为可能。

【继续扩大中国母婴营养与健康队列并形成初步研究结果】 继续在太仓地区开展母婴营养与健康队列研究，探索母亲孕前和孕期营养与健康状况对妊娠结局及儿童生长发育和健康状况的影响。2015 年共纳入孕妇 1000 例，研究发现，孕妇孕期平均增重 16kg，孕期增重超重率 49%，中重度贫血率 2.0%。儿童母亲维生素 A 缺乏和不足率分别为 3% 和 16%，维生素 D 缺乏率 58%，巨大儿占 7.6%。儿童母亲孕期体重增加多、维生素 D 缺乏率高；婴儿超重和肥胖率随年龄增加，维生素 A、维生素 D 缺乏率和贫血患病率较高。如何恰当控制孕期体重增加，预防母婴能量过剩和微量营养素缺乏仍然是母婴营养的重要问题。组织召开了由国内主要出生队列研究团队参加的中国母婴营养健康队列专家研讨会。

【开展中国营养与慢病家庭队列研究】 在 2002 年中国居民营养与健康调查的基础上，开展“中国营养与慢病家庭队列研究”，以探究社会环境、营养状况及其他危险因素的变迁与慢性病发生发展的关系，为人群健康改善提供有力的科学依据。经几年准备、多次方案论证、调查问卷修改、预试验及现场培训后，于 2015 年 12 月开始对山西省 6 个调查点正式启动现场追踪调查。目前已初步完成约 4000 名调查对象的问卷收集和体格测量，约 3500

份生物样本的采集工作。

【控制微量营养元素缺乏的关键技术研究及应用】 卫生行业科研专项，建立了卫生系统联合教育系统推动强化食品进入学校、改善学生营养状况的工作方法，推动铁强化酱油在寄宿制学校的应用；建立不同碘暴露量人群碘营养状况与人群健康状况的数据库，通过队列研究探讨碘与重点疾病间的相关性，并评估不同碘剂碘盐的安全性，提出科学合理的食盐加碘技术和策略；研究建立人群维生素A和维生素D营养状况的评价技术，建立人群维生素A和D的营养数据库，提高省级实验室的检测能力；建立5种以上微量营养素标准化检测技术，制定食品营养监测基质实验室的认定准则，建立网络实验室准入制度。完成项目结题报告，通过验收。

【稳定性同位素示踪技术与营养素吸收率研究】 继续利用稳定同位素技术开展国内育龄妇女和儿童铁生理需要量研究，获得两个特殊人群膳食铁生物利用率数据，并已开始进行为期三年的追踪研究以期获得孕妇、婴幼儿和儿童这三个人群的铁生理量数据。此外，利用稳定同位素技术获得了儿童及老年人群锌的吸收率数据，为制定符合我国特定人群需要的膳食营养素推荐摄入量提供基础。

【转基因食品及饲料安全性评价技术】 “十一五”滚动项目，营养所为项目牵头单位。科研工作重点为研发转基因生物新材料和新品系，已完善转基因生物食用和饲用安全评价技术体系2套，系统评价了17种具有产业化前景的转基因产品；提交了安全评价技术报告38项；主持制定4项国家标准；研制转基因生物安全评价新方法、新技术6项；扩展了食品成分数据库和过敏原血清库，新增400余种转基因作物营养成分信息；新增6300余份血清样本。2015年该项目通过预验收，并成功获得“十三五”的继续资助。

【中国母乳成分数据库初步建立】 通过数年的工作积累，初步建立涵盖11个省、8个民族、6400余份母乳样品的中国母乳成分数据库。分析了母乳中常量营养素、微量营养素、功能成分等近百种营养成分。为制订我国婴幼儿及乳母膳食营养素参考摄入量和婴幼儿配方食品标准提供科学证据。

【早期儿童营养补充关键技术研究】 依据我国早期儿童营养调查数据、中国DRI以及相关国家标准，制订符合各年龄段早期儿童需要的营养补充产品的营养配方，形成了6个产品；根据检测营养素及功能成分的各项物性数据，编写了可查询物性及计算均匀度的应用软件；应用微粉法技术改变物性，建立了新的高效混合技术，解决了营养素混合不均匀的问题；感官评估法研究儿童风味口感的喜好特点，通过建立适宜早期儿童感官需求的营养补充品调配技术，解决了适口性问题；应用连续性生产工艺进行中试生产，确定生产工艺参数，解决了间断工艺效率低、成本高和质量难保障的问题。

【益生菌与微生态研究】 2015年启动了营养所益生菌与微生态研究工作，与疾控中心传染病所合作，制定了营养所益生菌与微生态工作计划及近期发展方向。开展了益生菌对高脂金黄地鼠模型肠道菌群调节作用的实验工作，通过对体重、血液等生理生化指标，以及肠道菌谱基因测序、生物信息学分析等方法评价益生菌及肠道微生态的重要作用。召开了益生菌与体重控制专家研讨会，邀请国内相关领域的专家和学术带头人，针对该领域的研究进展进行了学术研讨。

【组建首个全国疾控营养健康宣教专家队伍】 2015年9月中国疾控中心营养与健康所在全国31个省（自治区、直辖市）、新疆建设兵团和5个计划单列市的疾病预防控制中心遴选了34位营养健康宣传教育专家，组建了首个全国疾控系统营养健康宣传教育队伍。2015年12月29日召开了营养传播技能研讨会，为34位营养宣教专家颁发了聘书。

【“营养进万家”微信公众订阅号开通】 营养所2015年5月8日开通“营养进万家”微信公众订阅号，8月27日通过认证，每日发布1条原创营养健康科普知识，涉及不同食物、不同人群、不同疾病、不同环境、不同节日饮食等多方面营养知识。截至2015年12月31日，该公众号发布200余条原创信息，阅读量20万余次，关注人数9300余人。“营养进万家”向广大家庭成员和家庭保健工作者提供了实用、科学、全面的营养健康资讯。

【“食今不昧”公众微信开通】 “食今不昧”是营养所食物强化办公室与北京青年报、中国食品科学技术学会联合主办的公众微信号，进行食品安全和营养的科普宣传。自2015年6月至2015年12月，推送文章150篇，内容涉及食品安全与营养相关的谣言解读、趣味科普、营养指南等，紧跟社会关注热点，不忘科学初衷。其中单篇阅读量越千的文章38篇，单篇阅读量最高达9951次。

【营养与健康所新网站正式上线】 2015年7月23日营养与健康所新网站正式上线，新网站涵盖了机构信息、新闻动态、专业平台、宣教版块、科研介绍、国家任务、应用系统等22个版块77项栏目，展示信息合计近2000条。截至2015年底，5个月时间内点击量达78 423次，其中2015年9月23日单日访问量突破千次，新访客数量达到9936，占比77.2%，人均浏览页面数为6.2页。新网站全面展现了营养所工作面貌，为社会和公众提供服务。在中心的网站建设评比活动中取得了第4名。

【联合发起“全民营养周”】 2015年，中国营养学会、中国疾病预防控制中心营养与健康所、农业部食物与营养发展研究所和中国科学院上海生科院营养科学研究所共同组织发起“全民营养周”，确定每年5月第三周为“全民营养周”，并于2015年5月16日在第十二届营养科学大会上举行了启动仪式。2015年全民营养周的日期为5月17日—23日，主题为“天天好营养，一生享健康”。总体活动分为北京主会场活动、各省市分会场活动及其他自主参与活动，北京主会场活动由全民营养周启动仪式、5千米跑、第十二届全国营养科学大会以及公共场所营养推广活动组成。围绕主题，各地在学校、社区、超市、购物中心、广场、公园等地，通过科普讲座、海报、有奖问答等多种形式开展宣传。

【开展营养舆情监测工作】 2015年监测媒体对营养所及相关专家的报道534篇，撰写舆情监测月报12篇，年报1篇，分析了日常工作中新闻宣传和媒体报道工作内容，了解社会热点和关注度，制订宣传计划。针对监测到的25个营养相关热点，与新浪微访谈、中央人民广播电台乡村保健站等媒体合作，组织专家积极解读30余次。对社会热点事件，如红肉致癌、植物油致癌等相关舆情跟踪分析，并撰写解读报告，上报卫生计生委、食药总局和中国疾控中心。

【举办全国营养工作领导能力培训——2015年营养与流行病学培训班】 2015年8月26日，营养所“全国营养工作领导能力培训——2015年营养与流行病学培训班”在北京启动，拉开了全国营养人才队伍建设工作的序幕。来自全国15个省、直辖市、自治区疾控中心的16名骨干，经过160学时系统理论学习和1个月的现场实践，于2015年10月20日圆满完成培训，16名学员获得培训结业证书。

【加强营养工作能力建设】 2015年营养所组织召开31期培训班，培训全国疾控、妇幼系统省、市、县工作人员、教育系统卫生工作人员3000人次。其中农村义务教育学生营养改善计划培训班10期、中国成人慢性病与营养监测工作培训班4期、生物样品分析能力培训班3期、贫困地区儿童营养改善项目培训班2期、“预包装食品核心成分监测与评价技术”培训班2期、中国居民营养队列研究培训班9期、提升营养工作能力培训班1期。

【推动营养政策实施、加强基层营养工作】 组织召开《营养改善条例》编写工作会议，对《营养改善条例》(草案)、起草说明和研究报告等进行编制，推动《营养改善工作管理办法》贯彻实施。

在吸收基层疾控机构专业人员意见的基础上，编制了省、市、县三级疾控机构营养工作考核指标，与卫生计生委疾控局慢病处主管领导进行了沟通，协商在今后疾控机构绩效考核指标修订中增加营养工作的内容。

【营养标准制修订工作】 协助卫生计生委完成《食物成分数据表达规范》和《人群铁缺乏筛查方法》2项营养标准的发布工作，于2015年11月份正式实施。

完成《食品安全国家标准 孕妇及乳母营养补充食品》制定，通过标委会审评委员会主任会的审查；完成《食品安全国家标准 铁强化酱油中乙二胺四乙酸铁钠的测定》修订，通过标委会审评委员会主任会审查；完成《人群叶酸缺乏筛查方法》立项申请，通过初审和专家会审核。

【研究项目及经费持续增加】 新获准资助项目25项，其中财政拨款项目3项(总经费1350万元，当年到账1350万元)；国家自然科学基金项目2项(总额82.4万元，当年到账38.20万元)；农业公益性行业专项1项(总额212万，当年到账12万元)；卫生计生委及其他省部级项目共12项(总额385.47万元，当年到账365.07万元)；中心青年基金项目1项(总额8万元，当年经费8万元)；横向课题7项(总额82.5万元，当年经费37.6万元)。在研项目32项(总额5353.05万元，当年经费2058.72万元)。

【加强国际合作与交流】 2015年开展国际项目14项(915.50万元)，其中与美国北卡罗来纳大学合作1项(520万元)、与约翰霍普金斯大学合作1项(70万)、与HarvestPlus合作1项(21.02万元)、与纽约科学研究院SACKLER营养科学研究院合作1项(25.6万元)，与联合国儿基会合作项目9项(88.05万元)，其他项目190.83万元。

2015年共派出因公出国(境)人员16批24人次，参加重要的国际会议，到相关国家考察交流；邀请外宾来华1批2人次，接待顺访外宾5批9人次。

【科研论文及相关产出成果丰硕】 营养所加大对科技成果产出的奖励力度，有力地促进了科技人员积极性。2015年营养所以第一作者及通讯作者发表核心期刊论文128篇。以第一作者和通讯作者或参与作者在英文期刊发表文章40篇，其中SCI收录39篇，平均影响因子为2.76。主编及参编的书籍4本。

【建立并启动营养所青年科学基金】 为培养营养所青年职工科学研究创新精神和能力，营养所于2015年12月设立青年科学基金，并制订了《营养与健康所青年科学基金项目管理办法》。经所学术委员会评审并经所务会批准，10项课题获2016年度青年科学基金共计50万元的资助。

【扎实开展“三严三实”专题教育】 营养所领导班子成员围绕严以修身、严以律己、严以用权分别讲党课、认真开展专题学习研讨，并在中层干部会上宣讲学习成果，发挥了领导干部带学促学的示范引领作用；以观看学习光盘、参观主题展、季度知识答题等活动抓好党员干部经常性教育引导党员干部职工加强党性修养，切实增强践行“三严三实”的思想自觉和行动自觉。

【推进党风廉政建设】 深入贯彻落实全面从严治党要求，调整党风廉政建设和反腐败工作领导小组；认真开展营养所对执行党风廉政建设责任制暨惩治和预防腐败体系建设情况的自查工作，切实落实好“两个责任”；成立落实所巡视反馈意见领导小组，制定整改方案，按方案所列时限完成整改，实行销号制；重视群众意见，认真梳理及查摆问题，开好民主生活会和专题组织生活会。

【加强党组织自身建设】 高度重视班子自身建设，在2014年完成党委、纪委历时11年换届的基础上，2015年增补党委委员2人，配齐配强了党委班子，标志着所党委组织建设的全面加强；各支部积极开展“走基层　知民情　强党性”主题党日活动；评选出卫生计生委“两优一先”先进个人4人；按照新《中国共产党发展党员工作细则》要求发展党员3人。

【加强精神文明建设】 成立了营养所青年志愿者服务队。积极推进职工活动室建设。组织开展群众喜闻乐见的文体活动。

【加强预算执行管理，提高预算执行时效性和均衡性】 2015年全年收入18 523.86万元，支出18 464.20万元。其中：财政补助收入6188.59万元，财政补助支出6605.01万元。为做好预算执行工作，营养所调整了预算工作委员会及工作组，制定了《营养与健康所预算管理办法》。针对预算执行进度缓慢、不均衡等问题，所领导与项目负责人签订了2015年预算执行目标责任书。规定预算完成时间点，建立预算执行定期通报制度和约谈制度。在相关部门和项目负责人的共同努力下，2015年财政拨款预算执行率为98.36%。

【改善工作环境】 针对南纬路29号楼机构数量多、各单位用房相互交叉、不利于管理和工作开展的状况，同时为缓解营养所自2012年机构调整后的南纬路工作区用房紧张问题，积极与环境所协商南纬路和潘家园房屋置换问题，目前已顺利完成南纬路29号楼地上36间、地下2间房屋的置换工作。此外与职业卫生所进行沟通，对两所在南纬路29号楼的部分办公和实验用房进行调整置换，已协商解决好两所12间房屋的置换。为改善新置换房间办公实验环境，营养所已对上述房间进行了修缮改造。

【实验室建设】 健全实验室管理制度，对现有仪器设备进行了检定。完成全自动生化分析仪，高速离心机和流式细胞仪、紫外分光光度计、气相色谱仪等招标采购；完成超高效液相色谱、氨基酸分析仪、气相色谱—三重四极杆质谱仪、电感耦合等离子体质谱仪、纯水仪的验收、现场培训与外部培训工作。

【再次入选国家食品药品监督管理总局保健食品注册检验机构】 2015年7月，国家食品药品监督管理总局在官网上发布了《关于遴选中国疾病预防控中心营养与健康所等7家单位为国家食品药品监督管理总局保健食品注册检验机构的通知》（食药监办食监三函〔2015〕379号），营养所是获批的检验能力较多，其功能项目较全的单位，这也是营养所实验室建设的成果。

【保健食品检测工作】 为推动保健食品检测等对外技术工作的全面开展，营养所出台了《技术服务收入经费管理办法》，2015年完成保健食品、普通食品样品24份，收费262.07万元。

【完成与国家食品安全风险评估中心固定资产划转】 落实卫生计生委《规划财务司关于疾控中心与食品风险评估中心资产划转有关事项的请示》精神，经与国家食品安全风险评估中心进一步核实、清查，确认将2109件固定资产（账面原值5255.44万元）无偿划转至评估中心，根据《国家卫生计生委关于印发预算管理单位国有资产处置管理暂行办法的通知》（国卫财务发（2013）25 号）中关于资产无偿划转的程序要求，已将划转相关申请材料经国家卫生计生委审核后上报国家财政部审批。

【“卫生研究”再次入编核心期刊】 2015 年 7 月，“卫生研究”再次入编第 7 版《中文核心期刊要目总览》之预防医学、卫生学核心期刊。中文核心期刊是由北京大学图书馆联合众多学术界权威专家鉴定，每 4 年评选一次。本次评选仍采用定量评价和定性评审相结合的方法。定量评价指标体系采用了被引量、影响因子、被重要检索系统收录、基金论文比、Web 下载量等 12 个评价指标，选作评价指标统计源的数据库及文摘刊物达 50 余种，统计到的文献数量共计 65 亿余篇次，设计期刊 14 728 种。

【新版“中国居民膳食指南”编写工作】 2015 年营养所与中国营养学会合作，开展了 2015 版“中国居民膳食指南”修订编写工作，有 40 多名专业人员分别承担了膳食指南人群知晓情况问卷调查、中国人群营养状况及问题分析、国内外膳食模式比较、营养问题相关影响因素证据收集与分析、指南条款及图形标志修改及编写工作等内容；同时与中国营养学会共同组织全国营养领域专家对食物与健康关系进行循证评价，对膳食指南条款修订进行了充分评估。

【启动所史编写】 2015 年 11 月正式启动营养所所史编写工作，对所的历史沿革、重大成就、文化建设、名人逸事等进行全面梳理、汇总与总结，最终将编纂成册。同时着手搭建所展室，通过文字、图片、视频、实物等进行展示。2015 年 11 月 3 日，召开了“所史编写和展室搭建工作”启动会，邀请了营养所的老领导、老专家与在职领导、职工共同确定工作方案和机制，成立了所史编写顾问组与工作组，对营养所的历史发展节点和各阶段所取得的重大成果进行了梳理与汇总。完成 11 位全国知名营养专家的采访工作。

（丁钢强、孙静、汪云、张继国）

环　境　所

【工作概况】 2015年，环境所按照国家卫生计生委及中国疾控中心的工作部署，依据2015年环境所的总体工作计划，围绕环境与健康主题，以谋划发展和规范管理为工作主线，拓展思路，锐意进取，开展了环境健康发展规划研究，编制完成了《中国环境健康发展规划（2016—2020年）研究报告》，明确了环境健康工作方向、职能定位和业务发展框架。开展了《国家环境与健康行动计划》（2007—2015）实施评估，启动了《环境所"十三五"发展规划》编制工作。完成了环境卫生应急与卫生保障工作任务、空气污染（雾霾）对人群健康影响监测研究、全国生活饮用水卫生监测、全国医院消毒与感染控制监测及网络建设、全国重点地区环境与健康专项调查等重点工作任务。启动了人体生物监测和公共场所健康危害因素监测工作。建议和推动了国家卫生计生委疾控局和中国疾控中心召开了"全国环境与健康工作研讨会暨2015年全国疾控系统环境与健康工作会议"。开展科研课题研究27项，制修订国家卫生标准、各项规范31项，完成了国家卫生计生委委托的饮用水、公共场所、涉水产品和消毒产品卫生监督抽检的技术支持与支撑，完成了涉水产品、消毒产品和化妆品许可检验及产品检测任务。

2015年，环境所深入贯彻学习党的十八大、十八届三中、四中全会精神和习近平总书记系列重要讲话精神，加强党章学习，强化党员干部政治纪律、组织纪律、廉政纪律和保密工作纪律，围绕学习型组织建设开展宣教活动，落实党风廉政建设责任制，稳步推进惩防体系建设，扎实开展"三严三实"专题教育。根据环境健康工作发展的形势与任务，完成了所内机构建设与配置、完善各项制度的制定与实施，关注人才发展，制定人才队伍与梯队建设计划，建立较为科学规范的绩效考评机制以及人员工作激励机制，关心职工民生，倡导文化建设，回顾、整理环境所的历史沿革资料，增进职工单位归属感和荣誉感，推动环境所健康发展。

【天津市滨海区爆炸事故处置】 2015年8月12日，天津滨海新区瑞海公司危险品仓库发生重大爆炸事故。事件发生后，环境所主动与天津疾控中心联系，了解事故情况，并立即召开了由相关处室负责人参加的专题研究会，讨论爆炸对人群健康可能产生的影响，积极探讨应对策略。根据中心安排，施小明所长、王秦博士、潘力军博士先后前往天津市滨海区开展工作，采集了空气、水等样品。针对事故情况，相关专家迅速编写了应急处置"一问一答"宣传手册，同时协助天津市疾控中心撰写了《天津港"8•12"火灾爆炸事故人群环境健康风险评估方案》。为了让领导和有关专家及时了解事故事态发展以及媒体的报道、评论等情况，环境所法规标准室每日向中心上报"天津市滨海区爆炸事故舆情快讯"，共上报47篇。

【尼泊尔地震应急处置】 2015年4月，尼泊尔发生8.1级地震，根据上级工作安排，环境所应波研究员参与了尼泊尔灾情评估，之后张伟副研究员随中国疾控中心重大自然灾害卫生应急先遣队赴西藏聂拉木县樟木镇和樟木口岸察看了该镇受灾情况以及卫生防疫工作现状。

【新疆和田地区皮山县抗震救灾】 2015年7月3日，新疆维吾尔自治区和田地区皮山县发生6.5级地震，7月4日，受中心委派，环境所张伟副研究员随国家卫生计生委医疗防疫专家组赶赴皮山县参加救灾。工作组在皮山县开展了为期一周的工作，协助指挥部工作人员完成了《皮山县地震灾区传染病（症状）监测技术方案》和《皮山县地震灾区驻点卫生防病工作职责与要求》（附灾区公共厕所设置与无害化处理方案、安置区（点）生活垃圾处理技术方案、灾区消杀工作技术方案、灾区媒介生物评估表），为灾区环境卫生处置提供了技术指导和支持。

【中东呼吸综合征（MERS）卫生应急】 2015年5月，广东发生MERS输入病例，国家卫生计生委和中国疾控中心启动应急响应，组织专家应对。环境所消毒检测中心班海群参加了应急工作，负责起草了中东呼吸综合征疫源地消毒和个人防护技术指南，并参加相关培训。

【诺如病毒感染性腹泻暴发疫情卫生应急】 2014年冬季以来，我国诺如病毒暴发疫情大幅增加，显著高于历年水平。疫情主要发生在学校、托幼机构和医疗机构等人群聚集场所。为加强对全国诺如病毒感染暴发疫情调查处置和预防控制工作的技术指导，中国疾病预防控制中心组织专家编写了《诺如病毒感染暴发调查和预防控制技术指南（2015版）》，消毒检测中心班海群参与相关内容的编写。2015年11月，广东省再次发生诺如病毒感染性腹泻暴发疫情，张流波主任前往现场指导暴发疫情的现场消毒和防护工作。

【"环境健康发展战略规划"研究编制工作】 为适应国家对环境健康的工作需求，梳理我国环境健康工作方向，确定疾控系统环境健康工作定位，明确疾控机构承担环境健康工作的具体职责和主要任务，环境所开展了"环境健康发展战略规划"研究编制工作。环境健康发展战略规划研究涵盖5项专题，对国内外环境健康形势发展、机构设置与职能定位、国际组织环境健康工作重点、国内外环境健康研究前沿及重大项目、重要领域实验技术与方法和实验室能力需求等进行系统分析和研究，完成了《中国环境健康面临的问题、挑战和对策——形势分析专题研究报告》《环境健康发展战略规划研究机构调研报告》《国际组织环境健康工作专题研究报告》《环境健康科研专题研究报告》《环境健康领域实验技术与实验室仪器设备调查研究报告》。在5个专题报告的基础上，还编制完成了《中国环境健康发展规划（2016—2020年）研究报告》。报告近17万字，科学梳理了我国环境健康面临的机遇和挑战、国内外环境健康主要问题、WHO等国际组织关注的重点以及发达国家环境健康应对策略。通过国内外差距分析研究确定了我国环境健康工作方向和职能定位，提出部门分工建议。报告还展望了未来5—10年我国环境健康工作的总体目标和工作策略。

【全国环境与健康工作研讨会暨2015年全国疾控系统环境与健康工作会议】 2015年9月23—24日，由国家卫生计生委和中国疾控中心主办，环境所承办的"全国环境与健康工作研讨会暨2015年全国疾控系统环境与健康工作会议在宁波召开。各省、自治区、直辖市卫生计生委分管领导、疾控处处长（部分独立设置爱卫办主任）和疾控中心主任、环境卫生科所长等191人参加会议。王国强副主任出席会议并作重要讲话，中心王宇主任作了"中国环境与健康形势和任务"主题报告，国家卫生计生委疾控局于竞进局长和贺青华副局长分别就贯彻落实王国强副主任讲话精神，抓紧落实五项重点工作任务提出了要求，并对今后环境与健康工作的总体策略提出了建议和思路。

【环境所"十三五"发展规划编制】 2015年，在规划、研究的基础上，环境所组织编制了本所"十三五"发展规划，以及科研、人才建设和实验室能力建设三项专题规划。确立了"十三五"期间将环境所基本建成机构设置科学、工作职能完善、人才队伍合理的国家级环境与健康影响研究、监测、评价、预警与控制的专业机构及业务技术指导中心的总体目标。明确了今后5年工作的14个具体目标和建立完善环境健康监测网络与评价体系、强化环境健康政策支撑工作、开展环境健康公众服务、卫生应急与卫生保障、教育培训与技术指导、国际交流合作的主要工作任务和举措，以及开展国家人体生物监测、环境健康数据信息化建设与相关技术研究、环境危害与健康影响队列研究、大气污染与人群健康监测专项研究、环境健康研究基地建设等重大项目的工作规划。

【空气污染（雾霾）对人群健康影响监测项目实施】 按照国家卫生计生委对“空气污染雾霾与健康监测项目”工作要求，2015年，环境所继续扩大空气污染（雾霾）对人群健康影响监测覆盖面，在全国31个省，52个城市和6个县，共设置106个监测点，监测指标为环境指标、健康指标、暴露参数。环境指标主要为大气常规污染物、PM2.5成分、气象等；健康指标主要为人群死亡、急救、医院就诊、肺功能和症状等；暴露参数主要为人群出行模式。项目监测人群为11万社区居民，6万3～5年级小学生。项目组4月撰写并上报了《2015年空气污染对人群健康影响监测工作方案》（简称方案），5月7日该监测工作方案由卫生计生委疾控局下发并实施；组织修订《选点、环保气象资料收集、PM2.5采样及成分分析工作手册》《人群健康监测工作手册》《监测数据网络直报工作手册》和《空气污染对人群健康影响监测数据审核工作手册》。7—10月对20个省29个城市上报的2014年383万条监测数据进行了质量审核，撰写完成了《2014年监测数据质量评价报告》《2014年空气污染对人群健康影响监测技术报告》。11—12月派出工作人员17人次，对北京、吉林、辽宁、四川、云南、上海、海南、江西、青海、内蒙古、江苏、湖南和湖北13个监测省份进行了项目督导，完成督导报告。

【全国生活饮用水卫生监测项目实施】 2015年国家城市饮用水卫生监测工作覆盖全国31个省、直辖市、自治区及新疆生产建设兵团330个地级市（99.4%）2766个区县（97.0%）。按照国家卫生计生委疾控局的工作部署，环境所协助完成《2015年全国城市生活饮用水卫生监测工作方案》《生活饮用水卫生监测部分水质指标补充检验方法手册》的编制工作。对全国包括新疆生产建设兵团在内的30个省、直辖市、自治区，316个地级市和2570个县区上报的2014年的61 796份水样监测结果进行了汇总和分析了，处理数据807.3万条，完成上报了“2014年全国城市生活饮用水卫生监测工作报告”，对2014年全国省、地、县三级2994家疾控中心的实验室水质检测能力调查数据进行了汇总和分析，完成《全国疾病预防控制机构生活饮用水水质检测能力调查报告》（2014年度），同时开展2015年全国疾控系统水质检测能力调查、水质盲样考核。2015年6月，环境所分两期召开饮用水卫生监测质量控制技术培训班。12月，受国家卫生计生委疾控局委托，环境所派专家对山西、辽宁、浙江、安徽、江西、山东、湖北、湖南、广东、海南、四川、贵州、甘肃、宁夏、新疆、青海16个省（自治区）饮用水卫生监测和实验室能力建设情况进行督导，并完成上报了督导工作报告。

【生活饮用水中抗生素等潜在污染物调查与风险监测项目】 因媒体报道我国海河、长江入海口、黄浦江、珠江、辽河等主要河流的部分点位检测出抗生素，以及复旦大学公共卫生学院发布其对所调查的在校儿童中近6成尿液中检出抗生素的研究结论，受国家卫生计生委疾控局委托，环境所着手开展饮用水抗生素调查工作，4月召开了项目启动会，制定《生活饮用水中抗生素等潜在污染物调查与风险监测工作方案》，建立了利用高效液相色谱质谱联用仪检测饮用水中抗生素等潜在污染物的检测方法。

【医院环境微生物污染与消毒感染控制监测体系建设】“医院环境微生物污染与消毒感染控制监测体系建设”项目为中央财政支持项目。2015年该项目在《全国医院感染—消毒监测项目》的基础上，进一步整合哨点医院，扩大监测范围，由10个省市扩大至15个省份16个监测点，监测一级、二级和三级医院共54家。监测内容包括医疗器械清洗消毒灭菌效果监测（包括医疗器械清洗效果监测、内镜清洗消毒效果监测、压力蒸汽灭菌器灭菌参数和灭菌效果监测、过氧化氢低温等离子体灭菌器灭菌效果监测）、医务人员手卫生和依从性监测（外科手消毒效果监测、卫生手微生物污染情况和消毒效果监测、手卫生依从性监测和重点科室手消毒剂消耗量监测）、医院环境微生物污染和消毒效果监测（包括手术室空气微生物污染监测、重点科室一般物体表面微生物污染和消毒效果监测、各种医疗用水微生物污染情况监测、医院污水及消毒效果监测）、新型诊疗操作监测、医院感染数据收集（包括全院和重点科室、重症监护病房（ICU）、新生儿病房和医院感染暴发）等。

【全国重点地区环境与健康专项调查】 受卫生计生委疾控局委托，2015年，环境所组织指导9个地区开展环境与健康专项调查。8月19—21日，国家卫生计生委疾控局在重庆召开专项调查工作会议（暨启动会）及培训班。环境所10名专家参加项目启动会议，并在培训班就项目总体实施方案、现场调查点位选择、数据采集、伦理审查要求、内暴露检测要点等五个实施方案编制的核心内容对各省参会技术人员进行了专项技术培训。11月11—13日，国家卫生计生委疾控局联合环境保护部科技标准司在广州市举办专项调查国家级技术培训班。环境所派出15名专家及专业技术人员参会，针对总体实施方案进行了解读，并对如何组织进行现场调查、采集、审核、汇总、上报数据、实验室分析测试、质量控制关键技术和方法以及专项调查数据管理和相关数据信息管理平台试用方法等进行了专项培训。2015年11月至12月，按照国家卫生计生委转发的《关于指导编制环境与健康专项调查各调查点实施方案的通知》（部〔2015〕1337号）要求，环境所组织专家10余人，分赴南京、济南、呼和浩特、重庆长寿、陕西凤翔、广东清、河北藁城、山西孝义、吉林石化9个调查点开展现场调研，了解各地现场实际情况与实施方案编制工作进展，并与各调查点就遇到的问题和困难进行商讨和交流，完成9个调查点的现场考察技术报告。

【国外化妆品安全信息监测与研究】“国外化妆品安全信息监测与研究”是国家食品药品监督管理总局药品评价中心委托项目，项目旨在通过定期监测美国、欧盟、日本、加拿大、韩国、东盟、澳大利亚等国的化妆品安全信息，了解国外化妆品不良反应监测最新动态，为我国化妆品不良反应监测提供参考。2015年5月8日，环境所在北京组织召开了《国外化妆品安全信息监测与研究》项目启动会，国家药监总局药品评价中心相关领导、环境所相关专家，以及一些外资化妆品公司的相关人员近20人参加了会议。会议听取了有关项目任务、前期研究进展及存在困难的分析和汇报，对项目研究重点、研究方法和研究内容进行了研究讨论。该项目对今后我国化妆品不良反应监测预警体系的建立具有重要意义。截至12月31日，项目完成并提交7期《化妆品警戒快讯》。

【南水北调工程饮水安全性评价项目实施】 南水北调工程实施后，北京地区七家水厂每日取用“南水”量已达200万立方米左右，总干渠输水线路长且所经地区城市密集，存在多种污染及等多种潜在健康影响。2015年，环境所自主开展南水北调工程饮水安全性评价工作，重点开展南水北调工程中线一期工程水质指纹图谱建立及特征污染物对健康潜在安全性评估。对南水北调中线一期工程中的水源地、输水工程沿线代表性监测断面及七家水厂水源水、出厂水和末梢水进行首次水质调查，采集水样 32 份，对其中感官指标、重金属、邻苯二甲酸酯类、挥发性有机物等共 300 项理化指标进行了全分析检测，提交数据 9600 个，初步建立了指纹图谱库，并对其健康影响潜在风险进行了初步的安全性评价。

【北京市雾霾（PM2.5）人群健康风险评估】 2015 年环境所继续开展雾霾人群健康风险评估。课题组通过对北京市 13 个监测点空气中 PM2.5 日均浓度的监测和数据分析，评估绘制出北京市四季 PM2.5 人群健康风险分布图，编制上报了《2014—2015 年冬季北京市雾霾（PM2.5）人群健康风险评估报告》《2015 年春季北京市雾霾（PM2.5）人群健康风险评估报告》《2015 年夏季北京市雾霾（PM2.5）人群健康风险评估报告》《2015 年秋季北京市雾霾（PM2.5）人群健康风险评估报告》。根据中国疾病预防控制中心的要求，形成了《北京市 PM2.5 人群健康风险评估简版报告》。项目工作还建立了“健康风险评估模型计算平台”，该平台通过输入空气污染物数据，可快速模拟计算污染物人群健康风险，同时实现了评估结果的可视化。

【典型水体污染境与健康综合监测关键技术及案例研究】“典型水体污染境与健康综合监测关键技术及案例研究”项目为环保公益专项（No.201309045）生物监测项目子课题。2015 年，环境所项目组对人群高风险污染物内暴露监测指标进行筛选，选取了典型水体污染区现场采样地点，建立了人血、尿液等生物材料中重金属、有机污染物等检测方法，以及从样品采集、运输、保存、预处理、分析、数据处理与评价、质量控制与质量保证全程的人群高风险污染物内暴露监测方法体系。2015 年 5 月，项目组前往安徽阜阳组织完成 110 余份同体人血、尿生物样品的现场采集，并进行了生物样品测定。

【重金属健康风险评价体系中生物监测指标筛选方法研究】“重金属健康风险评价体系中生物监测指标筛选方法研究”项目为环保公益专项（No.201309049）。2015 年，环境所完成人体生物样品中铅、镉、铬、汞、砷含量测试及评价工作，完成广西采集第二批次 308 份同体人血样和尿样中金属指标分析及数据整理。

【雾霾天气人群健康风险评估和预警关键技术研究】“雾霾天气人群健康风险评估和预警关键技术研究”项目为 2014 年卫生公益专项（No.201402022）。2015 年，项目组在监测点城市每月采集 7 天大气 PM2.5 样品，并在雾霾天气加密采样，对 PM2.5 质量浓度、滤膜成分包括重金属、多环芳烃、水溶性离子进行分析；确立了湖北省疾控中心、新疆维吾尔自治区疾控中心和广东省疾控中心为方法验证单位。项目组还对南京江宁区的家庭及公共场所（各 30 家）采集室内外空气样品，开展室内外 PM2.5 浓度相关性研究及 PM2.5 个体暴露监测。项目组继续开展空气污染（雾霾）人群健康影响评估技术研究，对空气污染健康风险评估国外研究进行文献检索，获取健康风险评估模型数据要求。基于现场调研，了解项目研究城市数据的可获取性，拟定数据质量要求，开发健康风险评估模型计算平台。项目组还与复旦大学合作，开展健康风险指数及雾霾健康风险预警模型的构建工作，拟利用大气污染物浓度及组分数据集、大气污染物毒理学效应数据集、人群健康效应数据集、人群风险特征数据集、气象数据资料及社会因素与人口特征数据集构建指数预警模型。构建空气污染（雾霾）天气人群健康影响综合信息平台。2015 年 6 月 17 日，环境所在北京举办了“PM2.5 体外急性效应和遗传毒性研讨会”，并在石家庄、南京、哈尔滨、太原、武汉等城市开展了用于 PM2.5 毒性实验的滤膜采样工作，与江苏省疾控中心、四川省疾控中心合作开展 PM2.5 体外毒性测试工作。

【淮河流域癌症综合防治项目工作】 2015年，根据淮河流域癌症综合防治技术方案要求，环境所组织开展了2015年局部区域环境医学调查工作，不断探究消化道肿瘤与环境影响因素的关系。调查内容包括：区域集中式供水、分散式供水等居民饮用水水源类型、供水量、供水方式、供水设施覆盖人口、消毒处理措施等基本情况，以及近几年生活饮用水和环境水体水质变化情况。调查范围覆盖淮河项目14个项目县。同时，项目组启动了消化道肿瘤预防环境医学综合干预，旨在从环境卫生学角度有效预防消化道肿瘤发生。5月，环境医学调查组参与了《淮河重点流域癌症综合防治技术实施方案（2016—2020年）》初稿编制工作，并于8月完成实施方案中"局部区域环境医学调查部分"内容的撰写工作。9月，环境医学调查组赴江苏省南京市、安徽省寿县和颍东区开展调研督导工作，实地查看环境医学调查情况，农村饮用水水质监测点等。11月，调查组赴河南省驻马店市和西平县疾控中心，开展了针对特征污染物调查的采样布点现场踏勘和实验室能力调查工作。环境医学调查组还组织实施了淮河流域环境医学调查项目电子地图标注和加工工作，开展了500余个企业地理位置标注和校准，3000余个调查镇、村地理信息的定位和校准，以及14个调查县10 000余个村的定位和校准工作。

【环境卫生标准制修订】 作为国家卫生计生委环境卫生标准专业委员会和消毒标准专业委员会两个秘书处的挂靠单位，2015年环境所完成环境卫生标准立项2项、会审8项，征集标准研制与应用9项，批复2项；完成消毒标准立项11项、制修订17项；业务科室负责或参与其他标准制修订项目24项。

【科学研究和国际交流合作】 2015年，环境所申报科研项目17项（获准3项），科技部课题1项（获准1项），环保公益项目1项（获准1项）。目前在研课题27项，项目进展顺利；全年发表科技论文96篇，其中英文论文14篇，出版或参与编写著作7部；开展学术出访交流6批次9人，选派6人赴美国耶鲁大学和布朗大学进行6个月的访问学习。

【环境卫生工作技术支持和技术指导】 2015年，环境所对全国155家疾控中心饮用水卫生监测实验室开展水质盲样考核；组织全国疾控、供排水水质检测、水环境监测、质量监督检验等474家单位开展"生活饮用水苯、汞、硼、COD（锰法）的测定"能力验证；参加国家卫生计生委综合监督局组织的消毒产品现场监督抽检和第二届全国卫生计生监督技能竞赛；为基层提供技术培训和服务，累计培训专业人员3200余人次，接收地方疾控进修人员16名；委派2名技术骨干前往新疆和甘南藏族自治州开展为期1年的技术援疆和服务西部挂职锻炼。

【公共场所健康危害因素监测研讨会】 为履行《公共场所卫生管理条例实施细则》（卫生部令第80号）规定的"县级以上疾病预防控制机构应当承担卫生行政部门下达的公共场所健康危害因素监测任务"工作职责，总结、交流各地疾控机构和卫生监督机构在公共场所健康危害因素监测方面的工作经验，探讨公共场所健康危害因素监测技术方法及监测体系建设，环境所2015年6月28—29日在哈尔滨市召开了公共场所健康危害因素监测研讨会。国家卫生计生委疾控局环境卫生处领导，全国各省、计划单列市疾控中心及部分卫生监督所的专家代表共50人参加了会议。会议听取了北京、上海、山东、深圳等地疾控中心公共场所健康危害因素监测的工作情况，对各地公共场所健康危害因素监测工作现状、存在的困难，工作设想及条例修改等内容进行了充分交流研讨，会议提出要制定全国范围内的公共场所健康危害因素监测方案，指导地方开展工作。

【国家级继续医学教育项目——公共场所检测评价技术培训】 2014年12月1日，《公共场所卫生检验方法　第1部分：物理因素》、《公共场所卫生检验方法　第2部分：化学污染物》、《公共场所卫生检验方法　第3部分：空气微生物》《公共场所卫生检验方法　第4部分：公共用品用具微生物》《公共场所卫生检验方法　第5部分：集中空调通风系统》和《公共场所卫生检验方法　第6部分：卫生监测技术规范》颁布实施。为推动新版公共场所系列卫生标准的贯彻实施，普及公共场所检测评价方法，全面提高公共场所健康危害因素监测、疾病预防控制和卫生监督技术能力，2015年6月30日至7月2日，环境所在哈尔滨市举办了公共场所检测评价技术培训〔项目编号2015-12-01-027(国)〕，来自全国疾控、监督机构以及检测企业共227人参加了培训。

【国家级继续医学教育项目——突发环境卫生事件应急处置技术培训】 近年我国因环境污染、自然灾害导致的环境卫生突发事件时有发生，为使疾控机构工作人员掌握环境卫生应急处置关键技术，提高卫生部门应对突发环境卫生事件的能力和水平，进一步推动地区间环境卫生应急工作整体发展，环境所2015年9月8—10日在西宁市举办了国家继续医学教育项目—突发环境卫生事件应急处置技术培训〔项目编号：2015-12-01-033(国)〕来自全国疾控、监督机构以及检测企业共232人参加了培训。

【全国疾控系统环境与健康技术培训班】 为进一步提升全国疾控系统环境与健康工作技术水平，环境所于2015年12月2—4日在深圳市成功举办了“全国疾控系统环境与健康技术培训班”。来自中国疾控中心环境所及全国各省、自治区、直辖市(含所辖县、市、区)疾控中心、新疆生产建设兵团疾控中心和计划单列疾控中心代表160人参加了此次培训。培训班邀请了北京大学医学部公共卫生学院、华中科技大学同济医学院公共卫生学院、上海交通大学医学院附属新华医院及中国疾控中心环境所等单位专家，分别就环境流行病学方法与应用、环境污染对健康影响研究中生物学标志的应用、中国儿童铅中毒现状与政策思考、环境健康发展战略规划研究成果、室内空气质量监测方法及空气污染(雾霾)人群健康影响、饮用水微生物检测技术及突发水污染事件与饮水安全、国家人体生物监测总体规划与设想、公共场所卫生标准与卫生监测、毒理学技术在环境与健康领域的应用以及如何写好科技论文等方面内容进行了培训。

【机构设置】 2015年，环境所工作人员总人数277人，其中专业技术人员209人，管理人员7人，工勤18人，中心托管人员43人。年内接收硕士毕业生6名，调入人员3人、调出人员4人、6人试用期满转正定级，7人办理退休手续。通过民主推荐程序组织完成5个中层干部聘任和7个中层干部任免。

2015年，环境所根据业务工作要求和重点工作内容，完善了机构设置。经第11次、第18次和第24次所长办公会研究决定，成立了重大项目办公室(临时性机构)，环境化学室(化学一室和化学二室合并)、土壤质量与健康监测室、公共场所卫生安全室、环境与妇儿健康室、环境健康防护室，并将原法规标准室更名为政策与法规标准室；原环境流(行)病与健康影响室更名为环境流行病学室；原信息与健康教育室更名为信息技术室。撤销卫生工程与应用技术室、环境生物处理技术室和科技成果推广办公室三个内设部门。

【制修订规章制度】 2015年，环境所加强内部管理，全面梳理修订规章制度，累计修订规章制度43项，其中新增16项，废止8项。

(施小明、姚孝元、张伟、朱文玲、耿莉)

职业卫生所

【工作概况】 2015 年，职业卫生所紧紧围绕疾病预防控制工作，以职业病防治与中毒控制技术支撑工作为依托，创新工作思路，积极协助国家卫生计生委和中国疾控中心做好重点职业病监测和职业健康风险评估、《职业病防治法》配套规章及职业卫生标准制修订、职业病防治宣传与健康促进、中毒应急处置与能力建设等技术支持工作，开展“十二五”科技支撑、卫生行业公益、国家自然科学基金等多类重大专项科研工作，加强国内外合作，推动职业卫生与中毒控制工作有序开展。

【为《职业病防治法》配套规章和防治规划制修订等提供技术支撑】 配合国家卫生计生委疾控局制订完成《职业健康检查管理办法》（国家卫生计生委令第 5 号，2015 年 3 月 26 日公布）；修订完成《职业病危害因素分类目录》（国卫疾控发〔2015〕92 号，11 月 30 日印发）；配合国家卫生计生委化学品毒性鉴定资质许可取消工作，完成《化学品毒性鉴定管理规范》（国卫疾控发〔2015〕69 号，6 月 16 日印发）修订，并制定了化学品毒性鉴定实验室质量考核实施细则。参与起草《国家职业病防治规划（2016—2020 年），为职业病防治部际联席会提供技术支持；组织研提《危险化学品目录实施指南》《矿山安全健康法》《铅蓄电池行业规范条件和管理办法》、职业病诊断标准、职业健康检查诊疗、女职工禁忌劳动范围、防暑降温等政策文件意见。

【重点职业病监测实现地市级全覆盖】 修订完成《重点职业病监测与职业健康风险评估工作方案》，由国家卫生计生委疾控局 4 月 17 日正式印发。新方案确定了“7+3”的监测模式，即各辖区在监测国家卫生计生委指定的煤尘（煤矽尘）、矽尘、石棉、苯、铅、噪声、布鲁氏菌等 7 种职业病危害因素所致的煤工尘肺、矽肺、石棉肺及石棉所致肺癌和间皮瘤、苯中毒及苯所致白血病、铅中毒、噪声聋及布鲁氏菌病等 10 种职业病的同时，根据当地实际情况自选 3 种其他职业病作为监测内容。新方案规定，监测点由县级行政区调整到地市级行政区，形成省级职业病监测机构组织实施、地市级职业病监测机构具体承担、县级职业病监测机构全面参与的格局。通过监测研究分析我国重点职业病的发病特点、变化趋势和规律，为制定职业病防治策略提供技术依据，为制修订国家职业卫生标准提供合理性建议，并达到加强各级职业病防治机构能力建设的目的。

【开展 10 种职业危害因素健康风险评估】 围绕卫生计生部门职业健康风险评估职能，积极探索职业健康风险评估工作模式。对遴选出的煤尘、矽尘、电焊烟尘、铅、铬多环芳烃、煤焦沥青、噪声、丙烯酰胺、二甲基亚酰胺及肌肉骨骼损伤工效学共 10 种因素，依据文献资料、现场监测数据开展了职业健康风险评估工作，并基于风险评估结果分别从管理、企业、劳动者和学术界四个方面提出了建议。

【加强职业卫生标准制修订和管理制度建设】 组织预审职业卫生和职业病诊断标准 301 项，审查标准 39 项，退修标准 59 项，报批标准 16 项；清理工作场所空气有毒物质测定方法 160 项，修订生物监测方法 18 项。加强标准管理制度建设和规划制定，拟定《国家职业卫生标准专业委员会工作机制》《国家职业卫生标准“2015—2020”发展规划》。追踪比较国内外职业卫生标准，对比分析中国与美欧德英澳日的职业卫生标准管理机制、体制。开展职业卫生标准需求调查和标准应用效果评估并形成调查报告。加强标准培训宣贯，对近年颁布的17项职业卫生与职业病诊断标准进行详细解读。

【依托“健康城市”开展工作场所健康促进】 根据国家卫生计生委疾控局要求，为在健康城市框架下开展健康企业建设工作做好前期准备工作，职业卫生所组织编写了《健康企业建设工作规范》和配套文件，规范包括六章二十四条，由总则、健康企业创建、健康企业建设实施步骤、申报与评估、政府推动及保障和附则组成。

【加强职业病防治宣传培训】 协助疾控局开展2015年度《职业病防治法》宣传周工作，起草实施活动方案并制作宣传海报，多形式多渠道开展健康传播。编印《预防职业病危害　保护劳动者健康》职业卫生宣传折页24万张，涉及24种职业性有害因素，已寄往13家省级职业病防治机构和24家省疾控中心。举办职业危害控制与女性健康保护培训1期；协助各省举办尘肺病诊断资格培训考核4期。

【首次开展职业紧张监测】 为了解我国劳动密集型电子制造服务业从业人员职业紧张程度以及分布特征、评估职业紧张影响因素及早期健康效应，职业卫生所开展了劳动密集型电子制造服务业从业人员职业紧张状况及影响因素调查，对该行业分布密集的长三角、珠三角、环渤海及中西部的6省市、19家企业、12 217名从业人员监测和评估并形成总报告1份、省级报告6份。该调查是在我国制造业开展的范围最大、样本量最多的一次职业心理健康状况调查，为了解和掌握我国典型行业、重点职业人群职业紧张状况和下一步开展全国性的职业紧张监测与评价工作提供了基础数据和实践经验。

【组织开展全国实验室检测能力考核比对】 组织开展2014年度职业健康检查机构和2015年度全国职业卫生检测实验室检测能力考核工作。开展全国职防机构生物样品检测实验室比对和国家认监委能力验证计划“血中铅和尿中镉含量测定”工作。

【组织开展化学品毒性鉴定机构质量考核】 为进一步规范化学品毒性鉴定工作，受国家卫生计生委委托，职业卫生所积极承担化学品毒性鉴定机构质量考核工作，建立质量考核专家库，制定质量考核方案，制备发放盲样、审核申报资料、开展现场评估，已完成24家化学品毒性鉴定申报机构的质量考核工作，合格机构名单报由中国疾控中心向社会发布。本次质量考核不仅推动了各机构积极开展化学品毒性鉴定工作，也促进了相关机构的质量管理工作，获得了良好的成效。

【化学中毒应急救治技术指导】 受国家卫生计生委应急办派遣，组织专家参与天津港“8.12”特大危险化学品爆炸事件卫生应急救援技术指导，开展伤员调查和水样、样品采集工作，梳理应急救援可能产生的中毒问题，对应急救援、调查处理以及事故受伤等人员的职业防护、健康影响评估、中毒程度评估等提出科学建议，制定现场人员健康监护工作方案，并组织专家撰写爆炸相关科普宣传材料，相关工作得到天津方面的高度评价。

派专家参与处理甘肃天水疏散演练中毒事件、云南儿童血铅超标事件、北京塑胶跑道检测超标事件；为山东砷化物气体中毒、甘肃毒鼠强中毒、河北氯乙烯中毒、安徽黄山作业工人炮烟中毒、湖南邵阳毒蘑菇中毒的处置和救治提供专业信息。

【举办全国突发中毒事件卫生应急技能竞赛】 协助国家卫生计生委应急办举办首届全国突发中毒事件应急处置技能竞赛，来自全国（除西藏外）的30支省级队伍参加了竞赛。本次竞赛由盲样考核、闭卷笔试、技能操作和桌面推演4部分组成，旨在考评和提升各省中毒事件应急处置能力。各省级卫生计生行政部门积极响应、精心组织，在完成省级初赛的基础上进行复赛角逐。

【做好国家中毒控制技术支持】 受国家卫生计生委应急办委托，承担突发中毒事件卫生应急处置人员防护导则卫生标准制定和突发中毒事件卫生应急网络服务模式等研究工作；开展中毒应急处置关键技术项目和“全国重点地区环境健康专项调查”。

【加强中毒控制技术储备，做好舆情监测和咨询服务】 建立和优化常见有毒化学添加剂、农药等物质的检测方法，完成标准品和试剂的储备更新；完善远程会诊系统，推进“突发中毒事件卫生应急信息平台”信息填报和数据统计工作；更新有毒动植物数据库信息，维护有毒动植物标本库，赴云南等地采集毒蕈标本千余份。

面向公众及专业机构提供中毒热线咨询服务2140次；搜集并报送职业病与中毒事件网络舆情信息650条。根据频繁出现的中毒事件，提交风险评估议题和风险预警。

【开展科学研究，扩大国际合作】 在研课题28项，其中科技支撑计划项目4项、卫生行业专项课题1项、国家自然科学基金课题10项、国家科技基础性工作专项2项、国际及台港澳合作课题1项、中国博士后科学基金项目1项、北京市自然基金项目3项、所青年科技基金项目6项；3项研究项目获国家自然科学基金委资助。继续开展中日“JICA加强中国职业卫生能力建设项目”，举办中日石棉相关癌症诊断学术交流会，签署协商备忘录和终期评估调查报告书，安排4批23人次赴日研修。全年接待外宾来访9批36人次，组织学术讲座7次。因公出国（境）17批28人次，出访8个国家和地区。

【援疆援藏】 根据中国疾控中心工作安排，开展远程援疆视频培训2期；以重点职业病监测为抓手，开展援疆援藏培训3期；选派1名专业技术人员赴新疆疾控中心开展为期1年的援疆工作，并将该同志申请的所青年基金项目经费调整为10万元，其中4万元外拨至新疆疾控中心，以项目推动援疆工作进一步开展。

【重要会议】 组织召开2015年度全国职业病防治技术工作会议，交流职业病防治工作经验，探讨职防体系建设和未来发展方向。国家卫生计生委疾控局夏刚副局长、国家安监总局职业健康司吴宗之司长和中国疾控中心冯子健副主任出席会议并讲话，各省（自治区、直辖市）、计划单列市疾控中心、职业病防治院（所），部分地级市职业病防治院（所），北京大学第三医院临床基地负责人等参加会议。

（朱钰玲、聂武、李涛）

辐射安全所

【工作概况】 中国疾控中心辐射安全所作为国家级放射卫生技术机构，在 2015 年重点开展并完成了如下工作：

1．务实开展放射卫生管理技术支撑工作。为不断完善国家卫生计生委对医疗机构放射性职业病危害控制的监督管理，根据新修订的《职业病防治法》，积极参与了《职业病危害因素与目录》和《核事故和辐射事故卫生应急预案》修订工作，提出了《放射诊疗管理规定》《原子能法》《核安全法》《职业病防治规划 2016—2020》和《国家核安全政策》修订意见，圆满完成了国家卫生计生委放射卫生标准委员会各项工作。

2．不断提升全国放射卫生技术机构能力。为不断加强放射卫生技术能力，2015 年辐射安全所连续第六年组织开展了全国个人剂量监测、水中总放射性测定等 4 项质量控制比对工作，共有全国 202 家技术机构参加，参加机构比上一年度增加近 70 个。通过连续的检测质量比对考核工作，对放射卫生技术机构规范检测工作、保证检测质量、提高检测能力和管理水平起到了重要作用。本年度还举办了 8 个全国放射卫生与核应急培训专业技术培训班，培训各级放射卫生人员 882 名。

3．完成辐射危害监测与风险评估工作，建立了全国放射卫生信息平台建设。2015 年按计划完成了全国医用辐射防护监测、职业性放射性疾病监测与职业健康风险评估哨点、食品放射性监测与风险评估工作和全国放射工作人员个人剂量监测等四项监测任务。进一步掌握了全国医用辐射防护与质量控制现状、食品放射性水平、放射工作人员个人剂量与职业健康监护现状，建立了中央数据库系统，并进行了健康风险评估，为“十三五”规划制定提供了科学依据。为及时科学收集放射卫生监测数据，逐渐实现放射卫生监测数据直报。在 2015 年，通过整合现有分散管理的信息系统，建立了一套覆盖放射卫生领域的全国放射卫生信息平台。到目前为止，该平台已收集汇总了 31 个省份 834 家医院和 4523 台放射诊疗设备监测信息，以及 100 多万条放射工作人员个人剂量监测数据。

4．围绕国家疾病预防控制重点任务，加强学科建设，深化发展战略研究。主任，积极推进辐射防护与核应急中国疾病预防控制中心重点实验室建设工作，通过近 3 年的努力，已通过了中国疾控中心组织的验收，初步达到了构建高水平科技平台，培养和造就优秀的疾病预防与控制领域专业技术人才，提高辐射防护与核应急科学研究能力的建设目的。2015 年，共组织申报了国家级课题 14 项，已获得批准 6 项；27 项在研课题按照计划顺利进行。组织指导、培养研究生 31 名；通过答辩，8 名研究生顺利完成学业。近年来，国家高度重视疾病预防控制和公共卫生工作，放射卫生防护工作再次面临新的发展机遇和严峻挑战。为能更加紧密围绕国家赋予我所的职责和任务，科学梳理制约疾病预防控制与公共卫生发展的瓶颈问题，凝练放射医学与放射卫生领域的关键技术问题，辐射安全所在 2015 年组织开展了我国放射卫生及辐射安全所发展战略研讨活动。此项活动的开展，进一步明确了发展方向，为提高我所技术能力、使其学术水平始终处于本领域本专业的前沿、充分发挥一锤定音作用起到了积极作用，同时也为科学制定我所“十三五”发展规划奠定了科学基础。

【机构设置】 2015 年度，辐射安全所将原有保卫处和实验室管理处合并为安全保卫处。目前共设有 7 个行政管理部门，分别是所办公室、党群工作处、人力资源处、财务处、纪检监察审计室、后勤管理处和安全保卫处；5 个专业技术管理部门，分别是科技处、质量管理办公室、核事故与放射事故应急办公室、信息中心和政策标准研究室；9 个业务部门，分别是放射诊疗设备质量控制实验室、辐射检测与评价室、辐射流行病学研究室、辐射防护研究室、放射化学研究室、毒理学研究室、学术期刊编辑部、放射生物学研究室和放射生态学研究室。

【人力资源管理】 2015 年末现有在职职工 160 人，其中所领导 4 人，中层干部 26 人；离退休职工 187 人。年内接收新进“三生”2 人。现有专业技术人员 134 人，其中正高级职称人员 20 人，副高级职称人员 43 人，中级职称人员 45 人，初级职称人员 39 人。

在 2015 年度绩效考核中，经各处室绩效考核评议、所联合评议会绩效考核评议和党政联席会审议，1 名所领导，5 名中层干部和 25 名职工获得绩效考核“优秀”等次。

绩效考核为“优秀”等次的所领导是：苏旭；绩效考核为“优秀”等次的中层干部是：刘青杰、侯长松、韩艳清、胡京刚、张科；绩效考核为“优秀”等次的职工是：郭文、毛玲、高玲、张京、周强、陈惠芳、刘宇光、阮建磊、邵宪章、王淑琴、周东宝、王宏涛、刘辉、王燕君、张庆召、鞠金欣、李璟瑜、练德幸、姚竹、周羿、李馥秀、李阔、刘雅、黄卓、苏垠平。

【财务预算管理与政府采购】 2015 年度，辐射安全所加强了财务预算管理和预算执行管理，规范了内部审计制度，各项支出严格按预算执行。全年财政拨款总计收入 5670.13 万元，上年结转 385.43 万元，全年实际支付 5955.68 万元，实际执行进度为 98.35%；其中基本支出 3915.13 万元，项目支出 2040.55 万元。全年实现总收入 15 784.02 万元，总支出 14 868.64 万元。

严格遵守国家政府采购法规，坚决执行计划采购。2015 年度，该所进一步规范了物资采购管理，简化了定点采购低值易耗物资审批程序，统一招标确定了试剂 / 耗材定点采购合格供应商范围。全年共采购仪器、设备和物资 910 万余元；其中，通过政府采购公开招标的方式，完成了 750 万元大购项目的招标采购工作。

【内部管理制度建设】 根据国家和上级单位要求，结合辐射安全所实际情况，2015 年度重点加强了技术服务管理和返聘管理等方面的规章制度建设，全年修制订了《中国疾控中心辐射安全所技术服务管理规定》《中国疾控中心辐射安全所退休人员返聘工作管理规定》等 2 个规章制度；截至 2015 年 12 月 31 日，该所已制定各类规章制度 76 部。

所领导班子重视权力运行的有效监督，带头按制度办事，凡属重大决策、重要干部任免、重要项目安排和大额度资金的使用等“三重一大”事项，均按照会议制度要求，集体研究后决定。2015 年度召开所务会、所长办公会、党政联席会等 25 次所办公会议，做出 225 项会议决定。

【事项审批和公文管理】 2015 年度，辐射安全所进一步规范了事项审批和公文管理工作，凡属所内出差审批、申请事项审批、合同审批、提交会议研究事项审批等均需通过所内办公自动化系统提交，充分做到了公开、公正，按规定程序办事，加强了权力运行的监控力度。其中，通过办公自动化系统进行了 257 个文件的发文管理和 1117 个文件的收文管理，发布了 82 个工作通知，下发了 225 个会议决议，审批各类请示 267 个；通过合同管理系统对 210 份合同草本进行了审查，法律顾问出具审查意见 210 份，科技处、质管办、后勤管理处、办公室的负责人和审计人员严格把关，依据工作职能加强了送审合同的相关内容与程序审查，从根本上杜绝各类违纪违法行为的发生。

【保密和档案管理】 辐射安全所是国家卫生计生委的保密要害部位，逐年逐级签订保密协议和计算机安全保密责任书，定期组织专人对所内涉密计算机和涉密载体进行安全检查。在该所保密委员会和全体职工的共同努力下，2015 年度未发生保密安全责任事故。

为充分利用档案资源，保证档案安全，本年度共归档了 564 件文书档案、4 个科研课题档案和 2 项基建工程档案归档。

【质量体系管理】 完善质量管理体系，保障科学研究和技术服务的有效开展。2015 年度，根据国家新修订的《检验检测机构资质认定评审准则》，辐射安全所组织开展了质量管理体系文件修订工作，修订内容涉及已有的 40 个程序和 86 个记录表格，修订后的质量管理体系文件将更加严格规范该所的检验检测行为。同时，按计划组织完成了 147 台仪器设备检定 / 校准工作，通过了国家实验室资质认定（计量认证）专项审查工作。

2015 年度，该所对外检测和校准报告共计 1000 份，其中检测报告 766 份，校准报告 234 份。编写的建设项目职业病危害放射防护评价报告 34 份，其中，预评价报告书 18 份，控制效果评价报告书 16 份。

【实验室安全管理】 实验室安全和放射源安全是辐射安全所安全生产管理的重要环节。2015 年度，该所组织开展了第九届实验室安全周活动、核安全文化宣贯活动，共接受了环保、公安、卫生等主管部门 6 次实验室和放射源安全检查，未发生放射源安全事故和实验室安全事故。截至 2015 年 12 月 31 日，该所放射性同位素总计 117 件，其中非豁免水平放射性同位素 45 件，豁免水平以下的放射性同位素 72 件；有射线装置 3 台。

【后勤保障与安全保卫管理】 辐射安全所作为中国疾控中心独立的办公区域，在后勤保障和安全保卫工作中，除负责该所业务保障管理职责外，还承担办公区和家属区管理工作，任务重、责任大。2015 年度，后勤和保卫人员克服重重困难保障了该所工作正常运转。按计划完成了国有资产管理、公费医疗服务管理、物资供应、供暖、供电、供水、车辆运行、综合治理及安全保卫等工作。

【绩效工资改革与离退休人员津贴补贴调整】 根据中国疾控中心统一安排，从 2015 年 1 月起，正式按月根据当月绩效考核结果发放绩效工资。7 月份完成 2009—2014 年度绩效工资的补发工作。12 月份开展了 2015 年度辐射安全所绩效考核工作，并完成了 2009 年 10 月至 2015 年 12 月奖励性绩效的发放工作，同时完成 2014 年和 2015 年绩效工资增资调整及补发工作。

所领导班子十分重视离退休职工管理，按照国家相关规定及时调整离退休人员津贴补贴，全年共慰问看望离退休职工 50 人次，并组织离退休职工开展了丰富多彩的业余生活。

【核与辐射突发事件卫生应急工作】 2015 年，该所继续开展应急能力建设作，装备了核辐射卫生应急监测平台，建立核与辐射事故卫生应急能力信息报告系统，组织了卫生应急学术论坛—核辐射分论坛。经国家核事故应急协调委员会技术评估，国家卫生计生委核事故医学应急中心被认定为国家核应急医学救援技术支持中心和国家核应急医学救援分队，并被国家核应急办授予了“神盾”2015 国家核应急联合演习技术保障工作先进单位。

【放射卫生法规标准修制订工作】 为不断完善国家卫生计生委对医疗机构放射性职业病危害控制的监督管理，根据新修订的《职业病防治法》，辐射安全所积极参与了《职业病危害因素与目录》和《核事故和辐射事故卫生应急预案》修订工作，提出了《放射诊疗管理规定》《原子能法》《核安全法》《职业病防治规划（2016—2020）》和《国家核安全政策》修订意见。其中《职业病危害因素与目录》已经印发执行。

作为放射卫生防护标委会挂靠单位，2014年度对标龄超过5年的1项放射性疾病诊断标准进行复审，经审议该标准继续有效。全年还征集到2016年标准制修订项目20项，审查同意立项9项。全年组织召开了2次标准审查会议，通过审查已报批标准16项。

【辐射危害监测与风险评估】 为全面了解辐射危害对健康影响，根据国家卫生计生委要求，我所2015年已按计划完成了全国医用辐射防护监测、职业性放射性疾病监测与职业健康风险评估哨点、食品放射性监测与风险评估工作和全国放射工作人员个人剂量监测等四项监测任务。

在全国医用辐射防护监测工作中，共监测了1668家医院，放射诊疗设备6977台。

全国职业性放射性疾病监测与职业健康风险评估哨点工作，在2015年收集了全国31个省份的报告，总结分析了5866条数据信息，8个省份报告了放射性职业病15人。

全国食品和饮用水放射性监测与风险评估工作共组织全国有关技术机构采集、检测和分析了849份样品，提交了8份专题报告。

国家卫生计生委放射工作人员个人剂量监测登记子系统运行良好，2015年，共有120家机构通过计算机信息系统报告监测数据系统。目前，已累计收入了22 302家放射工作用人单位的19万余人的放射工作人员个人剂量监测数据。

通过此四项全国辐射卫生监测工作的有效开展，已进一步掌握了全国医用辐射防护与质量控制、食品放射性水平、放射工作人员个人剂量与职业健康监护现状，较深入地了解了放射卫生发展的关键问题，为发挥大数据在放射卫生决策和健康风险评估中的作用打下了基础，为国家卫生计生委"十三五"规划制定提供了科学依据。

【全国放射卫生专业培训与技术指导工作】 2015年度辐射安全所组织了"全国核和辐射应急医学救治培训班"等8个专业培训班，参加培训人员882人，其中496人取得国家级继续医学教育项目学分证书，612人获得培训合格证书。

为不断加强放射卫生技术能力，辐射安全所在2015年度继续组织开展全国个人剂量监测、放射性核素γ能谱分析、总α总β放射性测量和生物剂量估算等4项质量控制比对工作，共有全国202家技术机构参加，参加机构比上一年度增加近70个。自2009年以来，该所已经连续7年组织检测质量比对考核工作，参加机构逐年增加，考核优秀率和合格率也不断提高。通过连续的检测质量比对考核工作，对放射卫生技术机构规范检测工作、保证检测质量、提高检测能力和管理水平起到了重要作用。

2015年度，辐射安全所接收了来自海南省疾控中心、四川省疾控中心等单位的7名进修人员。

【全国放射白皮书编写工作】 为及时汇总分析放射卫生各领域监测数据，总结本年度放射卫生技术工作，经我所相关部门共同努力，已按计划完成了《全国医用辐射防护监测2015年度白皮书》《全国个人剂量监测2015年度白皮书》《放射诊疗机构职业健康风险评估年度2015年度白皮书》和《2015年核与辐射突发事件处置与风险评估白皮书》等4部放射卫生年度报告的编写工作。

【国家放射卫生重点专项工作】 2015年，经过辐射安全所职工的共同努力，共申请到《辐射防护与辐射危害控制》《辐射危害监测与健康风险评估项目》《国家放射卫生与核应急体系建设与能力提升》《核辐射突发事件快速监测、判定与风险评估能力建设设备购置》《辐射危害检测评估与控制平台建设设备购置》和《放射性危害因素监测评价与放射卫生防护》等6项国家财政支持项目，申请到国家财政支持经费2433万元。其中，国家财政专项工作3项，仪器设备购置项目2项，疾控中心财政项目1项，以上国家放射卫生重点专项工作的有效开展，对辐射安全所全面细致开展放射卫生工作既是机遇，也是挑战。截止到2015年底，已按照计划，圆满完成了各项任务，取得了丰硕成绩。

【信息交流和媒体监测工作】 辐射安全所承办的《中华放射医学与防护杂志》作为中文核心期刊和中国科技论文统计源期刊，在2015年取得了长足进步，初步实践了英文出版。全年出版12期，收稿585篇，刊出240余篇，期刊的影响因子持续增长。获得中国科协精品期刊工程期刊学术质量提升项目支持，为期3年，共计45万。

为相关部门和领导及时了解国内外和该所放射卫生工作动态，全年编辑印制了12期《辐射与健康通讯》和21期《辐射安全所工作通报》，并通过辐射安全所网站及时发布了56条该所工作动态。

【科学研究与学科进展】 2015年度，辐射安全所共申报了14项国家科技基础性项目、国家自然基金等科研项目，获得批准6项；按期完成科研项目10项；25项在研课题和2项标准制定按照计划顺利进行。

本年度，辐射安全所“辐射防护与核应急中国疾病预防控制中心重点实验室”年内按计划建设完成并通过验收。该实验室紧扣辐射防护与核应急领域内的国家需求，实现了预期建设目标，具有一定特色。

为能更加紧密围绕国家赋予辐射安全的职责和任务，科学梳理制约疾病预防控制与公共卫生发展的瓶颈问题，凝练放射医学与放射卫生领域的关键技术问题，该所在2015年度组织开展了我国放射卫生及辐射安全所发展战略研讨活动。此项活动的开展，进一步明确了发展方向，为提高该所技术能力、使其学术水平始终处于本领域本专业的前沿、充分发挥一锤定音作用起到了积极作用，同时也为科学制定该所“十三五”发展规划奠定了科学基础。

【国际合作与学术交流】 2015年度，辐射安全所与与日本化学分析中心（JCAC）开展2015年度比对交流，并签署第6次中日合作备忘录。本年度接待外宾4批12人次，出访奥地利、美国、日本、瑞典等国参加放射卫生领域的国际交流10批16人次。

本年度，辐射安全所科技人员发表论文83篇，其中英文论文15篇，SCI论文6篇。为表彰2014年度取得的科研成绩，组织召开了“2014年度辐射安全所科技奖励暨学术年会”，对2014年度获得北京市科学技术奖的1项科技成果奖、7项获资助的课题组、5名研究生导师、8个颁布的国家标准，4部出版物、2项取得专利，以及在正式刊物上公开发表的69篇学术论文作者给予了奖励。

【研究生培养】 加强放射医学与防护学科的发展，充分利用辐射防护与核应急中国疾病预防控制中心重点实验室条件，辐射安全所2015年度继续开展研究生培养工作。目前该所在职博士研究生导师5名、硕士研究生导师9名。本年度该所共指导、培养研究生31名，其中指导在站博士后1名，培养博士研究生10名，硕士研究生20名；毕业研究生8名；新招博士研究生3名，硕士研究生5名、在职MPH 2名。

【职工在职教育】 辐射安全所积极为在职职工提供多渠道的学习教育机会，每年都有职工考取硕士、博士和获得各类专业技术证书。2015年度，所领导参加中心新任处级干部培训班、卫生计生人事培训班和党务工作培训班等，对全体中层干部进行了法律知识和保密培训，从而进一步加强了所领导和中层干部的管理能力和执行能力。组织了全所放射工作人员进行辐射安全要求和医疗机构放射卫生管理要求岗中复训。

【放射卫生工作50年回顾与展望工作】 2015年10月，辐射安全所成立50年，为总结辐射安全所50年来放射卫生事业取得的成就，继往开来，传承优良传统和作风，进一步做好新形势下放射卫生和核辐射卫生应急工作，该所在2015年重点开展了放射卫生50年回顾与展望活动。此项活动，得到了中国疾控中心领导和所领导班子的高度重视，所领导7次召开所务会研究讨论有关工作安排，专门成立了“辐射安全所50年放射卫生工作回顾与展望”领导小组，组织有关部门和专家，收集整理资料，编写出版了《流金岁月——放射卫生50年风雨历程》画册，摄制完成了所介视频片，设计了所文化建设展室，召开了放射卫生五十年回顾与展望学术研讨会。此项活动的圆满完成，再现了辐射安全所辉煌的工作历程，激励了广大职工投身放射卫生事业的工作热情。

（秦斌、冒煦）

农村改水技术指导中心

【工作概况】 2015年，改水中心紧密围绕国家卫生计生委的各项任务要求，按照中国疾病预防控制中心总体工作部署，聚焦农村饮水与环境卫生工作重点，推动单位各项工作顺利开展。

由改水中心负责的农村饮水卫生监测和全国农村环境卫生监测工作完成了包括修改、制定工作方案，监测工作，水样和土壤样品采集与检测，监测数据的审核、汇总、分析和报告撰写，信息管理系统进行调整和维护等工作。牵头组织的卫生行业公益性科研专项"饮水安全检测、监测、风险评估和预警预测关键技术研究"继续开展。参与的"十二五"科技支撑计划课题"村镇安全供水管理与监控技术及信息系统开发"完成研究任务，进入结题准备。继续开展"淮河流域农村人群生活环境与卫生行为综合干预试点研究需求评估"，组织开展"农村饮水安全工程卫生学评价""农村饮水安全工程防病效果评估"和"全国城乡环境卫生整治行动"等课题。协助卫生计生委疾控局制定《全国饮用水水质卫生监测工作方案（2015年版）》，参与环保部、农业部、国土资源部和国家卫生计生委《全国土壤污染详查工作方案》的制定，完成编写并报送《中国农村改厕战略报告》和《农村学校改水改厕卫生要求》。参与了重点流域水污染防治"十三五"规划编制技术大纲等工作。

与联合国儿童基金会共同开展了"农村环境卫生全覆盖项目"合作项目，组织完成了项目现场培训、村级宣传发动等活动，为政府制定推进农村改厕工作可持续发展的相关政策、措施提供了依据，完成环境卫生全覆盖项目的终期评估等工作。在世界卫生组织支持下开展了"饮水安全计划培训与开发项目"和"基层生活饮用水卫生监督工作指南研究"等合作项目，与美国加州大学伯克利分校开展学术交流共同举办"全球与中国水与健康"学术论坛。作为中国妇女发展基金会"百事基金·母亲水窖"项目工程的"技术部"，参与2011—2014年"母亲水窖·百事基金"项目的效益评估；编制"母亲水窖·南水北调中线水源地乡村环境治理"项目建议书和"水印计划"2015年项目方案；审核"母亲水窖"项目工程技术方案15项；参加全国妇联"中法妇女与水保护"代表团出访。

根据国家卫生计生委疾控局安排，改水中心在西藏自治区阿里地区组织开展了生活饮用水专项调研。2人次参与卫生应急救援工作，张荣同志作为尼泊尔地震中国政府医疗防疫队副队长，抵达尼泊尔协助和指导当地开展灾区卫生防疫工作；付彦芬同志赴西藏自治区日喀则地震灾区，进行现场调研，指导灾区的环境卫生工作，为"确保灾后无大疫"提供技术支持。

2015年，改水中心先后举办了4期"基层生活饮用水卫生监督"的试点培训，共培训300余人，举办"饮用水水质卫生监测技术培训会"和"农村集中式供水工程卫生学评价技术培训班"继续教育培训班2期，共培训学员155人。举办"全国农村环境卫生监测片区培训班"继续教育培训1期，培训学员50余人。

2015年5月，改水中心副主任田永健同志退休。

11月，改水中心常务副主任陶勇同志任改水中心主任。

【农村饮用水水质卫生监测】 农村饮用水水质卫生监测工作是改水中心负责执行的医

改重大公共卫生服务项目。2015 年改水中心协助国家卫生计生委疾控局修改、制定《全国饮用水水质卫生监测工作方案(2015 年版)》,按照方案要求,组织完成了 2015 年全国 31 个省(自治区、直辖市)和新疆生产建设兵团的农村饮用水枯水期和丰水期的水质卫生监测工作,共采集农村饮用水水样 180 254 份(包含饮水安全工程水样 127 746 份),完成计划任务量的 113.6%,其中枯水期完成 87 315 份,丰水期完成 92 939 份。受国家卫生计生委疾控局委托,组织对 31 个省(区、市)和新疆生产建设兵团的 366 家市级和 1629 家县级疾控中心实验室开展了水氟、氯化物和水铅的水质外质控考核工作。

【全国农村环境卫生监测】 2015 年改水中心继续组织开展中央财政转移支付全国农村环境卫生监测项目,在全国 31 个省、自治区、直辖市及新疆生产建设兵团的 703 个县开展监测工作。全年获得 14 130 个监测数据,采集土壤样品 14 212 份,对其中蛔虫卵及重金属情况开展了分析。根据新修订的 2015 年监测方案对全国农村环境卫生监测项目信息管理系统进行调整和维护。

【卫生行业科研专项“饮水安全检测、监测、风险评估和预警预测关键技术研究”】 由改水中心承担的卫生行业科研专项“饮水安全检测、监测、风险评估和预警预测关键技术研究”,围绕卫生部门在饮水安全履职所需的关键技术和面临的问题开展系统全面地、有针对性的研究,建立饮水卫生检验、监测、风险评估、预警预测等实际工作所需的关键技术。项目设 4 个任务单元,17 项项目任务,含 29 项具体项目任务,考核目标 44 项。项目资金总额 2330.00 万元,项目周期为 2013 年至 2016 年。2015 组织完成了项目执行的中期评估工作。

【科技部“十二五”科技支撑计划课题“村镇安全供水管理与监控技术及信息系统开发”】 科技部“十二五”科技支撑计划课题“村镇安全供水管理与监控技术及信息系统开发”项目由中国水利水电科学研究院负责,包括 5 项子课题。改水中心承担的“农村供水水质风险评估与管理系统构建”子课题,参与“区域农村供水信息管理与监测系统开发”子课题。各项研究任务均按项目设定目标和进度完成,进入项目结题准备阶段。

【淮河流域农村人群生活环境与卫生行为综合干预试点研究需求评估】 该项目旨在改善农民生活环境、引导和帮助农民建立良好的卫生习惯,提高广大农民生活质量和文明健康素质。项目分为需求评估、综合干预和效果评估三个阶段实施。2015 年继续在项目县开展农村人群生活环境与卫生行为综合干预试点研究需求评估工作,组织开展了现场技术指导与调研、现场督导与技术指导等工作,按照项目工作方案完成年度工作计划。

【农村环境卫生全覆盖项目】 该项目由全国爱卫办和联合国儿童基金会立项,由改水中心具体执行,项目在 5 省、5 县、50 个村开展,执行期为 2011—2015 年。2015 年组织完成了项目现场培训、村级宣传发动、全球洗手日及世界厕所日宣传动员、粪便无暴露村认证及命名,项目终期评估等工作,项目顺利完成。

【饮用水卫生检验和监测实验室网络平台建设】 改水中心组织开展了饮用水卫生检验和监测实验室网络平台建设,以全面掌握各级疾控中心饮水检测和监测实验室的人力、设备、工作状况等基础信息,提高监测能力,促进实验室间信息交流,2015 年已全面建成,即将进入专家验收阶段。

【淮河流域癌症综合防治项目】 在 2015 年里,改水中心继续做好淮河流域癌症综合防治项目农村饮用水水质卫生监测工作,完成 2014 年度淮河项目农村饮用水监测数据整理、分析，组织开展枯水期监测工作，参与淮河流域癌症综合防治技术实施方案（2016—2020）的制定，完成农村饮用水相关内容的编写。

（陶勇、郭超）

妇幼保健中心

【工作概况】 2015 年，中国疾病预防控制中心妇幼保健中心认真贯彻落实十八大、十八届三中、四中全会精神。根据国家卫生计生委对妇幼卫生工作的统一安排和中国疾控中心的明确要求，围绕妇幼保健工作发展大局，全面推进妇幼健康服务各项工作。

协助国家卫生计生委，完成《母婴保健法》修订、妇幼保健机构等级评审标准制订等 10 余项工作。开展实施农村妇女“两癌”检查项目，宫颈癌监测试点项目，全国预防艾滋病、梅毒、乙肝母婴传播，贫困地区儿童营养改善等国家重大公共卫生服务项目。承担辅助生殖及母婴证件管理工作。组织妇幼健康中国行等活动。开展孕产期心理保健，更年期、青少年保健、宫颈癌 HPV 检测试点地区综合研究等研究，修订多项技术规范及报告。开发母子保健手册；开展婴幼儿过敏性疾病流调等多项研究；组织母乳喂养周活动及爱婴医院复核。开展 10 余项与 WHO、儿基会、人口基金等合作项目。继续承担联合国儿基会、WHO 双年度合作项目管理办公室工作。完成对非洲卫生官员及技术人员培训及非盟和埃塞俄比亚相关交流活动。制定“十三五”妇幼信息建设规划，开展国家人口出生信息库相关工作。开展淮河流域出生及出生缺陷监测、调整完善生育政策对妇幼健康服务影响监测、母婴健康动态监测工作。制定该中心伦理学审查流程；完成项目伦理学审查，科研项目申报工作。完成研究生、进修人员管理、国家级继续医学教育项目及 2016 年项目申报等工作。启动妇幼移动健康管理服务项目，继续开展多项健康教育活动，开发健康教育材料并发放。承办《中国妇幼卫生杂志》。搭建行业交流平台，召开全国省级妇幼保健院院长年会、办公室主任和保健部主任年会等。加强制度建设，进一步规范工作流程，按时完成各项行政后勤日常工作；2015 年财政专项经费预算执行率达到 100%，完成各类财务检查及专项审计工作；实施绩效工资，撰写《岗位说明书》和《岗位分解表》，成立健康教育室，民主推荐 5 位部门负责人岗位，以及公开招聘工作。做好《“三严三实”主题教育活动》，落实中央八项规定精神，纠正“四风”，加强纪委监督责任，逐步落实“三转”。积极开展支援新疆、西藏及部分省藏区工作，派出 1 名业务骨干援疆，在新疆、西藏开展督导、调研、技术指导、培训。

【孕产妇危重症评审技术在全国广泛推广】 孕产妇危重症是严重威胁孕产妇生命安全的重要因素，中国疾病预防控制中心妇幼保健中心自 2005 年起，开展《孕产妇危重症评审方法在中国的建立与推广应用研究》，先后在我国 7 省 17 市 11 县分阶段、分步骤开展了县级干预试验和省市试点应用研究并将孕产妇危重症评审推广至全国。该研究的技术成果对于促进我国产科建设、降低孕产妇死亡，尤其是提高孕产妇危重症的早期识别与救治能力有重大的实用意义，也填补了我国在此领域的技术空白。孕产妇危重症评审已列入国家《孕产期保健工作规范》和国家卫生计生委 2015 年妇幼健康服务工作要点。2014 年出版的《孕产妇危重症评审指南》已作为全国师资培训教材和个人学习读本，并已对全国 31 个省的省级管理人员及专业技术人员（包括产科、麻醉及护理）举办了“全国孕产妇危重症评审培训班”。2015 年继续开展全国推广应用：

1. 省级推广。江西和河南分别在全省妇幼保健院院长培训班上授课；
2. 学术团体推广。分别在广东省妇幼保健学学术年会和深圳市“孕产妇危重症评审与基础进展培训班”授课；

3．现场指导。2015 年分别去广东佛山市妇保院和深圳市妇保院开展现场评审指导。由于该研究成果显著，荣获 2015 年首届妇幼健康科技奖二等奖。

随着目前我国孕产妇危急重症知识和技术不断发展和更新，为了满足更大范围和层次的产科医务工作者的需求，妇幼中心在《孕产妇危重症评审指南》的基础上，已于 2014 年 11 月开始着手组织专家编写、修订《孕产妇危急重症防治和管理实用指导手册》，该书包括孕产妇危急重症的医疗救治和临床管理原则、症状与管理、相关适宜技术、医务人员应具备的基本能力等四大部分，计划 2015 年底完成，该书的出版将为我国产科危急重症的管理及救治发挥指导作用。

【孕期营养指南循证研究报告初步出炉】 孕期营养关系着胎儿的生长发育、孕母及子代的健康。许多国家都建立了本国的孕期营养或膳食指南。我国尚缺少标准的、循证的、统一的孕期营养指南。为了有效规范孕期的营养干预，开发适合中国情况的循证孕期营养指南，中国疾病预防控制中心妇幼保健中心于 2014 年始开展了“中国孕期营养指南循证研究”。该研究查阅了中英文文献数据库、互联网资源及相关专业书籍，分析了国内外大量资料，在参考美国、加拿大、瑞典、英国等 11 个国家的 13 部孕期营养指南及中国居民膳食指南的基础上，结合相关专业书籍及文献，编写了《孕期营养指南循证研究报告》。该报告通过对国内外现有孕期营养指南的内容进行分类描述、分析和小结，从中提出了基于我国国情的孕期营养指南框架建议，为未来开发适合我国国情的、便于实施的孕期营养指南，指导孕期门诊工作的开展，促进我国孕期营养保健的发展奠定了基础。

【全国母子健康手册编写完成】 母子健康手册是了解孕产期系统保健和儿童系统保健服务的桥梁。我国尚没有全国统一的母子健康手册，不利于妇幼工作的全面管理。2015 年 4 月，受国家卫生计生委的委托，中国疾病预防控制中心妇幼保健中心开展“推广使用全国统一的母子健康手册”项目。该项目在参考全国各省及日本相关母子健康手册的基础上，制定了“手册”框架，并以我国相关政策、规范及国内外孕产期保健和儿童保健相关循证资料为依据，组织专家编写了相关内容。“手册”包括孕前保健、孕期保健、分娩期保健、产褥期保健、儿童保健和计划免疫等方面，包含各保健阶段的健康教育核心信息、母子自我保健记录及健康状况记录、心情短语记录等。“手册”主要服务于准备怀孕的妇女、孕产妇及 7 岁以下儿童，并由服务对象保管。该手册不仅承载了妇幼健康服务重点内容，还展示出母子接受医疗保健的服务过程，同时记载了母子自我保健和成长的经历，具有人文关怀作用。“手册”已于 2015 年编制完成，并于 2016 年选择部分试点应用。“手册”的推广使用将为统筹做好妇幼健康工作，推进基本公共卫生服务均等化起到了很好的促进作用。

【妇女常见病工作稳步推进】 为提高农村妇女宫颈癌和乳腺癌（以下简称“两癌”）的早诊早治率，降低死亡率，提高广大农村妇女健康水平，在利用中央财政专项补助经费的支持下，2009 年原卫生部和全国妇联共同推动实施农村妇女“两癌”免费检查项目，2012 年起，每年为 1000 万名 35～64 岁的农村妇女进行宫颈癌检查，为 120 万名农村妇女进行乳腺癌检查。2014 年国家卫生计生委 28 个省同时启动宫颈癌 HPV 检测试点项目，为全国 54.5 万农村适龄妇女进行 HPV 检测为初筛方法的宫颈癌检查，2015 年继续该项目。中国疾病预防控制中心妇幼保健中心负责农村妇女“两癌”检查项目的日常项目管理及信息管理。完善并升级妇幼重大公共卫生服务项目信息直报系统中“两癌”检查项目数据库；对国家级数据进行管理、审核、驳回、统计分析；解答各省疑问；撰写完成《2014年“两癌”评估报告摘要及主要发现》《2014年农村妇女“两癌”检查项目数据分析报告》《2014年“两癌”项目数据阶段性结果报告》《两癌检查项目信息管理阶段性质控报告（第一期）》《2015年“两癌”检查项目方案及预算》《2015年农村妇女“两癌”检查项目信息管理手册》《2016—2020年农村妇女“两癌”检查项目实施方案、经费预算》《宫颈癌综合防控指南》《妇女常见病筛查工作管理办法和妇女常见病筛查工作规范》《妇幼年报妇女常见病相关指标》《宫颈癌检查健康宣传片制作方案》《“推动农村妇女‘两癌’检查项目，提高妇女健康水平”卫计委上报信息报告》《“两癌”专家库人员名单及专家职责》等相关技术文件；出版《子宫颈癌检查质量保障及质量控制指南》《农村妇女乳腺癌筛查培训教材》图书；拍摄制作宫颈癌检查健康宣传片。另外，该中心分别于2015年8月21—22日、11月3—7日及11月10—14日组织召开“2015年农村妇女‘两癌’检查项目管理培训班”和“2015年农村妇女‘两癌’检查项目技术培训班”，通过培训不仅使学员对项目工作有了全新的认识，也为其返回当地开展逐级培训奠定了良好的基础，对即将开始的2016年“两癌”检查工作的顺利开展及质量保证具有重要意义。

【《农村妇女“两癌”检查项目质量评估报告》完成】 为对“两癌”检查项目工作的实施情况、工作质量进行调查，了解项目实施障碍及影响因素，以提升项目质量和水平，为我国政府制定相关政策和策略措施提供科学依据，国家卫生计生委妇幼司委托中国疾病预防控制中心妇幼保健中心组织专家开展“两癌”检查项目质量评估项目，2015年4—6月完成研究方案撰写、专家讨论；2015年6—8月开展4省7县现场调研，收集整理、分析资料，进行报告撰写工作；并于2015年9月完成《“两癌”检查项目质量评估报告》，为我国制定进相关政策和策略措施提供提供有力的依据。

【《HPV检测试点地区综合研究报告》完成】 为对HPV检测试点工作的实施情况进行调查，对其可操作性及初步成效进行评估，了解项目实施障碍及影响因素，以提升项目质量和水平，为我国政府制定相关政策和策略措施提供科学依据，联合国人口基金委托中国疾病预防控制中心妇幼保健中心组织专家开展HPV检测试点地区综合研究项目，2015年6—8月完成研究方案撰写、专家讨论；9—10月开展31个省（市）及130个HPV检测试点项目县（区）网络调查；11—12月开展5省7县现场调研，收集整理、分析资料，进行报告撰写工作；并于2015年12月完成《HPV检测试点地区综合研究报告》，为我国制定进相关政策和策略措施提供有力的依据。

【农村地区宫颈癌监测试点项目工作有序开展】 为了更为全面、准确地收集宫颈癌相关信息，对“农村妇女宫颈癌检查项目”相关数据起到校正作用，动态了解我国农村妇女宫颈病变的发生情况及变化趋势，中国疾病预防控制中心妇幼保健中心于2013年11月启动农村地区宫颈癌监测试点项目，并于2015年继续开展项目工作。主要工作如下：进行日常的信息管理和项目管理，包括通过网络、电话与个人访谈（与项目管理人员定期联系），了解进展情况，解答实施过程中遇到的问题；定期对数据上报情况进行审核、通报等工作；完成两次项目活动经费的拨款；更新完善现有信息系统，并根据系统持续修订《农村地区宫颈癌监测项目信息手册》；确定农村地区宫颈癌监测信息管理新系统构架及需求，开发、完善新的宫颈癌监测信息管理系统，着手撰写相关需求文件。撰写完成《农村宫颈癌监测信息管理系统升级改造业务需求书（含技术附件）》《农村妇女宫颈癌监测信息管理系统需求书和数据集》《2014年农村地区宫颈癌监测数据分析报告》《农村地区宫颈癌监测试点项目信息管理新系统内部测试报告（第一、二、三、四轮）》《农村地区宫颈癌监测数据分析培训教程》《农村地区宫颈癌监测信息管理新系统验收报告》《2015年农村地区宫颈癌监测点现场督导方案》《2015年农村地区宫颈癌监测试点项目现场督导报告》等相关技术文件，开发健康教育核心信息。2015年6月3—5日召开农村地区宫颈癌监测试点项目数据分析实践操作培训班，提高项目管理人员的数据分析能力，对今后的实际工作有重要的指导意义。2015年9—12月完成对部分项目地区的国家级现场督导质控及培训工作，并撰写督导报告。

【《更年期保健工作规范》着手制定】 随着我国社会老龄化程度日益加重，更老年期妇女保健需求日益增大。为进一步规范各地更年期保健工作，受国家卫生计生委委托，2015年，中国疾病预防控制中心妇幼保健中心启动更年期保健工作规范制定工作。通过开展文献检索、对全国11个省区市开展网络调查、对北京、黑龙江、陕西、江西等地开展现场调查和专家讨论等工作，已于12月完成《更年期保健工作规范》（初稿）的撰写工作。该《规范》界定了更年期保健的工作内容和工作要求，明确了各级卫生计生行政部门、妇幼保健机构和医疗保健机构的工作职责，并从质量管理和信息管理等方面对各地开展更年期保健工作提出了要求，填补了我国更年期保健政策领域的空白。

【完成全国青少年保健服务现状调研】 为促进青少年保健服务在我国妇幼保健机构开展，协助国家卫生计生部门制订青少年保健相关政策和文件，2015年6月起，中国疾病预防控制中心妇幼保健中心受国家卫生计生委妇幼司和联合国人口基金委托，开展青少年保健服务现状调研，先后在湖南、重庆、上海以及广东开展现场典型调查，同时在全国30个省（区、市）开展青少年保健服务现状网络问卷调查。主要完成了如下工作：文献收集、方案撰写、问卷设计、网调系统开发、在线数据收集以及现场调查等。截至2015年12月25日，共计完成226份问卷收集（占总发放问卷的80%）以及全部现场调查，从中提取定性以定量信息进行数据分析以及报告撰写。通过调研对我国妇幼保健机构青少年保健服务现状和障碍有了全面的了解，为今后我国青少年保健工作的开展奠定了坚实基础。

【孕产妇心理状况前瞻性随访研究项目启动】 为综合了解孕产妇在孕期不同阶段以及产后的心理状况，分析变化轨迹和影响因素，并探索孕期心理状况对妊娠结局的影响，中国疾病预防控制中心妇幼保健中心于2015年启动了孕产妇心理状况前瞻性随访研究项目工作，在全国5所妇幼保健机构开展现场研究，并通过智能化质控数据采集系统对进行现场随访工作的质量和进度进行评价。该项目的开展，将对了解我国孕产妇孕产期动态心理变化状况，丰富孕期心理干预措施、加强孕期心理保健、优化分娩结局提供参考依据。

【联合国人口基金第七周期合作项目圆满结束】 受国家卫生计生委妇幼司委托，2011—2015年中国疾病预防控制中心妇幼保健中心与联合国人口基金在“生殖健康”“性别”等领域合作开展了“促进国家生殖健康相关政策实施项目”“生殖健康应急项目”“少数民族地区文化敏感性孕产期保健服务项目”“青少年性与生殖健康项目”和“反对针对妇女暴力医疗干预项目”。经过5年的积极探索与实践，各项目基本实现国别方案既定目标：推动了国家相关领域政策出台或落实，探索建立了相关工作机制和流程，提升了项目地区医疗保健机构、人员服务能力和水平，提高了项目地区目标人群的健康意识和健康水平，为项目模式和经验向其他地区推广奠定了良好基础。联合国人口基金各项目的立项与实施紧紧围绕国家同时期生殖健康、妇幼健康目标和重点工作，是国际先进理念、资金与国内需求相结合的充分体现。

【起草、颁布《预防艾滋病、梅毒和乙肝母婴传播工作实施方案（2015 年版）》】 为进一步规范预防艾滋病、梅毒和乙肝母婴传播工作，落实预防艾滋病、梅毒和乙肝母婴传播综合干预措施，实现最大限度地减少因母婴传播造成的儿童感染，在国家卫生计生委妇幼司指导下，中国疾病预防控制中心妇幼保健中心于 2014 年 6 月启动《预防艾滋病、梅毒和乙肝母婴传播工作实施方案》的修订工作，多次组织预防艾滋病、梅毒和乙肝母婴传播领域专家进行讨论、修订，于 2015 年 4 月由国家卫生计生委办公厅发布“关于全面开展预防艾滋病、梅毒和乙肝母婴传播工作的通知”（国卫办妇幼发〔2015〕23 号）正式颁布。《预防艾滋病、梅毒和乙肝母婴传播工作实施方案（2015 年版）》是预防艾滋病、梅毒和乙肝母婴传播工作的纲领性文件，对我国持续开展预防艾滋病、梅毒和乙肝母婴传播工作具有指导意义。

【《中国预防艾滋病、梅毒和乙肝母婴传播工作进展》报告出炉】 中国自 2001 年开展预防艾滋病母婴传播工作以来，走过了从无到有、从一个地区到覆盖全国、从预防艾滋病一种疾病到整合预防艾滋病、梅毒和乙肝母婴传播三种疾病的历程。为更好总结这些年来中国预防母婴传播工作开展情况，在国家卫生计生委妇幼司和联合国儿童基金会支持下，中国疾病预防控制中心妇幼保健中心撰写了《中国预防艾滋病、梅毒和乙肝母婴传播工作进展》，系统回顾、分析了中国预防艾滋病、梅毒和乙肝母婴传播工作的进展与成效、策略与措施、挑战与展望，与国际国内社会进行交流和分享。

【启动“母婴阻断失败后新生儿艾滋病毒清除治疗方案研究”】 “母婴阻断失败后新生儿艾滋病毒清除治疗方案研究”是中国疾病预防控制中心妇幼保健中心申报并获批的国家“十二五”计划“艾滋病和病毒性肝炎等重大传染病防治”科技重大专项课题。此研究旨在通过建立我国母婴阻断措施失败的艾滋病感染产妇及所生儿童队列，创建新生儿艾滋病感染极早期诊断策略、艾滋病感染高危新生儿预防治疗方案、艾滋病感染新生儿病毒清除治疗方案，探索艾滋病感染新生儿功能性治愈可行方案。本研究将使全国艾滋病感染产妇所生儿童在新生儿期即获得诊断并及时开始抗病毒治疗，对降低艾滋病感染儿童死亡率、提高艾滋病感染儿童健康水平具有划时代意义。

【开发预防母婴传播宣传视频与基层医生风采系列记录片，加强预防艾滋病、梅毒和乙肝工作宣传与健康教育】 中国疾病预防控制中心妇幼保健中心拍摄了“与艾同行　预防母婴传播工作宣传视频”和“医路无悔　预防母婴传播基层医生风采系列纪录片”，在第十届亚太地区预防母婴传播国际交流会议、2015 年艾滋病学术大会妇女论坛等国内外会议上多次播放，既对我国预防艾滋病、梅毒和乙肝工作进行了宣传，又有效开展了预防艾滋病、梅毒和乙肝健康教育。

【全国爱婴医院复核工作总结大会在京举行】 2015 年 11 月 19 日，由国家卫生计生委主办，中国疾病预防控制中心妇幼保健中心承办的全国爱婴医院复核工作总结大会在京举行，国家卫生计生委副主任王国强、联合国儿童基金会驻华办事处代表花楠女士出席会议并讲话，世界卫生组织驻华代表处苏迪女士出席会议，国家卫生计生委妇幼司司长秦耕主持会议。王国强充分肯定了全国爱婴医院创建工作取得的成效，深刻分析了当前面临的机遇与挑战，并要求以改革创新精神推进爱婴医院发展。国家卫生计生委妇幼司副司长王巧梅宣读了《关于公布全国爱婴医院名单的公告》。经过本次复核，全国共有 7036 所医院被授予爱婴医院称号，在爱婴医院分娩的新生儿数占全国的 66%，院内纯母乳喂养率达到 92%，剖宫产率降至 40%。

【2015年世界母乳喂养周主题宣传活动在京举办】 2015年世界母乳喂养周主题是：职场妈妈，“喂”爱坚持，旨在强调多部门、多层面、多渠道促进哺乳期女职工坚持母乳喂养。国家卫生计生委副主任王国强、全国总工会副主席范继英、全国妇联副主席赵东花、国务院妇儿工委常务副主任王卫国，联合国儿童基金会驻华副代表苏天明、世界卫生组织驻华代表处华梅女士出席现场活动。中国疾病预防控制中心妇幼保健中心作为承办单位参与了此次活动的组织策划工作。活动从促进母乳喂养——卫生在行动、工会在行动、妇联在行动等几个板块回顾了多年来我国政府在促进母乳喂养方面做出的努力。国家卫生计生委、全国总工会、全国妇联、国务院妇儿工委，联合国儿童基金会、世界卫生组织代表共同启动了“妇幼健康中国行——母乳喂养，不可替代”大型宣讲活动。国家卫生计生委妇幼司司长秦耕、妇幼中心主任张彤为各界母乳喂养代表颁发了证书。国家卫生计生委有关司局、新闻出版广电总局、国家工商总局、国家食品药品监督管理总局代表，中国疾控中心妇幼中心、中华医学会、中华预防医学会、中国医师协会、中国妇幼保健协会、全国妇幼健康研究会、国际组织、母乳喂养专家代表，北京市卫生计生委、北京市妇儿工委办公室、北京市总工会负责同志，北京市爱婴医院负责同志约400人参加了活动。

【新生儿复苏项目2015年工作会在深圳举行】 受国家卫生计生委妇幼司委托，中国疾病预防控制中心妇幼保健中心于2015年7月29—30日在深圳召开了第二周期新生儿复苏项目2015年工作会暨省级师资培训班。国家卫生计生委妇幼司和该中心领导首先公布了第二周期新生儿复苏项目2014年优秀省份并授予证书，同时还颁发6个省份2014年补充认证省级师资证书。大会回顾了2014年新生儿复苏项目实施进展，明确2015年工作任务和重点，并就全国妇幼健康技能竞赛新生儿复苏部分及项目督导中发现的问题进行分析解读。中外专家分别就院内新生儿复苏工作组进行专题培训，利用高仿真教具模拟逼真临床情境，采用案例模拟与参与式反馈培训方法，开展高仿真新生儿复苏培训。与会代表赴深圳市妇幼保健院实地参观了中国大陆首家新生儿复苏高仿真培训示教室，为未来在本省内推广高质量新生儿复苏培训奠定了良好基础。

【城市0~24月龄婴幼儿过敏流行病学调查结果在京发布】 2015年9月10日，中国疾病预防控制中心妇幼保健中心在京发布了“城市婴幼儿过敏流行病学调查项目”的研究成果。国家卫生计生委妇幼司、中国疾病预防控制中心慢病社区处、中国妇幼保健协会、中国医师协会的领导和专家，国内妇幼保健、儿科、妇产科、流行病学与卫生统计等相关领域专家学者，以及媒体代表等约80人出席了发布会。儿童疾病谱改变后，非感染性疾病相对增多，其中过敏性疾病日益凸显，已经被世界卫生组织定为21世纪最严重的健康问题之一。对儿童过敏性疾病的预防和早期干预治疗，已成为妇幼保健和儿科临床工作的重要任务。本调查在全国33个城市开展，共调查了0～24月龄婴幼儿11 950例。统计结果显示，0～24月龄婴幼儿各类型过敏性疾病的现患率为12.3%，以皮疹瘙痒、眼鼻症状和胃肠道症状为主。父母有过敏史、剖宫产、孕期使用抗生素或解热镇痛药、经常使用消毒剂或杀虫驱蚊剂、吸烟或经常接触吸烟环境、出生3天内添加普通整蛋白配方奶粉、婴幼儿接触毛绒玩具、婴幼儿接触杀虫驱蚊剂或使用解热镇痛药，均会增加婴幼儿患过敏性疾病的风险。9月11日央视新闻频道以“关注婴幼儿过敏”为题进行了专题报道，全国共1368家媒体报道了本次发布会的结果。

【全国母子健康手册试点工作顺利启动】 2015年12月9日，全国母子健康手册试点工作启动会在北京召开。国家卫生计生委妇幼司司长秦耕、中国疾病预防控制中心妇幼保健中心主任张彤、联合国儿童基金会驻中国办事处卫生、营养及水与环境健康处处长RobertSCHERPBIER出席了开幕式。来自国家卫生计生委疾控局、基层司、指导司、能力建设和继续教育中心以及试点地区相关负责同志共70余人参加了会议。秦耕在会上强调，各地区要高度重视试点工作，研究制订具体实施方案和工作计划，全面部署实施母子健康手册试点工作；要结合实际，以手册发放、手册使用、服务内容、运行机制等关键环节为重点，总结可推广的经验。会议就试点工作开展的相关事宜、母子健康手册的具体内容进行了详细介绍。试点地区参会代表就试点工作进行了充分的讨论与交流。试点取得阶段性成果后将在全国推广，在全国统一要求的基础上融入地方特色，以满足不同地区的群众需求。

【全国省级妇幼保健机构儿保主任工作会议在西安召开】 2015年5月14—15日，中国疾病预防控制中心妇幼保健中心在西安市举办了全国省级妇幼保健机构儿童保健主任工作会议。来自全国各省（自治区、直辖市）和计划单列市妇幼保健机构的主管院（所）长、儿保主任共计60余人参加了会议。国家卫生计生委妇幼司儿童处处长曹彬、副处长徐晓超，妇幼中心副主任金曦等领导出席会议。曹彬介绍了国家卫生计生委妇幼司儿童处2015年工作要点，金曦讲解了妇幼保健机构的业务规划与管理，该中心儿童保健部王惠珊主任介绍一年来工作进展和计划作了，副主任徐韬和副研究员徐铁群分别做了国家科技支撑计划课题调查结果和全国托幼机构卫生保健工作现状调查结果的专题报告。来自上海、浙江、山东、福建、甘肃、陕西、吉林、安徽、广西、宁夏、湖南的代表各自介绍了本单位开展儿童保健工作的特色和亮点，上海的彭咏梅主任和来自浙江的邵洁主任获得一等奖。会议代表们参观了西北妇女儿童医院和西安第四人民医院，交流探讨儿童早期发展服务工作经验。通过此次会议，参会人员对我国现阶段儿童保健的重点工作和发展思路有了全面了解。

【2015年全国省级妇幼保健院院长年会在京召开】 2015年3月20日，中国疾病预防控制中心妇幼保健中心在北京召开了“2015年全国省级妇幼保健院院长年会”，来自全国省、自治区、直辖市、新疆生产建设兵团及计划单列市妇幼保健院（所、中心）的院长、主管保健工作的副院长和部分部门主任共60余人参加了会议。会议回顾了2014年该中心开展的各方面工作，着重介绍了政策研究、妇女保健、儿童保健、母婴传播阻断、信息化建设、健康教育和国际合作、人类辅助生殖技术管理等方面2015年即将开展的工作。

【母婴健康信息—公益短信项目在京启动】 2015年3月8日，中国疾病预防控制中心妇幼保健中心与强生公司合作开展的母婴健康信使—公益短信项目启动会在北京召开。国家卫生计生委妇幼司妇女卫生处调研员刘颖，妇幼中心副主任金曦、主任助理杨琦，来自广西、河南、湖北、湖南、山西、河北和甘肃七省的项目单位代表以及联合国儿童基金会合作伙伴与传播主任SanthaBlomen、妇幼专家郭素芳，强生公司中国区主席吴人伟等参加了启动仪式。

【2015年“妇幼健康中国行”活动在9省区开展】 2015年5月5日，在国家卫生计生委和全国妇联联合指导下，由中国疾病预防控制中心妇幼保健中心、中国妇女活动中心共同主办的2015年度“妇幼健康中国行”活动在浙江丽水启动，国家卫生计生委副主任王国强出席了启动仪式。随后活动陆续在宁夏、贵州、青海、河南、山西、广东、黑龙江、云南等8个省区开展，此活动通过对专业人员进行培训，对广大群众开展健康教育和健康促进，引导各地开展形式多样的活动，推动妇幼健康知识、理念和技能更广泛地进农村、进社区、进家

庭，为维护妇女儿童健康保驾护航，受到了各地人民群众的欢迎。

【2015年中国妇幼医学装备与技术高峰论坛在厦门召开】 2015年7月17—19日，由中国疾病预防控制中心妇幼保健中心、中国医学装备协会妇幼医学装备与技术专业委员会联合主办的“2015中国妇幼医学装备与技术高峰论坛”在厦门举行。本次论坛，以“加强我国妇幼医学装备的研究、开发、生产、供应及使用，特别是新的智慧和智能医疗技术等方面的沟通和交流，促进我国妇幼医学装备与技术的标准化建设和可持续发展”为主题进行了学术交流。

【第二届妇幼智慧医疗大会在河南举办】 2015年9月18日，第二届妇幼智慧医疗大会在河南郑州举办，国家卫生计生委妇幼司司长秦耕、中国疾病预防控制中心妇幼保健中心主任张彤以及来自全国各地130余名卫生与计生行政部门、妇幼保健机构的领导、妇幼信息管理人员参加了会议。

【全国省级妇幼保健机构健康教育工作会在珠海举办】 2015年11月24—25日在广东省珠海市举办了全国省级妇幼保健机构健康教育工作会。来自全国省级妇幼保健机构的领导及健康教育科负责人共70人参加了此次会议。会议对2015年全国健康教育工作进行总结并就2016年健康教育工作思路进行了梳理。

【2015年度妇幼中心学术年会在京召开】 2015年12月15日，中国疾病预防控制中心妇幼保健中心2015年度学术交流会在北京召开。会议特别邀请了5名外部专家担任评委。学术活动向大家介绍了妇幼中心开展的课题及项目的重要意义、研究目的、方法、进展、结果及经验等，学术交流会的召开，既增进了妇幼中心各部室间的了解、开拓了科研思路，也为今后各部室开展项目合作和整合提供了契机。

【开展孕产妇及儿童健康管理信息系统第二周期项目建设】 2015年中国疾病预防控制中心妇幼保健中心在孕产妇及儿童健康管理信息系统建设项目第一周期基础上，撰写完成了孕产妇及儿童健康管理信息系统建设项目第二周期总体设计方案（审批稿）和国家级实施方案，《孕产妇及儿童健康服务监测与绩效评估工作》《孕产妇及儿童健康管理信息系统标准符合性测试工作方案》《孕产妇及儿童健康管理信息系统云计算平台建设工作方案》。1月协助组织召开第二周期启动会，6月协助筹备第二周期项目试点方案专家评审会。完成儿基会MCHMIS项目2015年度经费申请。

【继续开展淮河流域出生及出生缺陷监测项目】 中国疾病预防控制中心妇幼保健中心2015年4月组织了淮河流域出生缺陷监测江苏省和河南省的督导；协调解决淮河流域出生及出生缺陷系统隐私权限屏蔽问题，撰写淮河流域出生及出生缺陷系统隐私屏蔽相关通知，撰写《淮河重点流域癌症综合防治技术实施方案（2016—2020年）》中出生监测相关内容、《淮河流域重点地区癌症综合防治研究报告（2007—2015）》中出生监测相关内容、《2012—2014淮河流域出生缺陷监测经费自查报告》；9月组织召开淮河流域出生缺陷监测业务培训，编写《淮河流域出生及出生缺陷监测工作进展报告》和《淮河流域出生及出生缺陷数据质量评价报告》；10月组织淮河流域出生及出生缺陷监测年度工作会议、信息工作会议，撰写淮河流域出生缺陷监测年度分析报告，并于12月召开了数据分析报告工作会和专家研讨会。

【继续开展人类辅助生殖技术质量控制体系研究】 中国疾病预防控制中心妇幼保健中心2015年1月组织人类辅助生殖技术质量控制体系建立相关研究课题南京调研和指标体系讨论，整理完善《人类辅助生殖技术质量监测基本数据集》；5月组织开展人类辅助生殖技术质量管理体系的相关研究课题新疆、山西、上海、昆明、长沙、成都等调研；先后两次（5月、10月）组织召开《人类辅助生殖技术基本数据集》专家讨论会；9月组织人类辅助生殖技术质量监测信息平台专家讨论会，完善人类辅助生殖技术质量监测信息平台建设。

【举办中国卫生信息学会妇幼保健信息专业委员会年会暨全国妇幼卫生信息标准与信息化建设管理培训班】 2015年，中国疾病预防控制中心妇幼保健中心在河南省郑州市成功举办了2015年全国妇幼保健机构监测工作总结会暨中国卫生信息学会妇幼保健信息专业委员会年会、第六届中国妇幼保健发展论坛—妇幼卫生信息建设与发展分论坛，同期举办全国妇幼卫生信息标准与信息化建设管理培训班。会议介绍了国家卫生计生委医疗健康信息化重点工程建设情况、国家级妇幼卫生信息平台设计规划与建设、《出生医学证明》管理信息系统工作部署与进展、妇幼保健院综合信息平台解决方案、踏上智慧医疗快车，促进医院快速发展、妇幼保健机构职能化建设与发展、大数据技术及其应用、妇幼保健机构移动医疗应用的现状和思路、以人为本，创新服务—微信支付宝在妇幼保健院等内容。共有约130人参与了会议，对于培训合格的学员授予了国家级继续教育学分。

【妇幼保健机构示范专科评审标准制定】 作为妇幼保健专科建设系列工作之一，受国家卫生计生委妇幼司委托，中国疾病预防控制中心妇幼保健中心在前期妇幼保健专科建设研究产出27个妇幼保健专科建设和管理指南的基础上，牵头组织开展妇幼保健机构示范专科评审标准制定研究。2015年3—12月，召开9次专家讨论会，组织国家、省、市级妇幼保健机构的专家，制订、研讨、完善"妇幼保健机构示范专科创建实施方案"；针对孕产期保健专科和新生儿保健专科，制订"示范专科书面评审评分细则""示范专科现场答辩评分细则"和"示范专科现场评审评分细则"。10月，赴甘肃省妇幼保健院和湖北省妇幼保健院对评审标准进行预试验，现场验证评审标准的科学性和可行性。相关方案和评分细则获得专家论证通过，提交国家卫生计生委妇幼司。

【二级妇幼保健院评审标准制定完成】 受国家卫生计生委妇幼司委托，中国疾病预防控制中心妇幼保健中心于2015年开展二级妇幼保健院评审标准研究。组织全国省、市、县三级妇幼保健机构的专家，研究制定"二级妇幼保健院评审标准和实施细则"。分别于7月和10月，对湖南益阳市、沅江市和宁夏吴忠市、固原市妇幼保健院进行现场调研；召开5次专家讨论会进行研讨和修改完善；11月，以国家卫生计生委妇幼司文件形式，征集全国各级妇幼卫生行政部门和妇幼保健机构的意见；12月赴河南省新密市、湖南省湘西州、湖南省浏阳市妇幼保健院开展预试验，验证评审标准和实施细则的科学性和可行性。12月，完成"二级妇幼保健院评审标准"和"二级妇幼保健院评审标准实施细则"，提交国家卫生计生委妇幼司。

【妇幼保健机构质量与安全管理工作推进】 2015年，中国疾病预防控制中心妇幼保健中心继续推进妇幼保健机构质量与安全管理工作。9—10月，分别在南京和西安举办两期妇幼保健机构母婴保健质量与安全管理培训班，对全国50余所省、市级妇幼保健院主管院长、医务科、产科、妇女保健科主任等260余人进行专项培训。培训以项目前期产出《妇幼保健质量与安全管理手册（孕产期保健）》为教材，内容主要包括医疗保健质量安全管理的基本概念、组织结构、重要内容和关键环节，质量管理工具的使用，以及婚前、孕前、孕期、产时、产后、母婴同室新生儿保健的质量与安全管理；培训期间组织现场参观了南京市和陕西省妇幼保健院。培训效果显著。12月，培训后进一步修订完善的《妇幼保健质量与安全管理手册(孕产期保健)》正式出版，并免费发放给妇幼保健机构。

【母婴保健法及实施办法修订研究】 受国家卫生计生委妇幼司委托，中国疾病预防控制中心妇幼保健中心开展母婴保健法及实施办法修订研究工作。研究首先通过文献研究和文件学习，总结母婴保健法及实施办法实施以来取得的成就，梳理其在实施层面存在的问题。5—7月，赴北京、江苏、湖北和甘肃四个省市进行调研。采取问卷调查、查阅资料、座谈会议、小组讨论、个人访谈、现场观察等定量和定性研究方法，对省、市、县、乡四级综合医院、妇幼保健院、民营医院、乡镇卫生院和社区卫生服务中心五类机构16所以及来自卫生计生行政部门和各级各类医疗卫生机构管理人员和专业技术人员270人开展相关研究，收集机构调查问卷62份、执法典型案例8个。现场调研前后召开4次讨论会，对研究方案和现场调研报告进行专家咨询和论证，形成研究报告，阐述母婴保健法及实施办法等制定背景、期望目标、实施效果、存在问题及原因、修法的必要性和可行性、修订意见和建议等。研究报告已提交国家卫生计生委妇幼司。

【继续开展中国0～6岁儿童生存发展策略研究】 2015年，中国疾病预防控制中心妇幼保健中心在2014年研究基础上，继续深入开展中国0～6岁儿童生存策略研究。研究基于2014年该中心牵头组织的相关研究的产出——“中国0～6岁儿童生存和发展策略干预措施服务包”，与国家卫生计生委卫生发展研究中心合作，共同对服务包中24项高效干预措施的成本效果等进行分析和评价。研究结果显示，在我国全面推广实施这些有效干预措施，具有良好的成本效果，可显著降低孕产妇死亡率和儿童死亡率，极大改善妇幼健康水平。此项卫生经济学研究，进一步充实和完善了《中国0～6岁儿童生存发展策略研究》报告。

【研究制定《中国新生儿行动计划(2016—2020年)》】 为响应世界卫生组织和联合国儿童基金会联合发布的《全球新生儿行动计划》，作为健康中国建设规划的重要内容，中国疾病预防控制中心妇幼保健中心于2015年7月开始中国新生儿行动计划研究。通过文献研究和已有数据的分析挖掘，形成《中国新生儿生存与健康现状调研报告》，提出中国新生儿生存与健康的突出问题、影响因素和可行的解决办法。在此基础上，邀请多学科专家研讨、制定《中国新生儿行动计划(2016—2020年)》，明确截至2020年我国减少新生儿死亡、改善新生儿生存的一系列目标，确定2016—2020年保障新生儿生存的主要策略和具体措施。《中国新生儿行动计划(2016—2020年)》已提交国家卫生计生委妇幼司。

【中国妇幼健康监测项目新开展母婴健康动态追踪监测工作】 2015年，中国疾病预防控制中心妇幼保健中心继续在6省12县区开展孕产妇及新生儿健康监测工作，完成了监测数据的收集、技术指导以及年度数据分析结果反馈等工作。在各地常规孕产妇及新生儿健康监测工作基础以及充分现场调研和专家讨论会的基础上，2015年10月在北京启动了母婴健康动态追踪监测工作。该项工作将在4省5个县区开展，预计共监测2600余孕产妇及其所生儿童，直至监测儿童满3周岁。通过系统、动态收集孕产妇及儿童各阶段健康信息和相关影响因素信息，进一步获得监测地区儿童生长发育水平和发展趋势，探索母婴关联健康问题的危险因素。

【开展调整完善生育政策对妇幼健康服务影响监测工作交流】 调整完善生育政策对妇幼健康服务影响监测自2014年启动实施以来，进展顺利。在国家卫生计生委妇幼司组织协调下，中国疾病预防控制中心妇幼保健中心于2015年9月18日在河南省郑州市召开了调整完善生育政策对妇幼健康服务影响监测工作交流会。会议不仅反馈了监测工作整体进展和阶段性数据分析结果，也分别就各监测地区监测工作开展情况以及各省市应对单独两孩政策情况进行了汇报和交流。在会议总结中，国家卫生计生委妇幼司妇女处处长宋莉提出，随着国家调整完善生育政策的进一步实施，该项监测工作还将持续开展下去，为国家以及各地制定相关妇幼健康服务政策提供数据支持。

【国家卫生计生委妇幼司下发进一步做好全国妇幼保健机构监测工作的通知】 在国家卫生计生委妇幼司的指导下，中国疾病预防控制中心妇幼保健中心从2004开始，每年开展了全国妇幼保健机构资源与运营情况监测调查（简称妇幼保健机构监测工作），定期收集各级妇幼保健机构的人员、床位、资源配置和服务运营情况等基础数据。10多年来，该项监测工作为国家宏观决策提供了重要的信息支撑，特别是在协调相关部门，推进妇幼保健机构建设方面发挥了重要作用。为进一步做好妇幼保健机构监测工作，妇幼司于2015年1月下发了《国家卫生计生委妇幼司关于进一步做好全国妇幼保健机构监测工作的通知》（国卫妇幼综便函〔2015〕6号），将妇幼保健机构监测工作纳入到妇幼卫生信息工作的重要内容中，并要求各地建立该项工作的长效工作机制，确保该项工作的持续开展以及采取多种措施切实保障数据质量。

【继续实施国家卫生计生委—联合国儿童基金会城市流动人口妇幼保健服务项目】 2015年是国家卫生计生委—联合国儿童基金会城市流动人口妇幼保健服务项目实施周期总结年度，年度项目资金为10万美元。项目地区卫生机构继续完善流动人口妇幼保健模式，完善妇幼卫生信息系统，倡导政府财政支持，落实流动人口基本公共卫生服务经费，为流动人口提供免费孕产期保健和儿童保健服务。与目标人群进行健康交流，促进目标人群采纳健康行为。开展适合本地区特色的应用性研究，探索解决人力资源缺乏和目标人群妇幼保健服务利用程度低问题的解决方法。同时积极总结典型案例，并将流动人口妇幼保健模式在本地市、县级推广和时间，为项目地区妇幼卫生工作的可持续发展奠定基础。

【继续实施中国—联合国儿童基金会贫困地区儿童早期综合发展试点项目】 2015年，国家卫生计生委、民政部、全国妇联和联合国儿童基金会继续合作开展中国—联合国儿童基金会贫困地区儿童早期综合发展试点项目，年度项目资金为53万美元。2015年4月在山西省临汾市召开了项目年度工作会议，总结和分享了项目县探索形成的儿童早期综合发展模式。5—11月由国家级、省级、市级专家组入县提供技术支持。通过督导、培训等形式对400余名县、乡、村级人员进行了儿童早期综合服务内容的培训，提高了基层医务人员、志愿者、社工提供儿童早期综合服务的能力，提高了基层医疗机构服务质量。转变流动服务车职能，由单纯的服务提供变为服务、技术指导、健康交流的综合服务模式。增强项目宣传力度，开展系统的健康促发展活动，提高目标人群儿童早期综合发展知识知晓率，促进其采纳健康行为。

【联合国儿童基金会驻华办事处代表入县了解儿童早期综合发展模式运行情况】 2015年9月21—22日，联合国儿童基金会驻华办事处代表花楠女士、卫生营养与水环境卫生处、教育处、儿童保护处项目专家，国家卫生计生委妇幼司儿童处、民政部、全国妇联相关领导及中国疾病预防控制中心妇幼保健中心专家共13人到中国—联合国儿童基金会贫困地区儿童早期综合发展试点项目县山西省汾西县，现场考察项目模式运行情况。考察团现场考察了流动服务车、早期启蒙、儿童保护等服务提供情况，并访谈了村干部，村医，妇女干部、志愿者以及社区儿童看护者，了解服务提供及利用情况。考察团对汾西县目前运行的儿童早期综合发展服务和管理模式表示满意，对项目执行情况给予了肯定，并希望项目县可以将现行模式进一步完善，作为其他3个项目县的参考，促进儿童早期综合发展工作的开展。

【继续开展母子健康国际合作项目】 2015年，国家卫生计生委与联合国儿童基金会继续在母子健康领域开展合作。于2011年在西部7个省（自治区）、17个地（州、市）的35个县启动开展的母子健康综合项目已进入终期，2015年项目工作重点放在经验总结和人员培训，帮助项目地区开展逐级培训以及医务人员更好地提供指导服务。派出专家加强对项目地区的督导和技术支持，并帮助项目地区总结和整理项目实施中的典型案例和最佳实践；针对项目地区儿童腹泻肺炎死亡率较高的情况组织开展了儿童腹泻肺炎管理培训；项目地区按照计划开展健康教育、逐级培训和母子健康综合服务的提供等活动。通过这些活动，将有效地提高项目地区妇幼卫生人员服务提供能力，以期进一步改善项目地区农村孕产妇和0～6岁儿童健康状况，推动政府制定和落实妇幼卫生政策和规范，提高当地妇幼保健服务质量。

【继续开展社区参与　促进农村老年健康嘉道理项目】 2015年中国疾病预防控制中心妇幼保健中心项目组继续组织了老年专家、口腔专家、营养与运动专家、神经内科专家、护理专家等分别赴5县进行了专项技能培训并同时督导。每个县组织县、乡、村医务人员及志愿者参与培训，共培训了150名人员。培训班后，邀请专家赴项目村患者家中进行了现场的指导及咨询。项目组还对8个县的项目进展进行了督导，肯定了工作成效，对存在的问题及困难也进行了指导并提供支持与帮助。同时陪同嘉道理基金会中国区经理李健民先生及国家卫生计生委国合司港澳台办完成了对青海、新疆4县的督导，双方对项目取得的进展比较满意，基本达到了项目设计初的健康积极老龄化的目标，同时也对后期项目工作提出了合理化的建议。8个项目县按照项目文本继续开展了10项项目活动，项目产生了良好的效果。此外，开展了“中西部农村老年跌倒伤害及其预防控制策略研究”，完成了项目的设计、现场培训及调查及分析报告。

【西部卫生行动政策圆桌会议召开】 2015年12月中国疾病预防控制中心妇幼保健中心国际合作项目部作为中国—世界卫生组织西部卫生行动项目管理办公室在陕西西安、广西南宁组织召开以分级诊疗、基层卫生人力为主题的两次省级政策圆桌会议，并对当地分级诊疗、基层卫生人力实践进行了实地考察。会议介绍了世界卫生组织、先进国家经验以及国家级圆桌会议成果，并对西部卫生行动三省实际情况及国际经验适用性进行了讨论。

【实施中国—阿富汗妇幼卫生培训项目】 中国疾病预防控制中心妇幼保健中心受国家卫生计生委国际司委托，于2015年11月30日—12月12日在华举办中国—阿富汗妇幼卫生培训班。该中心继2014年举办中国—朝鲜妇幼卫生培训班之后，又一次举办国际培训。在课程内容上，既有中国妇幼卫生进展与成就的介绍，也有中国妇幼保健经验的分享。既有中国妇幼保健重大公共卫生项目的具体介绍，也有临床适宜技术的具体传授与实际操作训练。既有专家教授的讲课，又有提问交流，现场参观。14名阿富汗学员其专业涉及了妇保、儿保、妇科临床、儿科临床、护理和项目管理等各个学科领域，培训内容覆盖学员所有领域。同时，安排学员参观了北京市朝阳区妇幼保健院和陕西省保健院，让学员更深入的了解中国妇幼保健体系，也让中—阿两国的医生面对面交流专业。此次培训是中国第一次对阿富汗妇幼卫生人员进行培训，培训效果显著。

【出生医学证明管理信息系统建设工作取得重大突破】 为加强《出生医学证明》的规

范管理，推进信息化建设的进程，2015 年 4 月，国家卫生计生委办公厅下发了《国家卫生计生委办公厅关于推进出生医学证明管理信息系统建设的通知》(国卫办妇幼函〔2015〕279 号)。5 月，中国疾病预防控制中心妇幼保健中心组织完成国家《出生医学证明》管理信息系统的开发。6 月通过第三方测评并完成国家级系统部署，随后开展 3 省培训，4 省试点，开展全国信息化建设类别的摸底调查，召开两轮共 25 省的联通工作推进会，开展联通工作的省级督查。目前，在 25 个“自建型”省份中，已有 15 个省(市、区)与国家信息系统实现了互联互通，并成功向国家管理信息平台传送数据。4 个“代建型”省份正按照工作要求筹备和部署省内硬件环境。3 个“托管型”省份中，已有 2 省完成全省培训，一旦开始使用国家级的系统，即可实现联通。

【协助出台出生医学证明管理规范性文件】 2015 年，中国疾病预防控制中心妇幼保健中心加强《出生医学证明》管理，处理各类应急事件，尤其与公安部紧密联系和配合，调查处理了媒体报道的“出生证买卖黑幕”事件，并协助国家卫生计生委于 4 月出台了《国家卫生计生委办公厅关于进一步加强〈出生医学证明〉管理的通知》(国卫办妇幼发〔2015〕13 号)。

【电子出生医学证明原型系统项目研究工作】 2015 年 4—7 月，中国疾病预防控制中心妇幼保健中心组织完成原型系统开发、初验，并赴湖北与广东进行试点前调研，完善试点方案。9 月确定湖北、辽宁为试点地区。每省选定 6 家试点机构，包括省、市、区县级管理机构和该区县内的 3 家助产机构。10 月，在武汉举办了原型系统使用培训。11 月正式原型系统试运行。12 月督导调研试运行情况。

【人类辅助生殖技术管理培训班召开暨国家辅助生殖技术管理信息系统正式启用】 2015 年 5 月国家卫生计生委先后印发了《人类辅助生殖技术配置规划指导原则(2015 版)》《国家卫生计生委关于加强人类辅助生殖技术与人类精子库管理的指导意见》《国家卫生计生委关于规范人类辅助生殖技术与人类精子库审批的补充规定》。为提高各省(区、市)卫生计生行政部门人类辅助生殖技术管理水平、深入理解人类辅助生殖技术管理文件精神、规范专家评审行为，受国家卫生计生委妇幼司委托，中国疾病预防控制中心妇幼保健中心于 2015 年 6 月 24 日在北京河南大厦承办了人类辅助生殖技术管理培训班。妇幼司司长秦耕、总后勤部卫生部全军计划生育领导小组办公室主任石青龙、妇幼司妇女卫生处处长宋莉、妇幼中心副主任金曦以及来自 30 个省(区、市)卫生计生行政部门领导和工作人员、总后勤部卫生部主管负责同志、国家辅助生殖技术管理专家库成员等共计 270 余人参加了此次培训。按照文件规定，培训会后正式启用了国家辅助生殖技术管理信息系统，截至 2015 年 12 月 31 日，全国共有 47 家机构通过该系统随机抽取了评审专家，组建评审专家组进行实地评审，切实规范了人类辅助生殖技术的评审工作。

【完成人类辅助生殖技术伦理问题研究进，推进伦理建设】 为加强人类辅助生殖技术伦理管理，使其技术合理应用，更好地造福人类社会，受国家卫生计生委国际合作与交流中心委托，中国疾病预防控制中心妇幼保健中心于 2014 年 9 月至 2015 年 12 月承担了人类辅助生殖技术伦理问题研究项目。通过文献回顾、5 次专家讨论会及 8 个省(市)的 17 家机构现场调研，本着符合中国特点，适应国际趋势，规范技术应用，符合临床实践，着眼当前利益，顾全未来发展的原则，形成政策建议，完成了《人类辅助生殖技术与人类精子库伦理原则》(建议修订稿)和《人类辅助生殖技术伦理问题研究项目报告》，为推进人类辅助生殖技术伦理实践与监管奠定基础。

【不孕不育防控策略研究项目顺利完成】 为进一步加强不孕不育防控工作，掌握国内现况，促进人群生殖健康服务，2015 年 4 月受国家卫生计生委妇幼司委托，中国疾病预防控制中心妇幼保健中心承担了不孕不育防控策略研究项目。通过文献回顾、4 次专家讨论及 3 个省 2 个市 3 个县现场调研，对我国不孕不育相关卫生政策的历史进行回顾和分析，梳理不孕不育的现况，同时借鉴国外相对成熟的政策与防控经验，结合我国的实际状况，提出适合我国国情的不孕不育的防控策略建议，完成了《不孕不育防控策略研究项目报告》，为制定相关卫生政策提供了研究依据。

【加强后勤管理，保障高效运行】 2015 年，中国疾病预防控制中心妇幼健康中心固定资产采购总金额为 80.03 万元，通过网上竞价采购方式，为中心节约资金近 3.94 万余元。严格规范固定资产、千元以下资产以及无形资产的出入库手续、采购审核程序，包括完成固定资产分类编号、组织验收、调拨等事项，数据库录入及固定资产卡片管理工作，完成固定资产、千元以下资产以及无形资产的编号、入库及归档工作；协同各科室固定资产管理员盘点名下固定资产。在遵章守纪的前提下，保障职工个人利益最大化，及时为符合标准的职工发放住房补贴、审核职工物业费、供暖费补贴标准，报销公费医疗费用，并在人资处和规财处的配合下，及时编报相关预算及各类报表；加强公务用车管理，进行能源资源消耗统计，严格审核相关费用，2015 年公车经费相比 2014 年递大幅递减。

【西部地区妇幼卫生能力提升项目工作完成】 2015 年，在国家卫生计生委妇幼司的指导下，中国疾病预防控制中心妇幼健康中心圆满完成西部地区妇幼卫生能力提升项目工作。项目选拔东部地区发展较好的 15 家妇幼保健机构对口支援西部地区 35 家地市级和 20 家县级妇幼保健机构，合作单位共派出 514 人次赴受援单位进行实地指导，接收 504 人来院进修，帮助受援单位发展专科建设、提高其医疗质量管理水平；项目鼓励合作单位和受援单位联合开展科研课题研究，资金支持立项科研课题 14 个；编印《西部地区妇幼卫生能力提升项目母婴健康培训教材》（医务工作者读本）16 000 册并下发至西部地区省、市、县三级妇幼卫生行政部门、妇幼保健机构和项目合作单位；开展“妇幼健康知识进部委巡讲”活动，举办妇幼健康知识讲座 3 期。培训西部地区管理人员和业务人员约 500 余人：其中，妇幼卫生管理培训班共 3 期，为西部地区各级妇幼保健机构未来发展理清思路、找准方向，提供了良好的平台；在新疆和西藏分别举办妇幼卫生业务培训班共 2 期，为自治区省、市、县三级妇幼卫生业务人员有针对性的授课。通过项目工作，已有东西部的 12 家妇幼保健机构建立起了长期合作机制，在机构建设、人才培养、远程医疗等多方面进行帮助和支持。

【依法依规执行预算】 中国疾病预防控制中心妇幼中心顺利完成各项财政拨款经费预算执行，2015 年度财政专项经费预算执行率达到 100%。

【做好财经管理工作，保证各类经济事项有序规范开展】 中国疾病预防控制中心妇幼中心认真抓好各项经费的预决算工作；带领业务部门，高质量完成了财政经费项目库申报工作；完成了补发绩效工资相关工作测算及发放工作；完成各类财务检查、督导、培训及专项审计工作。

【党委主体作用的落实】 中国疾病预防控制中心妇幼中心落实“三严三实”各项工作，分别与国家卫生计生委妇幼司和国家卫生计生委科研所联合举办专题教育活动；完成支部换届工作；2015 年党员转出 4 人。2015 年转正预备党员 1 名，发展 1 人；制作《妇幼保健中心职工理论学习电子刊物》5 期。《中国疾控中心报》投稿 6 篇。该中心优秀共产党员和优秀党务工作者评选表彰活动，评选出优秀共产党员6名，优秀党务工作者4名；组织开展“我是党员”主题的党日活动；全体职工60余人赴河北狼牙山开展了“学习先进事迹，走访红色圣地”主题教育活动。

【落实纪委的监督责任】 中国疾病预防控制中心妇幼中心组织职工参加北京市医药卫生领域警示教育展览。接受第三方审计一次、工会接收审计一次。开展“妇幼中心委托经费”专项监督检查工作。认真学习、贯彻落实《中国共产党巡视工作条例》。2015年任职前谈话4次。纪检监察室出具廉洁证明4份；长期设立纪检监督举报电话。

【认真组织，落实群团组织工作】 中国疾病预防控制中心妇幼中心与国家卫生计生委科研所联合开展了鱼子山抗日纪念馆红色主题教育暨秋季登山活动。为“贫困母亲”捐款1965元；为离职、离退休同志制作纪念册（3本）；在2015年工作中，中心工会累计慰问婚育病职工10人，慰问金额5000元；组织开展2015年职工体检工作，受检职工84人。

【搭建平台，加强妇幼分会工作】 2016年5月，中国疾病预防控制中心妇幼中心在浙江省丽水市召开妇幼分会常务理事扩大会；9月，在甘肃省兰州市召开妇幼分会全体理事大会。该中心先后在甘肃、山西、湖南开展妇幼卫生文化建设选点调研交流活动，组织表彰妇幼卫生文化建设先进集体30个，妇幼卫生文化先进个人22个。

【中国疾病预防控制中心妇幼保健中心人员情况】 截至2015年底，中国疾病预防控制中心妇幼保健中心各类人员共计111人，其中在编人员75人，退休人员3人，派遣人员15人，其他（进修、借用、学生）18人。在编人员中高级职称37人（其中正高15人，副高22人），中级职称18人，初级职称19人；博士22人，硕士38人，本科15人。

【健康教育室成立】 2015年9月8日，经2015年第9次中国疾病预防控制中心妇幼保健中心党政联席会研究决定，成立健康教育室。

【中国疾病预防控制中心妇幼保健中心领导干部任免】 2015年1月23日，经中国疾病预防控制中心党委常委会研究决定，任命徐春梅同志为中国疾病预防控制中心妇幼保健中心党委书记（正处级）。2015年2月16日，经中国疾病预防控制中心党委批复，同意张彤同志为该中心党委副书记，樊延军同志为纪委书记，孙志城、张彤、杨琦、徐春梅、樊延军等5名同志为党委委员，马忠华、孙志城、樊延军等3名同志为纪委委员。2015年该中心选拔任用中层干部5人，现有中层干部共21人。

（聂妍、马媛）

第四部分　挂靠单位工作概况

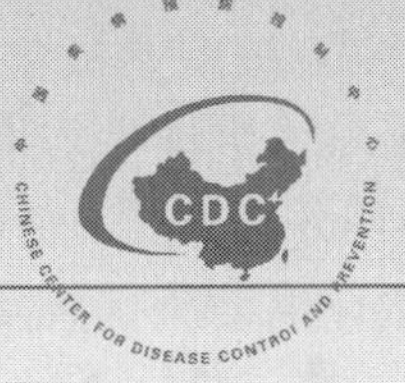

地 病 中 心

【工作概况】 协助国家卫生计生委，组织完成了全国地方病防治“十二五”规划终期考核评估工作；编写了全国地方病“十三五”防治规划；顺利组织实施了2015年度公共卫生服务地方病防治项目；将地方病纳入到全民健康保障信息化工程建设中，新的碘缺乏病监测系统已开始建设。孙殿军主任获得中华人口奖科技奖。第三届黑龙江省医学会地方病学分会改选，孙殿军主任当选为主任委员，申红梅副主任当选为副主任委员。申红梅副主任当选为中国地方病协会副会长。2015年，地病中心中标国家自然科学基金课题5项，获得黑龙江省杰出青年科学基金项目支持。世界首部《地方性砷中毒诊断图谱》正式由人民卫生出版社出版。地病中心深入病区开展地方病病情调查。碘缺乏病到山东省巨野县开展了高碘高氟地区居民改水后病情调查；地氟病所到西藏开展了饮茶型氟中毒调查；大骨节病所完成了黑龙江省6个县病情调查；克山病所对甘肃省合水县国家级联系点开展了人员培训、病例复核、入户调查等工作。为国家地方病防治提供技术咨询，修订了《碘缺乏病监测方案》；向国家有关部门对农村饮水安全工程防病改水效果评估项目及有关方案等反馈了意见和建议等。2015年上报完成2项标准报批稿修改工作，组织申报2015年卫生标准制修订计划项目3项，获批《人群尿砷安全指导值》标准制定1项。组织完成了《大骨节病消除》现行标准追踪调查项目1项。召开了2015年全国卫生标准委员会地方病标准专业委员会工作会议，对目前颁布执行的32项地方病卫生标准进行了审议，提出了继续有效、修订和废止的相关意见。2015年共参加国内外学术会议9人次，其中1人作大会报告。完成了美国摩斯大学魏育丹教授、美国阿拉巴马大学伯明翰分校王立忠教授、美国田纳西大学韩晓斌教授、美国Illinois大学医学院王克维教授的来访接待工作。进一步加强国际合作研究，与俄罗斯远东联邦大学生物医学学院签署国际合作协议1项，与美国田纳西大学合作开展了国自然课题《IL-1ra缺失小鼠自发性关节炎调控基因的筛选及分析》的研究工作。《中华地方病学杂志》由双月刊变成单月刊，并建立了网站。在中华医学会创建百年之际，在中华医学会第二十五次全国会员代表大会上，《中华地方病学杂志》获优秀期奖。

【组织完成了全国地方病防治“十二五”规划终期考核评估工作】 根据《全国地方病防治“十二五”规划》（国办发〔2012〕3号，以下简称《规划》）及《国家卫生计生委办公厅关于印发全国地方病防治“十二五”规划终期考核评估方案的通知》（国卫办疾控函〔2015〕3号）的有关要求，2015年，全国31个省、自治区、直辖市（以下简称省份）和新疆生产建设兵团（以下简称兵团）按照县级自查、市级复核、省级抽查的原则，开展了《规划》终期考核评估自评工作。国家卫生计生委疾控局在各省份和兵团完成《规划》终期考核评估自评的基础上，于9—10月组织开展了《规划》终期考核评估抽查工作。国家卫生计生委疾控局协调组织有关省份卫生计生委负责人及地方病防治专家组成抽查组，对河北、山西、内蒙古、辽宁、吉林、黑龙江、山东、河南、湖北、四川、贵州、陕西、甘肃、青海、新疆15个省份和兵团进行了国家级抽查工作。各抽查组通过座谈、查阅文件资料和病区现场调研，了解和掌握防治工作落实、进展和完成情况，总结经验，查找问题，提出了有关建议。考评工作结束后，国家卫生计生委疾控局和中国疾控中心地方病控制中心收集、整理31个省份和兵团自评报告和数据及国家考评组抽查报告和数据，撰写了《全国地方病防治“十二五”规划》终期考核评估报告初稿，在全国地方病防治“十二五”规划终期评估工作总结会上进行了汇报和讨论，并组织专家对报告做了初步的修改，同时对各省份数据资料存在的问题提出完善意见。在地方病防治管理工作培训班上，国家卫生计生委疾控局和中国疾控中心地方病控制中心明确提出了各省份数据资料存在的问题，要求各省份仔细核对后重新上报，目前数据资料已基本收集整理完毕，将进一步对报告进行修改完善。

【组织实施了2015年度医改重大专项地方病防治项目】 收集、汇总分析2014年度31个项目省份和新疆兵团上报的数据库和技术报告，完成13个子项目监测报告以及项目工作总结报告的撰写工作，并协助国家卫生计生委疾控局召开了“地方病防治培训班”，暨“2014年度公共卫生服务地方病防治项目总结会”，会后根据会议纪要的意见和建议，对各子报告和总结报告内容进行了修改和完善，目前，2014年度公共卫生服务地方病防治项目各省项目资料汇编和各子报告项目资料汇编已完成排版和印刷工作。协助国家卫生计生委疾控局完成了2015年度公共卫生服务地方病防治项目预算文件、方案、预算合理性报告、可行性报告等相关文件资料的准备和撰写工作；为了各省份项目工作的顺利实施，保证项目工作的完成质量，地病中心制定、印发了2015年度公共卫生服务地方病防治项目实施方案；在项目工作实施过程中，为充分了解各项目省份项目工作进展情况，地病中心通过调研、打电话、发信息、电子邮件等方式及时了解项目工作落实、进展和完成情况，同时了解项目工作中存在的困难、有关问题及下一步计划，并将有关情况上报国家卫生计生委疾控局。

协助国家卫生计生委制定2016年度公共卫生服务地方病防治项目预算、工作方案、专家评审意见及立项依据等技术文件，另外还协助国家卫生计生委制定了2016—2020年度地方病防治项目预算文件、方案、预算合理性报告、可行性报告等有关技术文件。

【组织开展了地方病防治管理信息系统建设工作】 地方病防治已建立了相对完善的监测体系，但尚未建立与之配套的信息管理系统。在卫生计生委的统一领导下，在国家疾控中心的指导与支持下，开展了全民健康保障信息化工程建设，地方病分成两部分，病人管理纳入慢性病信息系统当中，监测信息纳入健康危害因素监测信息系统当中。2015年5月，参加了卫计委主持的全民健康保障信息化建设工作规范的撰写工作，撰写慢性病和健康危害因素监测信息系统工作规范当中地方病部分。碘缺乏病信息化建设也取得实质性进展，2015年3月23—25日，国家卫生计生委疾控局在北京召开碘缺乏病防治工作研讨会，就完善消除碘缺乏病评价指标和加强碘缺乏病信息管理等内容进行研讨。2015年4月7日，在哈尔滨市召开碘缺乏病管理信息系统建设研讨会，讨论碘缺乏病信息系统建设方案等相关问题。编写了碘缺乏病系统需求招标。5月29日向国资办交了采购计划表，提出了要求。确定了信息系统的功能及采购要求和经费预算。2015年6月17日发布招标，中科软科技股份有限公司中标。2015年10月23日，中科软三名工程师来哈。了解碘缺乏病监测系统的用户及组织机构情况；了解项目数据和历史数据关联；梳理业务流程；明确统计分析需求；确定预警功能模式。目前，该系统正在建设中。

【孙殿军主任获得中华人口奖科技奖】 第八届中华人口奖颁奖大会于5月8日在北京国谊宾馆举行，表彰奖励为我国人口长期均衡发展和卫生计生事业持续健康发展做出卓越贡献的13位获奖人士。我校中国疾病预防控制中心地方病控制中心孙殿军主任获科学技术奖。第十二届全国政协主席、农工党中央常务副主席刘晓峰，第九届、十届全国人大常务委员会副委员长何鲁丽，第十届全国人大常务委员会副委员长、中国关心下一代工作委员会主任顾秀莲，第十届全国政协副主席、中国人口福利基金会会长王忠禹，国家卫生计生委主任李斌，科技部、国家人力资源社会保障部、中国计划生育协会、全国妇联、中国人口基金会等主要领导出席了会议，并给获奖者颁奖。李斌主任在会上作了重要讲话，肯定了中华人口奖对我国人口均衡发展及人口素质提高起到了促进作用，也充分肯定了本届获奖人员的工作业绩以及为我国人口发展做出的重要贡献，号召全国卫生计生领域工作者向获奖人员学习。本届颁奖大会是卫生部和国家计生委合并后第一次举行的颁奖活动，也是自中华人口奖设定以来，第一次包括了疾病防控领域的成果。

【碘缺乏病所到山东省巨野县开展了高碘高氟地区居民改水后病情调查】 根据卫生部行业基金项目“碘相关疾病的预防与干预研究（201202012）”内容的要求，2015年3月9日至3月22日，由中国疾病预防控制中心地方病控制中心碘缺乏病防治研究所所长刘守军研究员带领调研组，共8人，在山东省菏泽市巨野县开展了水源性高碘地区居民实施改水后现场调查工作。山东省菏泽市巨野县地处鲁西南大平原腹地，位于菏泽东部，由于地理环境和地质条件较为特殊，全县范围内地下水水质普遍较差，水中碘、氟含量均超标，全县辖15个镇、2个街道办事处、1个省级经济开发区，均不同程度存在水源性高碘甲状腺肿和地方性氟中毒的流行。2012年10月刘守军研究员曾带领调研组。完成了该地区成人和儿童高碘甲状腺肿的现况调查。近几年，巨野县在县委、县政府的领导下引进了黄河水，建立了宝源湖水库，彻底解决了全县102万人口的饮水问题。此次调研工作同2012年的调查范围一致，在凤凰办街道的吴庄、苲草坡，大义镇的小徐营、开官屯、朱杨程，独山镇的西隅、南隅、梁楼、后柳园，太平镇的孔庄，共计10个村，调查了包括儿童和成人在内1500余人。在知情同意的前提下，收集了儿童和成人的血样1200余份、尿样1500余份，并进行了甲状腺B超的检查，采集了各个居住村的水样36份。调查对象尿样、水样中的碘含量交由山东省地方病防治研究所检测，采集的血液样品由中国疾病预防控制中心地方病控制中心碘缺乏病防治研究所检测。本次调研工作在山东省卫生计生委、山东省地方病防治研究所、菏泽市疾病预防控制中心、巨野县卫生计生委、巨野县疾病预防控制中心及巨野县所属调查的4个乡镇领导的大力支持和配合下，调研工作圆满完成。

【提高办刊质量，为中国地方病事业服务】 一元复始，万象更新。在即将送走2015年，迎来2016年之际，《中华地方病学杂志》又传喜讯，在中华医学会创建100周年之时，《中华地方病学杂志》再次被评为优秀期刊，这是在继中华医学会创建90周年获优秀期刊奖之后第2次获此殊荣。《中华地方病学杂志》创刊于1982年，是国内地方病领域创办最早的期刊，也是一份非常有中国特色的医学杂志。创刊 30 多年来，《中华地方病学杂志》对中国地方病领域发生的重大科研和防治工作都进行了详细的报道，充分发挥了桥梁与纽带的作用，推动了中国地方病事业的发展与进步。2015 年，在编委会和现任总编孙殿军的带领下，《中华地方病学杂志》实现了历史性的飞跃，杂志由双月刊改为了月刊，不仅缩短的了出版周期，加快了文章发表的速度，而且增加了载文数量；为了方便广大读者和作者，编辑部依托哈尔滨医科大学建立了网站，实现期刊的数字化、网络化，在开展网上远程投稿的基础上，将期刊逐步上网，通过开发获取，实现了免费阅读、免费下载。2015 年，《中华地方病学杂志》影响力不断扩大，杂志的影响因子又创历史新高，在达到了 1.501，在预防医学学科排名第 2。在新的一年里，《中华地方病学杂志》站在新的起点上将继续努力，在挑战中把握机遇，在办刊中注重发展，在提高质量中加强期刊的品牌建设，更好地为中国地方病事业服务。

（孙殿军、申红梅、魏红联、张璐璐）

性病控制中心

【起草、制定(或修订)相关政策、技术文件】 为提高梅毒病例报告的准确性，针对性地指导全国梅毒病例报告工作中存在的一些突出问题和错误，年初印发《关于进一步加强梅毒病例报告工作的通知》(中疾控性控发〔2015〕1号)文件；起草《中国梅毒控制规划中期评估方案》并广泛征求全国各相关机构、有关专家的意见；起草“关于进一步加强性病防治工作的通知”初稿；修订《性病监测技术方案与工作指南》，编写《性病实验室检测及质量管理工作手册》。此外，该中心还积极完成上级卫生主管部门交办的各项应急性、临时性任务：主要包括我国罕见病、少见病能力储备的机制研究，健康中国“十三五”规划平行政策建议报告及10余个相关技术文件征求意见稿的技术审核等。

【组织开展《梅毒控制规划》中期评估工作的预调研】 组织专家于2015年4月对云南、北京、广西、河南及山东等5个省(市)的《梅毒控制规划》实施情况进行现场调研。调研专家组成员根据草拟的《梅毒控制中期评估方案》开展调研工作，在5个调研省份共抽查6家疾病预防控制中心，3家皮肤性病防治院，26家医疗机构，10家妇幼保健院，5个艾滋病自愿咨询检测点，5个美沙酮门诊及1家民营医院。本次调研较为全面地掌握调研省份落实《梅毒控制规划》的实施情况，发现现场工作中存在的问题并提出改进意见及解决方案；同时针对《梅毒控制规划》中2015年阶段目标提出各项评估指标，通过现场调研再次论证各项评估指标数据收集的可行性、各类资料表格收集的可操作性，为全面开展《梅毒控制规划》中期评估工作奠定了坚实基础，为进一步完善《中期评估方案》，开展相应的评估工作提供了科学依据。

【组织开展性病疫情变化影响因素调查】 鉴于近10年来梅毒疫情上升、淋病疫情下降，近2年又出现一期、二期梅毒下降，而淋病上升的现象，该中心组织开展性病疫情影响因素调查，旨在分析和判断疫情变化的真实趋势。2015年3月，组织专家制定性病影响因素调查方案初稿；4月14—16日在南京组织召开性病疫情影响因素调查方案专家研讨会，根据专家的意见和建议对方案进行修改；5月5—9日在太原召开的全国性病疫情管理和规范服务培训班上对全国31个省份的工作人员开展性病疫情影响因素调查方案的培训；6月将性病疫情影响因素调查方案通过文件形式下发到各省；7—11月，各省组织开展本省性病疫情影响因素调查。同时，该中心对6个省份进行抽查，包括3个疫情上升较快的省份：河北唐山和承德，新疆阿克苏、伊宁和乌鲁木齐，贵州贵阳和遵义；3个疫情下降的省份：浙江绍兴和嘉兴，江苏连云港和徐州，广西百色和崇左。通过调查，可以更为准确地分析梅毒与淋病报告疫情变化的影响因素，定量地揭示梅毒疫情真实的变化。

【梅毒综合防治经验总结及示范区技术指导】 组织专家对云南和广西全面启动的梅毒综合防治工作提供技术支持并及时协助总结目前取得工作经验和防治效果。对广东和山东建立的省级梅毒综合防治示范区提供“一个结合、两个体系和三查一规范”顶层设计的技术指导，并于4月20—24日、5月13—14日、5月26—29日、11月24—29日和12月10—11日对这两个省的示范区工作进行现场技术指导和督导。

【开展高危人群梅毒干预试点项目】 以性病及生殖道感染防治为切入点，组织开展针对暗娼人群、男男性行为人群及医疗机构性病规范化诊疗服务的试点工作。制定在男男性行为人群、暗娼人群中开展梅毒的综合防治试点工作方案，并选择江苏镇江、湖北襄阳和武汉市作为男男性行为人群干预试点，选择云南省昆明市五华区、湖北襄阳市作为暗娼干预试点，在上述试点的干预服务中积极落实梅毒的宣传教育、综合干预、筛查和转介等各项防治措施，以取得工作经验和最佳实践，推动全国梅毒防治工作的深入开展。2015 年 11 月在云南昆明召开"高危人群性病干预及综合防治研讨会"，会上组织试点人员介绍各地经验，相关专家进一步研讨，梳理出有效的干预模式，汇总整理形成最佳实践汇编资料，供各地在开展性病防治工作时参考和借鉴。

【组织开展全国部分省市性病实验室质量管理及医疗机构性病防治工作参与状况调研】 对全国部分省市的性病实验室质量管理及医疗机构性病防治工作参与状况进行调研，内容包括医疗机构性病实验室人员的培训、实验室检测项目的开展、质量控制状况；医疗机构开展性病疫情报告、对就诊者的健康教育和咨询等。调研结果用于分析现状和存在的问题，提出今后进一步改进工作的建议，为"十三五"实施方案提供依据。

【组织召开全国性工作会议、专题讨论会】 年内组织召开全国性病防治工作研讨会 3 次、高危人群性病干预及综合防治研讨会、《梅毒控制规划中期评估方案》专家研讨会及定稿会、《梅毒诊断标准》定稿会、全国性病疫情影响因素及调查方案制定专家会、性病病例报告工作方案修订专家研讨会、《性病实验室检测及质量管理工作手册》编写专家研讨会等 10 余场次；讨论落实国家卫计委疾控局、中国疾病预防控制中心部署的各项临时性工作任务的内部专题讨论会 10 余次；参与协助、配合性艾中心、妇幼中心等相关机构下发的技术文件、工作指南的编写和修订。

【组织举办的全国性培训班】 组织举办的全国性培训班 5 期，主要包括全国性病疫情管理暨规范服务管理培训班、性病实验室质量管理及淋球菌耐药检测技术培训班（2 期）、全国性病防治管理信息系统培训会（2 期），培训 359 人次，覆盖全国各省（自治区、直辖市）、新疆生产建设兵团。

（葛凤琴、许丹丹）

麻风病控制中心

【加强麻风疫情信息系统的管理】 2014年12月—2015年1月，该中心组织专家赴16个省（直辖市、自治区）开展2014年度全国麻风病防治管理信息系统（LEPMIS）考核。目前正在进行2015年度LEPMIS和防治工作督导，除一、二类地区外，针对三类地区加强流行现场防治工作的技术指导。同时，选派专家赴湖南、江西、四川、云南、广东等省，为其提供与LEPMIS有关的技术支持，培训系统管理员，现场解决和指导基层在LEPMIS使用过程中存在的问题。此外，举办全国麻风病防治管理信息系统管理员会议和全国麻风防治信息系统技术培训班；各省也积极举办本省的疫情信息系统专题培训，为麻风防治各项工作开展提供科学依据。

2015年，除北京、天津、河北、内蒙古、吉林、黑龙江、宁夏未报告新发病例外，全国共发现麻风病例720例，较往年同期（876例）下降17.81%。新发病例678例，较往年同期（823例）下降17.62%，其中发生2级畸残126例（畸残比为18.58%），较往年同期（165例）下降23.64%；儿童病例20人（儿童比为2.95%）；新发病例来自全国394县市，主要集中在我国西南和中南部地区。复发病例42例，较往年同期（53例）下降20.75%。年底尚有3230名现症麻风病人，其中1353名正在接受治疗，年度临床判愈人数1275人。全国患病率大于1/10万的未达标县（市）由2014年底的186个下降到124个，其中患病率大于1/万的县（市）下降为零，实现《全国消除麻风病危害规划（2011—2020年）》中期目标。

【组织召开麻风病专题会议】 2015年5月，在北京召开“2015年全国麻风病防治工作年会”。国家卫生计生委疾控局、该中心、各省市麻风防治单位等有关领导和代表共90人参加会议，围绕贯彻落实全国疾病预防控制工作会议精神，总结2013—2014年全国麻风病防治工作进展，查找工作中存在的问题，布置2015年重点工作，进一步推进了《全国消除麻风病危害规划（2011—2020年）》的实施。另外，在国家卫计委疾控局的支持下，该中心组织并召开“2014年度全国麻风病防治管理信息系统管理员会议”“高流行地区消除麻风病危害行动方案讨论会”“全国麻风病监测方案暨LEPMIS专家研讨会”“修订麻风病专科病历专家会”“全国麻风病监测方案暨麻风病历研讨会”等，有效地促进相关工作的开展。

【开展各级各类麻风防治技术培训】 2015年6月，该中心在浙江德清举办全国麻风病防治技术培训班，培训全国各省市防治骨干41人；12月，在海南海口举办麻风信息管理培训班，培训省级防治和系统管理员62人。为帮助现场开展麻风防治技术培训，该中心组织专家参与云南、广西、湖南、湖北、浙江、安徽、江西、广东、海南、四川、江苏、山东、重庆、福建14省现场防治技术培训，培训防治人员、综合医疗机构的皮肤科医生、乡村和社区医务人员，提高病人发现能力。

【加强麻风药品管理】 接收世界卫生组织（WHO）两批麻风病联合化疗药品共42箱，经报关、抽检、托运入库，其中成人多菌型药品22 990板、成人少菌型药品1678板，按照要求进行保管和分发；根据“关于提供2015年度麻风病联合化疗药品的通知”（中疾控麻控发〔2015〕11号）要求，向全国23省提供麻风病联合化疗药品总计19 410版，其中成人多菌型药品18 456板、儿童多菌型药品312板、成人少菌型药品600板、儿童少菌型药品42板，保证全国现症麻风病人的及时治疗；协助国家卫计委向WHO申请了年度药品工作，及时提供需求报表；根据部分省因药品不足或过期药品补换的申请，分别向福建、广东、吉林、安徽、云南、山西、湖南、浙江、河北9省补供药品11次，做好年度药品的出入库管理记录工作，并将相关申请和药品回执保存备案。

【麻风健康教育及健康促进】 设计和编印2015年和2016年麻风宣传海报2万张；完成该中心网站的日常维护工作；协助国家卫计委拟定“世界防治麻风病日”主题词和起草多部委联合开展麻风节活动的通知；接受相关杂志、电视台等媒体关于麻风病宣传的约稿；组织召开“2015年世界防治麻风病日”座谈会；深入江苏、浙江、江西、安徽、云南、广西等地有关麻风院（村）开展慰问麻风病患者和防治工作者活动。

【麻风复发及耐药、麻风反应和药物反应的监测工作】 2015年耐药检测病人140例，其中复发病例22例。氨苯砜耐药3例和氧氟沙星耐药1例，均为复发患者，未发现有利福平耐药病例。我国麻风利福平耐药问题没有国外严重，这可能与我国麻风病人规则治疗有关，但仍需要密切监测，一旦出现利福平耐药可及时采取措施应对。该中心在云南文山对麻风反应病例进行现场监测，并开展实验室相关检测，为临床防治提供依据。

【麻风病预防性服药试点项目】 按照卫生公益性行业基金项目“我国麻风病高危人群利福平/利福喷汀化学预防干预研究”（项目编号201502008）要求，2015年在云南、贵州、四川、湖南四省全面推行麻风预防性服药工作。6月和9月，该中心派专家赴云南文山、贵州安顺、四川凉山及湖南怀化有关现场督导，尤其是对研究临床病历报告表的完成情况进行督促。截至2015年12月，共调查麻风患者1633例，获得密切接触者并纳入队列3690例（患者/密切接触者为1∶2.26），完成预防服药2788人，完成随访7000余人次。

【麻风院（村）现况调查】 根据“国家卫生计生委疾控局关于开展全国麻风院（村）运作现况调查的通知”（国卫疾控结防便函〔2015〕30号）文件要求，该中心牵头并组织全国开展麻风院（村）现况调查。2015年7月底，各省完成自查工作，8～10月国家卫计委疾控局组织专家，对山东、湖北、湖南、四川、云南、贵州、广东7个省的14个麻风院（村）进行现场调研，并形成专题报告。在此前后，在国家卫计委疾控局支持下，该中心组织并召开了“麻风院（村）运作情况现况调查方案研讨会”“麻风院（村）运转现况调查资料会审会”“麻风院（村）现况对策专家研讨会”，有效地促进调查工作的落实。

截至2014年底，除北京、天津、内蒙古、黑龙江、宁夏和新疆兵团报告无麻风院（村）外，全国现有省、市、县三级麻风病院（村）共593所，其中纳入2007年国家改造麻风院（村）102所；居住人员总计17 566人，其中麻风现症病人271名、麻风治愈留院者10 850名、家属6445名，平均每所麻风院（村）居住约30人，无人居住的院（村）有53所；经费来源主要依靠财政拨款和业务收入，其中153所（25.8%）获得省级财政拨款，429所（72.3%）获得地方财政拨款，195所（32.9%）依靠管理单位的业务收入和其他补助等；现有医疗专职和兼职人员4750人，其中省级、地区级和县级分别为354人、1545人和2851人。

麻风院（村）目前的主要问题有：①院（村）居住人数较少，年龄较大，残疾较重，照顾较难；②社会上有入院需求者无法收容，急需完善相关政策配套；③医疗服务覆盖不够，多数院（村）没有工作人员；④改建的院（村）未能完全发挥当初项目设计的整合功能；⑤多数院（村）保障经费较低，病人生活艰苦。

（严良斌、孙培文）

结核病防治临床中心

【加强全国医院交流及“全国结核病医院联盟”建设】

1. 召开“2015年结核病医院院长论坛”暨“全国结核病医院联盟及全国结核病临床试验合作中心年度会议”。11月12—13日，在江苏苏州召开2015年结核病院长论坛和医院联盟年会，来自全国各地的百余家结核病医院院长齐聚一堂，回顾了“全国结核病医院联盟”和“全国结核病临床试验合作中心”成立后两年来走过的历程和取得的成绩。针对我国结核病防治的新形势和新要求，共同分享经验、讨论结核病医院的发展和医院联盟未来的工作。会上，张家口市肺科医院、保定市传染病医院、广西壮族自治区龙潭医院等17家单位成为了新的联盟成员；同时无锡市第五人民医院、河南省传染病医院、厦门大学附属第一医院3家单位加入到全国结核病临床试验合作中心。至此，“医院联盟”成员数量由最初成立时的60家结核病医院发展到目前的80家，合作中心成员由最初的12家增长到19家。

2. 医院联盟样本库建设。2015年12月27日，临床中心在北京组织召开了“全国结核病医院联盟样本库建设专家研讨会”，以落实医院联盟倡导的“数据共享、学术交流、科研合作”方针，促进医院之间的资源共享和科研协作。来自北京胸科医院、上海肺科医院、上海疾控中心、河北省胸科医院、山东大学、内蒙古医科大学的专家参加了讨论，会议对联盟样本库下一步建设计划达成共识：提出以京津冀等小范围联盟成员医院率先进行试点，逐渐完善方案和扩大范围；认为样本库的设计在科学上应与国际接轨，并考虑我国结核病医院的具体情况；在实施过程中要特别注意数据收集及其质量。

3. 加强联盟信息化、数据化建设。“结核帮”“结核医生”和“结核助手”是临床中心为更好地服务于结核病专业人员和结核病患者的基于移动互联网技术的平台。

“结核帮”微信公众号目前已拥有23 000余关注量，2015年出刊40期，专业文章232篇，阅读量近50万次，是国内影响力较大的结核病专业领域信息平台，受到广大业内专业技术人员的欢迎。结核助手（患者APP）具有自动提醒患者服药检查，患者可通过手机回复服药和检查情况，获取关于疾病的资讯，与主管医生或专家团队沟通病情，方便预约等功能。结核医生（医生APP）方便及时回答患者咨询，并为医生推送培训、教育材料、病例讨论信息、学术会议资料和国内外最新资讯，拓宽医生获得资料的途径，目前已有5000余名医生注册使用。

在2014年试点的基础上，两个手机APP于2015年进行了升级和完善，并在北京市通州区进行深化试点基于移动技术的患者管理方式。

2015年12月28日，临床中心组织了“全国结核病医院联盟信息化建设专家研讨会”，对远程平台以及基于移动互联网技术的应用情况进行了总结，并就联盟信息化建设的下一步工作计划进行了讨论。

按照联盟工作计划，联盟标准数据库的转化工作正在试点中。在合作伙伴的支持下，北京胸科医院已经基本完成医院HIS系统的数据库转化，天津海河医院、武汉市肺科医院的试点工作即将开展。

4. 实验室新技术评估及推广委员会工作。医院联盟的“实验室新技术评估及推广委员会”于2015年联合了15家联盟成员单位完成了“优思达 EasyNAT 现场应用评估项目”。第二项评估项目“凯杰 QuantiFERON®—TB Gold Plus 临床验证项目”正在筹备中。

【全国结核病临床试验合作中心（CTCTC）建设】

1. CTCTC 标准化、规范化建设：2015年制定、完成了“CTCTC 结核病临床试验标准化操作程序（SOP）”，完成了“CTCTC 临床试验基本标准”，用于筛选和规范未来平台上研究项目的准则。

2. 健全组织机构，加强交流：在武汉全国结核病大会上举办了 CTCTC 专场，成立了 CTCTC 临床专家组及工作组、实验室专家组和工作组，制定了专家组和工作组职责和工作机制。

3. 进一步开展临床试验能力的现场评估：2015年1月7—10日和2月9—13日，邀请 FHI360 亚太地区总部的高级实验室专家 Suwanee Sungkawasee 女士、AramsriSriburi 女士以及 CTCTC、FHI360 团队对重庆医科大学附属第一医院、成都市公共卫生临床医疗中心，武汉市结核病防治所和福州市肺科医院进行现场评估和培训。

4. 进一步开展实验室能力建设现场培训：2015年8月12—20日，邀请美国阿肯色大学的 Kathy Eisenach 教授与 CTCTC 办公室和 FHI360 团队对武汉市结核病防治所、福州肺科医院、成都市公共卫生临床医疗中心、重庆医科大学附属第一医院4家 CTCTC 成员单位进行了实验室考察和现场培训。并对新成立的 CTCTC 实验室工作组的7名成员进行了现场培训。

5. 举办“临床研究中的生物统计原则和数据管理”培训班：2015年9月13—15日，CTCTC 在北京主办了“临床研究中的生物统计原则和数据管理”，邀请 FHI360 临床研究生物统计部主任 Mario Chen 教授、数据管理专家 Erik Jolles 进行授课。CTCTC 成员单位约40名研究者和数据管理人员参加了培训。

6. 继续组织 CTCTC 系列远程培训：2015年组织了 Carol Hamilton 就“MDR 和 XDR 结核治疗中的常见副反应及处理”对 CTCTC 成员单位进行了远程讲座，约150人参加；邀请 FHI 360 张峣主任就“临床研究中的数据管理”进行远程培训，CTCTC 成员单位约100人参加。

7. 进一步深化国际交流和对外宣传：2015年9月组织部分 CTCTC 成员赴南非进行临床试验考察；10月选派 CTCTC 实验室工作组成员赴美国北卡大学实验室进行深度培训；12月在 UNION 全球肺部健康大会期间举办了与国际著名结核病临床试验专家的见面会，广泛介绍 CTCTC，扩大国内外知晓度，为今后更深层面的合作打下基础。

8. 积极争取、开展临床试验项目：几项国内外知名的多中心临床试验即将在 CTCTC 平台开展，目前正在项目的准备中。这些研究包括：STREAM 二期研究（The Union）、初治涂阳肺结核治疗新方法的研究（科技部十二五重大专项）、TRUNCATE 研究（新加坡国立大学）、重组结核杆菌 ESAT6-CFP10 变态反应原三期临床研究等。

【重要学术会议】

1. 第一届“北京国际结核病论坛”。2015年5月21—22日，第一届“北京国际结核病论坛”在北京市京瑞大厦隆重举行。本次论坛主题为“创新合作，防治结核”。本次论坛吸引了来自国内外近300名专家、学者前来就结核病预防、控制、基础与临床方面的国内外进展进行广泛深入的探讨与交流。为本次论坛带来精彩报告的国内外嘉宾有 Nick Paton 教授、

Fabio Scano 教授、Daniel Chin 教授、Douglas Lowrie 教授、Wing Wai Yew 教授、李亮教授、唐神结教授、高谦教授、卢水华教授和初乃惠教授等，他们就结核病的现状、结核病分子流行病学进展、结核病基础研究进展、抗结核药物研发及其应用、结核病和儿童结核病诊治进展以及耐药结核病治疗进展等国内外热点问题进行生动的演讲，也给我们带来了不少新的理念和新思考。本次论坛为我国和国际结核病防治工作者提高了相互学习、沟通交流和增进友谊的良好平台。

2. 2015 年全国结核病学术大会。7 月 2—4 日，由中国疾病预防控制中心结核病防治临床中心、复旦大学附属华东医院、首都医科大学附属北京胸科医院、全国结核病医院联盟共同主办，武汉市肺科医院承办的 2015 年全国结核病学术大会在湖北省武汉市成功举办。大会主题是“信息化助力结核病防控”。来自国内外结核病医疗、防治和科研领域的近 1700 名专家、学者、嘉宾和合作伙伴云集一堂，共同交流和探讨结核病领域的经验和进展。本次大会盛况空前，国内外、老中青结核人欢聚一堂，共同交流、探讨结核病领域的新进展和新问题，分享了经验，加深了友谊，促进了合作。本次大会共有 1700 余名来自全国医疗机构、防治机构、研究机构以及合作伙伴、企业、媒体的代表参加，参会人数创结核分会历史新高。大会共收到 73 家单位的 353 篇专业稿件，评选出 11 篇优秀论文。两天的会议期间举办了 1 个全体大会报告专场、1 个国际论坛、1 个护理论坛、11 个不同专业的分会场、7 个卫星会议，共计 133 位海内外专家在大会上进行了报告和交流。

【培训工作】

1. 继续扩大“全国结核病远程咨询和培训平台”的覆盖。随着“全国结核病远程医疗咨询及培训平台”在全国的影响力逐渐扩大，截至 2015 年底，加入平台的用户已覆盖全国 31 个省（市、自治区、直辖市）的 128 个结核病医疗和防治机构。并针对新疆和西藏地区独特的工作时间和培训需求量身打造了面向新疆和西藏的远程培训。2015 年共开展远程活动 68 次，其中病案讨论 22 次，应急病案讨论 8 次；共邀请专家 52 人次；盖茨项目会诊 12 次；西部远程讲座 9 次；十二五国家重大专项会议及其他会议共计 18 次；培训人员达到 15 000 人次。结核领域的专家们在对远程平台给予充分肯定。

2. 全国结核病综合防治服务模式培训班。11 月 24 日，受国家卫计委疾控局委托，临床中心在北京举办了“全国结核病综合防治服务模式培训班”，这是国家层面首次针对新型结核病防治服务体系建设中定点医院的使命、责任、工作要求进行全面培训。国家卫计委疾控局副局长王斌、巡视员孙新华、结核病防治处处长王维真、中国疾控中心结核病防治临床中心副主任李亮、结核病预防控制中心主任王黎霞以及来自全国各省卫计委、省级结核病医院结防机构的 150 余位相关领导和专家参加培训。培训班为期两天，期间，结防处王维真处长、临床中心李亮、李琦教授、中国疾控中心结核病预防控制中心领导以及著名结核病防治临床专家王撷秀、肖和平教授就结核病防治情况、结核病定点医疗机构设置标准和工作要求、结核病规范化诊疗等方面进行讲授。此外，培训班还邀请上海、浙江、新疆、宁夏、湖北当阳、广西隆安就当地结核病防治服务体系建设进行了经验交流。

3. 礼来项目培训。2015 年 8 月 19—21 日，“中华医学会结核病学分会—礼来耐多药结核病全球合作项目”耐多药结核病规范化诊疗培训班在新疆乌鲁木齐成功举办。本次培训覆盖四川、重庆、贵州、云南、陕西、甘肃、宁夏、新疆、青海省 9 个西部省份，共有来自各省 60 家结核病定点医院及各级疾控中心的 149 名学员参加了培训。首都医科大学附属北京胸科医院李亮教授、唐神结教授、高孟秋教授、杜建教授以及宁夏第四人民医院及新疆维吾尔自治区胸科医院等知名结核病诊疗专家承担授课，内容涉及耐药结核病的流行、我国耐药结核病控制的现状及思考、耐药结核病临床多学科诊断及治疗、耐药结核病感染控制及患者的管理、抗结核药物的不良反应及处理、耐药结核病病例讨论等方面。培训班开班前及培训结束后分别进行了测试，达到了预期培训效果。

【完成国家卫计委委托的全国规划相关工作】

1. 完成“全国结核病定点医疗机构现状调查”：在当前结核病诊疗服务逐渐从疾病预防控制机构向医疗机构转型的形势下，为全面了解结核病定点医疗机构的现状，更好地发挥其作用，国家卫计委疾控局委托临床中心开展了“全国结核病定点医疗机构现状调查”。本次调查以全国各省、地市、县级结核病定点医疗机构以及各地儿童结核病定点医疗机构为调查对象，内容涵盖医疗机构基本情况、人力资源和收支情况、临床诊疗能力、肺结核发现、治疗和管理情况、医疗保障情况、结核病实验室、感染控制等。调查结果将为卫生计生行政部门提供结核病定点医疗机构的完整现状信息，为制定相关政策提供依据。目前调查工作已全部完成，正在报告撰写中。

2. 参与“国家‘十三五’结核病防治规划”制定和“全国结核病防治工作规范”的修订：2015 年是“十二五”的收官之年，也是为“十三五”制定政策和进行准备之年。这些文件将是我国“十三五”期间国家结核病防治工作的总体的纲领性文件，临床中心参加了十余次专家讨论会并承担了部分章节的撰写工作。

3. 负责制定结核病定点医疗机构质量控制办法和考核指标：在全国逐步推进新型结核病防治服务体系的背景下，很多基层定点医疗机构缺乏结核病诊疗经验，诊疗能力良莠不齐，而且目前对定点医疗机构承担的结核病临床服务和公共卫生职能尚缺乏行之有效的质量评估和监督管理办法，受国家卫计委疾控局委托，临床中心承担了制定结核病定点医疗机构质量控制办法和考核指标的任务，旨在规范结核病定点医疗机构诊疗行为、提高结核病防治服务质量。目前文件已完成几个版本初稿的撰写，并组织召开了数次专家咨询会议。

4. 开展针对定点医疗机构的培训：已在上节详述。

【国际合作与交流】

1. 成功申请中盖三期项目。支持国家卫计委成功申请中国—比尔盖茨基金会Ⅲ期合作项目：“以中国结核病控制为目的，支持国家级推广新型结核病防治模式”。项目为期三年，总经费约 1760 万美元，其中临床中心将承担开发临床医务人员结核病防治培训教材、开发中国结核病患者关怀标准及其简易读本、建立基于结核病远程医疗咨询和培训平台的技术支持机制、开发应用基于移动互联网技术的新的培训和认证工具、建立抗结核新药的引入和保护机制、探索在新型结核病防治服务体系下的抗结核药品集中招标采购模式、探索结核病定点医疗机构临床质量评估和质量控制机制等 7 个子项目。

2. 按计划实施“中华医学会结核病学分会——礼来耐药结核病Ⅲ期项目”。2015 年进入礼来Ⅲ期项目的第四年，项目工作按计划开展，包括国家级 MDR-TB 规范化诊疗培训、为各省省内师资培训提供技术支持、培训教材的完善、礼来全球项目合作伙伴峰会等。

3. 与世界卫生组织合作。临床中心是世界卫生组织结核病研究和培训合作中心，是我国唯一一家世卫组织的结核病合作中心。2014 年年底，与世卫组织关于合作中心的 4 年工作签约期满，临床中心经过积极与世卫组织沟通，成功完成续约，将在下一个 4 年期内继续履行世卫组织结核病研究和培训合作中心职责。2015年5月21日，世界卫生组织结核病研究和培训合作中心第六次续约仪式在北京举行，北京市医管局副局长于鲁明，世界卫生组织驻华代表处疾病控制组组长施南，以及国内外200余名结核病及相关领域的专家学者出席了仪式。仪式由首都医科大学附属北京胸科医院副院长、世界卫生组织结核病研究和培训合作中心副主任李亮主持。许院长回顾了合作中心自1989年成立以来的相关工作和取得的重大成绩，强调要始终紧紧围绕WHO和我国结核病防治重点积极开展工作，继续与世界卫生组织密切合作，充分发挥好世界卫生组织桥梁的作用，为我国以及区域结核病防治工作的全面提升再立新功。

4. 继续与杨森公司就远程教育平台建设进行合作。杨森项目支持建立的“全国结核病远程咨询和培训平台”在2015年进一步扩展和深化，远程用户已覆盖到全国128家单位。此外，2015年临床中心与杨森共同合作的网络教育平台“START China”于年底正式上线。

5. 与大塚SA合作。2014年临床中心和中华医学会结核病病学分会与大塚SA联合创立了“中国结核病创新研究青年学者奖”，旨在鼓励和推动青年研究者针对结核病诊疗、防控、患者管理与关怀等方面的创新研究。2014年评选出的3名获奖者于2015年赴拉脱维亚参加国际结核病临床管理培训，受益匪浅。2015年的奖项新评选出两名优胜者，将在2016年获得参加国外培训的机会。

6. 与NIH和FHI 360合作。2015年基于与NIH和FHI 360在“全国结核病临床试验合作中心”平台建设上深度合作。详见上节CTCTC部分。

【科研项目和书目编写】

1. “十二五”传染病防治重大科技专项“耐药结核病治疗的研究课题”和“复治结核病治疗新方案的研究”顺利实施中，并成功获得滚动经费支持。

2. “十二五”传染病防治重大科技专项新申请课题“初治涂阳肺结核患者治疗新方案的研究”已获批准，正在课题实施的准备中。

3. “全国抗结核药品不良反应现状及其影响因素研究”以及“抗结核治疗过程中预防性保肝治疗指证课题”已基本完成，初步结果已经分析总结。

4. 受中华医学会委托，中华医学会结核病学分会负责编写《结核病名词词典》，现已完成初稿，并于2015年11月19—20日在北京召开了《结核病名词词典》初稿修订研讨会。

（刘宇红）

鼠疫布氏菌病预防控制基地

【工作概况】 中国疾病预防控制中心鼠疫布氏菌病预防控制基地（以下简称“鼠布基地”）是为中国疾病预防控制中心的挂靠单位，是中国疾病预防控制中心领导下的国家级鼠疫布氏菌病防治专业机构，是全国鼠疫布氏菌病防治业务指导中心。

【业务工作进展】

1．鼠疫防治。2015 年我国未发生人间鼠疫疫情；2015 年（网报数据），在甘肃、青海、西藏、四川、内蒙古、新疆 6 省区及新疆生产建设兵团三个团场的喜马拉雅旱獭、青海田鼠、齐氏姬鼠·大绒鼠、蒙古旱獭、长爪沙鼠、灰旱獭·长尾黄鼠、大沙鼠 7 种类型疫源地的 34 个县发生动物鼠疫疫情，分离鼠疫菌 159 株，检出 IHA 阳性材料 133 份，检出 RIHA 阳性材料 19 份。

2．布氏菌病防治。2015 年全国报告布病新发病例 59 056 例，发病率为 4.33/10 万，与 2014 年（58 515 例）相比疫情上升了 0.92%。发病数排在前 5 位的省份分别为新疆（8997 例）、内蒙古（7777 例）、山西（7278 例）、黑龙江（6025 例）、河北（5796 例）。

3．网络直报。对全国鼠疫网络直报工作进行日常管理，监视疫情信息；完成了鼠疫网络直报系统改造的评审工作；向国家卫生计生委提供《全国鼠疫疫情监测月报》6 期。

4．督导调研。分别组织专家配合国家卫生计生委对西藏、青海、云南和内蒙古等地进行了鼠疫防治专项督导；组织专家对甘肃和青海的国家级鼠疫监测点以及甘肃、内蒙古的国家级布病监测点进行了调研和督导检查。

5．技术咨询。完成“全国鼠疫监测会议”和“卫生部自然疫源性疾病专家委员会会议”的前期材料组织和会务工作；为国家卫生计生委应急办提供青海、新疆和西藏防治工作现状和风险评估报告；参加国家卫生计生委和国家疾控中心召开的“突发急性传染病防治规划”编写会议，撰写“鼠疫部分”规划和实施方案；向相关省区疾控中心下发基地文件《关于进一步加强动物间鼠疫疫情处置工作的通知》。

6．完成《全国鼠疫防治“十二五”规划》终期评估工作。

【人员培训】

一、全国鼠疫防治信息管理技术师资培训班

2013 年 9 月，中国疾病预防控制中心启动了“鼠疫防治管理信息系统”升级改造工作，为确保鼠疫防治管理信息系统升级改造工作顺利完成，更好的开展 2015 年鼠疫网络直报工作，提高全国鼠疫防控人员信息管理的整体水平。3 月 17—19 日，鼠布基地组织在陕西省西安市举办了“全国鼠疫防治信息管理技术师资培训班”。

来自吉林、西藏等 24 省（区）和新疆生产建设兵团的省级网络直报管理员 50 余人参加了培训，本次培训班采用讲授、实习与分组讨论相结合的授课方式，经过培训，各省鼠疫网络直报管理员基本掌握了鼠疫防治信息管理技术，了解了疾病预防控制信息系统和鼠疫系统的设计原理和架构，熟悉了中国疾病预防控制信息系统权限管理系统、基本信息系统、突发公共卫生事件管理等系统与鼠疫防治管理信息系统的关系。本次培训为各省区培训了师资力量，为进一步开展鼠疫信息技术的逐级培训工作和 2015 年全国鼠疫网络直报工作的正常开展奠定了基础。

二、全国布病血清学检测与质量控制培训班

为加强我国布鲁氏菌病防治专业队伍建设，提高实验室检验人员的检验技术水平，7月13—24日在鼠布基地举办了2期国家级布病监测点实验室检测与质量控制培训班。来自全国31个省（市、区）和新疆生产建设兵团的95个国家级布病监测点的122余名专业人员参加了此次培训。通过本次培训，使参训人员对全国的布病疫情、实验室检测技术、生物安全等，有了全面的了解，掌握了布病常规检测的操作技能，为国家级布病监测点实验室提供科学、有效的实验结果奠定了良好的基础和条件。

【国家鼠疫菌种吉林保藏中心建设项目进展】 在国家卫计委和中国疾控中心的大力支持下，经过积极努力，“国家鼠疫菌种吉林保藏中心建设项目”已完成土建工作，正在进行内部装修，目前内部装修工作已经完成三分之二，下一步将安装设备和调试，全部工作预计2016年5月完成。

【科研工作】 2015年12月，经国家自然科学基金委员会审批，鼠布基地成功获批注册为国家自然科学基金依托单位，单位注册代码为：13700015C0131。成功获批成为国家自然科学基金依托单位后，今后可以独立申请和实施国家自然科学基金各类项目。这是国家自然基金委对鼠布基地基础研究能力和科研管理水平的一个肯定，同时也将有利于锻炼和提升防治科研事业方面的创新和应用开发能力。

申报2015年吉林省公共卫生科学技术奖3项。其中，“鼠疫菌种、宿主、媒介、疫情管理信息系统的建立与应用”获二等奖，“吉林省地方病防控策略研究”“吉林省地方病防治专业队伍发展与建设的前瞻性研究”获三等奖。

【领导重视】 4月17日，国家卫生计生委疾控局副局长贺青华等一行4人来到鼠布基地调研，并举行了座谈。贺青华副局长在座谈会上对鼠布基地的工作给予了充分肯定，他特别指出：鼠布基地代表了国家级的防治水平，一定要站在这样的高度，考虑如何引领全国的防控工作；要与中国疾控中心鼎力配合，围绕今后的发展方向，制定中长远目标，发挥“国家队”作用；在自身的能力建设上要“多想、多提”，找到突破口。

12月3日，国家卫生计生委应急办许树强主任、预测预警处吴敬处长、应急处理处李正懋处长一行3人，来鼠布基地调研指导工作。调研组首先现场考察了“吉林白城619建设项目”建设进展，参观了鼠布基地的全国鼠疫自然疫源地沙盘模型、实验室等，随后召开了调研工作座谈会。座谈会上，调研组一行对鼠布基地自成立以来在全国鼠疫、布氏菌病防治工作中取得的成绩和贡献给予了充分的肯定。许树强主任在座谈会上肯定了鼠布基地的工作能力，他期望随着医改工作的逐步推进，鼠布基地能深入思考，迎接挑战，借助医改的东风，趁势而起，将工作推上一个新的高度。

【荣誉表彰】 4月28日上午，2015年全国劳动模范和先进工作者表彰大会在北京隆重举行，党和国家领导人出席大会，大会对做出突出成就的全国劳动模范和先进工作者进行了表彰。在此次大会上，鼠布基地丛显斌同志获颁“全国先进工作者”荣誉称号。

（陈显赫、浦清江）

儿少中心

【工作概况】 2015年度共有教职工19人，其中教授/研究员5人，副教授/副研究员5人；讲师3人，教辅人员6人。其中，11人具有博士学位、2人具有硕士学位；具有博士生导师资格3人、硕士生导师资格7人。

教学方面，在读研究生41名，毕业研究生12名。共承担14门北京大学医学部本科生、研究生理论教学工作，如《儿童少年卫生学》《成人期常见病的早期预防》《儿童生长发育与青春期健康》《儿童青少年危险行为与伤害预防》《艾滋病预防与控制》《青少年行为发展与健康》《学校卫生与健康促进》《高级营养研究设计》《青春期发育与健康》《儿童青少年伤害预防与干预》《高级儿少卫生》等，同时承担本科生毕业生产实习3人，临床专业学生社区实践课28人，全年总学时数达到750学时。

中心成立以来，一直承担全国性儿童青少年卫生与学校卫生专业政策法规起草、科学研究、技术指导、业务咨询及专业技术人员培训等任务。主要研究方向有生长发育、儿童营养、心理卫生、青春期内分泌及生殖卫生、健康教育与健康促进、学校卫生标准、学校卫生管理与疾病控制等。所在学科点儿少卫生与妇幼保健学于2007年被教育部确定为国家重点（培育）学科，2008年确定为北京市重点学科。

2015年继续执行学生重大疾病防控技术和相关标准研制及应用项目（简称"1147计划"）、全国学生体质与健康调研、全国学生甲乙类传染病报告，以及国家卫生标准委员会学校卫生专业委员会秘书处工作。2015年度新中标项目11项，总经费187.33万人民币，资助来源主要为国家自然科学基金委、卫计委、教育部以及国际合作等。如国家自然科学基金委项目《BDNF-SH2B1-MAPK通路基因与饮食行为在儿童肥胖发病中的作用与机制研究》、国家卫生和计划生育委员会《2015年学校卫生标准管理》《学生常见疾病防控及健康危险因素监测方案编制及监测试点工作》，教育部《2015年全国学生体质与健康调研》《全国中小学校卫生专业人员队伍建设调研》，中国疾病预防控制中心《高校艾滋病防控应对手册》、联合国儿童基金会《学生童年期性侵犯受害经历调查研究》，昆士兰大学《当前肥胖流行中中国儿童血压的趋势和决定因素》，国际儿童救助会资助《优秀健康教育课观摩展示》，等。

共发表中文核心期刊论文41篇，英文SCI期刊论文15篇，出版儿少卫生方面著作6部。主办国内学术会议及培训班5次，分别为《1147项目研究成果论证推广会议暨中国儿童青少年健康与发展研讨会》《全国学校卫生管理培训班》《高校艾滋病防控工作试点方案培训班》《乌鲁木齐市学校卫生管理工作及实践指导培训班》《全国学生体质健康监测站工作交流及全国中小学校卫生人员队伍建设调研培训班》。

【公益性行业科研专项项目"学生重大疾病防控技术和相关标准研制及应用"项目结题】 根据项目任务书的要求，按计划完成考核指标，建立了1个中小学生健康综合信息平台，制修订了中小学生健康相关标准，研发解决近视、肥胖、常见传染病和学校突发公共卫生事件等中小学生4个主要健康问题的适宜技术，建立了7个应用示范基地。项目产出了学生健康相关标准和重大疾病防控适宜技术，在全国七个示范区应用中取得良好效果，成果具有推广应用前景。

【2014年全国学生体质与健康调研结果发布】 自1985年每5年一次的全国学生体质与健康调研制度建立以来第7次大规模多民族的学生体质健康调研工作。为此，2014年学生体质与健康调研各项工作均与国民体质监测的其他三个人群监测工作同步进行。在教育部、国家体育总局、卫计委、科技部、国家民委、财政部等相关部委的密切配合、大力支持下，本次调研对全国31个省、自治区、直辖市，27个民族，1137所学校，7～22岁共448 412名学生的身体形态、生理机能、身体素质、健康状况等4个方面的24项指标进行了调研检测。2015年11月25日发布了2014年全国学生体质与健康调研结果。

【中国儿童青少年肥胖流行特点、运动与营养干预及发病机制研究成果】 综合运用横断面、病例—对照、干预研究等流行病学研究方法及先进的分子生物学实验技术，从宏观到微观逐层深入。利用近25年全国学生体质与健康调研数据，从全国层面分析了儿童青少年肥胖流行特点及发展变化趋势；在肥胖发病机制研究方面具有创新性成果，最先发现促生长激素分泌素受体（GHSR）基因的2个变异、神经肽Y2受体（NPY2R）基因的7个变异，在亚洲人群中首次开展INSIG2基因rs7566605多态性与儿童青少年肥胖及肥胖相关性状的关联研究，证实了多个基因与肥胖的关系，为国内外相关研究提供有益的参考价值。2015年1月获得北京市科学技术奖三等奖。

【学校卫生标准委员会工作取得新进展】 2015年国家卫生标准委员会学校卫生专业委员会秘书处协助国家卫生计划生育委员会卫生监督中心征集标准修订计划并对提交的修订计划进行评议。对获批的5项学校卫生标准修订项目进行日常管理。对获批标准进行送审和协助审核。对截至2014年12月31日标龄超过5年的学校卫生标准进行梳理和复审。报批标准7项，分别为《儿童少年矫正眼镜卫生要求》《儿童少年弱视的诊断及疗效评价》《儿童少年屈光检测要求》《普通高等学校传染病预防控制工作管理规范》《学校运动场馆（地）挥发性有害物质限值》《托幼机构卫生综合评价》《中小学生体育锻炼运动负荷卫生要求》。

【国家卫生计生委、教育部联合启动高校艾滋病防控工作试点的实施】 受国家卫计委和教育部委托，北京大学儿童青少年卫生研究所和性病艾滋病预防控制中心负责高校艾滋病防控试点工作的实施，并于2015年8月29—31日，在北京和平里大酒店联合举办高校艾滋病防控工作试点方案培训班。培训内容主要包括：解读学校艾滋病防控工作相关政策文件；介绍高校艾滋病防控工作试点方案；修改完善各试点学校艾滋病防控试点工作实施方案等。来自11个试点省（市）疾病预防控制中心相关负责人、46所试点学校代表、相关专家等80余人参加了本次培训。

【启动全国中小学卫生专业人员队伍建设调研】 受教育部体卫艺司委托，执行“全国中小学校卫生专业人员队伍建设专项调研”工作，旨在探讨适应新时期学校卫生工作的人员队伍建设模式，更好地推进学校卫生工作。调研覆盖15个省区市的28个中小学生体质健康监测站辖区学校，以及非监测站地区的6个省市36所中小学校。2015年10月12—14日在北京举办工作布置会和现场调研培训班，目前调研工作有序进行中。

【完成医学院校医学人文教育与艾滋病反歧视相关性研究】 受人民卫生出版社委托，执行医学院校医学人文教育与艾滋病反歧视相关性调研，旨在探讨医学院校医学人文教育开展情况，以及医学生人文素养与艾滋病反歧视的相关性。调研覆盖全国7所医学院校4000名左右师生。结果发现，目前医学人文教育尚未形成系统，教育效果尚需提高，医学生医学人文素养越高，针对艾滋病的歧视水平越低。提示预防艾滋病反歧视，加强医学人文教育将是一个重要切入口。

（朱广荣、马军）

精卫中心

【全国严重精神障碍管理治疗工作】 2015年继续担任中央补助地方严重精神障碍管理治疗项目办公室工作，负责项目预算、执行、培训、技术指导、调研督导及相关工作。2015年中央财政下拨项目经费4.75亿元。2015年承担全国686项目总结会和培训各1次，举办集中督导培训3次。截至2015年11月底，全国已有316个地市建立了严重精神障碍管理治疗网络。12月底，全国登记在册严重精神障碍患者492万例，85.5%的患者接受基层医疗卫生机构提供的随访管理及康复指导服务。编写并印发《严重精神障碍管理治疗工作服务流程核心信息卡》3万册、《严重精神障碍抗精神病药治疗核心信息卡》2万册。

【全国精神卫生综合管理试点工作】 受国家卫生计生委疾控局委托，承担国家卫生计生委、中央综治办、公安部、民政部、人力资源社会保障部、中国残联6部门于2015年6月联合启动的全国精神卫生综合管理试点工作（以下简称试点工作）的常规管理，试点旨在探索和创新精神障碍预防、治疗和康复工作模式，解决精神卫生工作中的难点问题。6—7月先后在宁波、重庆、天津对全国31省及新疆生产建设兵团分三个片区进行启动培训，并组织召开专家会；承担全部40个试点的集中督导组织工作，负责资料收集、前期准备、统筹协调、督导报告撰写等，2015年组织并参与全国督导42次。

【全国严重精神障碍信息系统管理】 系统二期于2015年1月1日正式上线运行，受国家卫生计生委疾控局委托，继续承担国家严重精神障碍信息系统二期日常管理工作。4—9月完成协助国家卫计委申请、购买硬件设备、召开系统迁移专家会，完成硬件改造。8月协助国家卫计委召开系统安全等级保护定级专家会，11月取得公安部信息系统安全等级保护三级备案证明，12月公安部第一研究所信息安全等级保护测评中心对系统进行安全测评。编写《严重精神障碍信息系统核心信息卡》，印刷1.5万册在全国下发，对全国31个省（自治区、直辖市）及新疆生产建设兵团的省级业务管理员和数据质控员、精神卫生综合管理试点、计划单列市市级数据质控员共168人次进行了培训。

【对外合作与交流促进】 全年出国出境学习、开会、合作共计9人22人次，如赴美国哈佛大学访问学习，赴香港葵涌医院和香港理工大学访问交流，参加澳大利亚墨尔本大学精神病学研究和培训研讨会、菲律宾马尼拉APEC精神卫生圆桌会议及WHO西太地区研讨会、日内瓦WHO严重精神障碍患者超高死亡率研讨会、日本东京2015年WHO世界自杀报告地区发布会和自杀预防会议、台湾台北WPA国际会议、西班牙马德里10/66痴呆研究国际合作工作会、美国波士顿WMH联盟年会，加拿大蒙特利尔陆第28届国际自杀预防世界大会、香港“迈步向前：早期干预的精神健康”研讨会等。全年接待国外来访学者和专家8人，包括瑞士精神卫生项目促进协会主席Norman Sartorius教授，英国国王伦敦学院Graham Thornicroft教授和Jayati Das-Munshi博士，挪威医学会Hege Gjessing主席、Eline Thorleifsson女士和Bjorn Oscar Hoftvedt先生，澳大利亚墨尔本大学亚澳卫生中心Julia Fraser主任女士和李粤女士等。

【精神卫生专业队伍能力建设】 全年组织举办各类培训/会议18次，共培训1219人次。邀请来自挪威医学会、瑞士精神卫生项目促进协会、英国国王伦敦学院、澳大利亚墨尔本大学的多名知名专家担任讲员。内容主要包括精神卫生法与伦理、平衡康复、领导力、医疗质量等。

【中国精神卫生调查】 2015年2月初，中国精神卫生调查项目顺利完成了全部现场调查。至此，项目第一阶段累计调查30 113个样本，第二阶段累计调查5233个样本。项目组于4月份完成了数据清理工作；7月份召开了数据分析与文章撰写工作会，并全面启动了数据分析与文章撰写工作；12月底顺利通过了卫生计生委的项目结题验收。中国精神卫生调查是我国首次精神障碍流行强度和精神卫生服务利用的全国抽样调查，对于中国精神障碍的疾病预防控制具有里程碑意义。本项目旨在重点描述当前我国精神障碍的患病率及其分布，分析和探讨精神障碍的疾病负担、卫生服务利用现状和主要影响因素，为制定精神障碍的预防控制策略和措施，以及合理配置精神卫生服务资源提供了科学依据和理论支持。

【心理危机干预】 1月组织召开了国家卫计委突发事件卫生应急专家咨询委员会心理救援专业组分委会会议，讨论灾后心理危机干预操作流程和工具包的推广方案及心理危机干预队伍发展规划。2015年共对100多名精神卫生专业人员进行了灾后心理危机干预操作流程和工具包培训，为地方心理危机干预队伍建设储备队伍。8月赴现场参与8•12天津滨海新区爆炸事故心理危机干预工作，并在当地培训60余名心理危机干预专业人员。

【开展援藏援疆工作】 配合国家卫生计生委疾控局组织国内专家赴西藏自治区和新疆进行针对精神卫生防治人员的知识和技能培训，以促进当地工作开展。

【世界精神卫生日宣传】 协助国家卫生计生委进行2015年“世界精神卫生日”宣传主题策划和现场组织宣传等。

（马宁、吴霞民、王勋、马弘、黄悦勤）

老年保健中心

【科研课题与研发】 2015年老年保健中心新获科研课题与研发项目15项，总经费1025.4万元。包括：中华骨髓库项目，中国造血干细胞捐献者资料库质量控制，蔡剑平，350万元；国家自然基金面上项目，超级保守元件uc.372在肝脏甘油三酯代谢紊乱中的作用及其调控机制，黎健，69.6万元；国家自然基金面上项目，RNA氧化在散发性阿尔茨海默病老年斑形成中的分子机制研究，蔡剑平，68.4万元；国家自然基金面上项目，cGMP信号通路对血管重构的分子调控机制研究，肖飞，68.4万；国家自然科学基金，长寿基因FOXO3对骨骼肌线粒体生物合成的调控及机制研究，孙亮，68.4万元；国家科技重大专项项目，基于sGC靶点的抗肺动脉高压新药sGC003的研究与开发——抗肺动脉高压药综合评价体系的建立，肖飞，50万元；国家疾控中心项目，AD的遗传学指标检测，杨泽，42万元；国家自然科学青年基金，基于磁性纳米粒子免疫分离的高密度脂蛋白胆固醇和非高密度脂蛋白胆固醇准确测定研究，王思明，21.6万元；国家自然基金，嗜酸性粒细胞促进血栓形成及相应的粘附机制，姜平，18万元；国家自然科学基金主任基金，新融合基因FOXP2-CPED1在前列腺癌中的进一步识别及其功能研究，赵艳阳，10万元；北京市课题，北京市医疗保险与慢性病干预治疗管理，张铁梅，10万元；北京市自然科学基金，Kinesin-1调节脂联素分泌的作用及机制研究，崔菊，8万元；医学实验室质量监控，蔡剑平等，107万元；血脂标准物质与溯源认证，王抒等，40万元；保健品功能评价，胡刚等，94万元。

【科研论文与成果】 2015年度老年保健中心发表科研论文95篇，其中SCI 50篇(影响因子>5：7篇；影响因子>10：2篇)，国内核心期刊45篇。2015年老年保健中心获得科研成果5项，包括：半合成人源化单链抗体酵母展示文库的构建和在心肌疾病诊断中应用，北京医院新技术奖一等奖；中华骨髓库造血干细胞捐献志愿者HLA多态性区域特色分析，北京医院科研成果奖二等奖；重组人谷丙转氨酶和谷草转氨酶标准物质的研制，北京医院科研成果奖三等奖；马达蛋白Kif5b调节肾小管上皮细胞极性形成的作用及机制研究，北京医院科研成果奖三等奖；长寿基因FOXO3对老年人群糖脂代谢的个体化评估意义，北京医院科研成果奖三等奖。授权国家发明专利13项，申请国家发明专利4项。制定了三项行业标准与指南，包括：《医学实验室留验样本管理规定(暂行)》；《北京地区检验危急值规范化管理技术指南》；《个性化质量控制方案制定指南》。参编书籍2部：《老年疾病筛查与预防》、《糖尿病流行病学》。获批6项国家一级标准物质：研制数年、4个水平、包括TC、TG、HDL-C、LDL-C、apoAI、apoB的血脂6项候选标准物质于2015年11月获批为国家一级标准物质(编号为GBW09193、GBW09194、GBW09195、GBW09196)。

【教学与人才培养】 在北京医院2015年教学中排名第二位；培养研究生51名，其中博士生11名，硕士生40名；培养博士后2名；

【学术会议与学术交流】 举办会议3次，包括：国家级医学继续教育项目“老年病防治研究——增龄变化、衰老与老年相关疾病“研讨会”，临床基因扩增实验室检测培训班，《医学实验室质量与技术要求》宣贯会议。进行了大量的学术交流，包括：邀请外宾10人到老年中心进行学术交流及报告；在国际会议发言 9 人次；全国学术会议大会发言 46 人次；在外单位应邀讲学 32 次；选派 1 名研究人员和 1 名博士生到美国学习。

（黎健、史晓红）

第五部分　人事人物

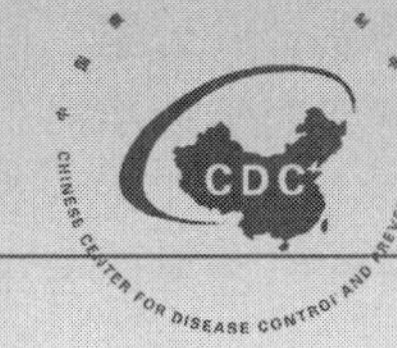

中心领导

主　　任：王　宇

党委书记：梁东明

副 主 任：刘剑君　高　福　梁晓峰　冯子健

党委副书记兼纪委书记：王　健

机关处室负责人

中心办公室	主　任：张戈屏	副主任：席晶晶　殷大鹏
人力资源处	处　长：张学清	副处长：郭　岩
规划财务处	处　长：张　雁	副处长：刘丽芳　胡文上
国际合作处	处　长：王晓琪	副处长：胡　虹
科技处	处　长：何广学	副处长：路　凯
实验室管理处		副处长：赵赤鸿　魏　强　卢选成
设备条件处	处　长：王茂武	
教育培训处/研究生院	处长/副院长：罗会明	副处长：周海城　戴　政　施国庆
基建处	处　长：张利民	副处长：蒋晋生
二期筹建办	主　任：王　健（兼）	
后勤运营管理中心	主　任：谭吉宾	副主任：杜　娟　谷　鑫
审计处	处　长：袁灵华	副处长：王　颖
科技开发办公室	主　任：王茂武	副主任：陈　晨
学术出版编辑部	主　任：谭　枫	副主任：张　群
保卫处	处　长：陈　峰	副处长：邹　斌
党委办公室		副主任：孟宪平　项　春
纪检监察办公室		副主任：白雪平
群众工作处	处　长：李新焕	副处长：刘海龙
离退休人员管理处	处　长：田占平	副处长：王晓锋

后勤服务中心	主　任：王彪峰	副主任：王海东
城南办公区综合办公室		副主任：陈园生
政策研究与健康传播中心	主　任：王　林	副主任：郭浩岩
公共卫生监测与信息服务中心	主　任：马家奇	副主任：苏雪梅　傅　罡　戚晓鹏
卫生应急中心	主　任：李　群	副主任：倪大新　张彦平　马会来
传染病预防控制处	处　长：余宏杰	副处长：李中杰
公共卫生管理处		副处长：刘东山　雷苏文
慢性病防治与社区卫生处		副处长：吴　静
免疫规划中心		副主任：王华庆　崔富强　尹遵栋　肖奇友
结核病预防控制中心	主　任：王黎霞	副主任：陈明亭　赵雁林
流行病学办公室	主　任：么鸿雁	
12320全国公共卫生公益电话管理中心		副主任：崔　颖
控烟办公室		副主任：姜　垣

直属单位领导

传染病预防控制所

党委书记：卢金星

副所长：张建中　阚　飙

病毒病预防控制所

党委书记：武桂珍

副所长：董小平　许文波

副所长兼纪委书记：舒跃龙

寄生虫病预防控制所

所　长：周晓农

党委书记：陈晓红

副所长：许学年　肖　宁　李石柱

副所长兼纪委书记：曹建平

性病艾滋病预防控制中心

主　任：吴尊友

党委书记：韩孟杰

副主任：刘中夫　孙江平　汪　宁

党委副书记兼纪委书记：葛利荣

慢性非传染性疾病预防控制中心

主　任：王临虹

党总支书记兼副主任：李志新

副主任：周脉耕　马吉祥

营养与健康所

所　长：丁钢强

党委书记：刘开泰

副所长：赵文华

副所长兼纪委书记：赖建强

环境与健康相关产品安全所

所　长：施小明

党委副书记兼纪委书记：张全增

副所长：白雪涛　徐东群

职业卫生与中毒控制所

所　长：李　涛

党委书记：倪　方

副所长：郑玉新　孙　新

副所长兼纪委书记：孙承业

辐射防护与核安全医学所

所　长：苏　旭

党委书记：曹进华

副所长兼纪委书记：孙全富

副所长：丁库克

农村改水技术指导中心

主　任：陶　勇

副主任：张　荣

妇幼保健中心

主　任：张　彤

党委书记：徐春梅

副主任：金　曦

副主任兼纪委书记：樊延军

挂靠单位领导

地方病控制中心

主任兼党委副书记：孙殿军

副主任：申红梅

性病控制中心

主　任：顾　恒

副主任：陈祥生

麻风病控制中心

主　任：顾　恒

常务副主任：张国成

结核病防治临床中心

主　任：许绍发

副主任：李　亮　蔡　超　张宗德

鼠疫布氏菌病预防控制基地

主　任：丛显斌

党委书记：周万军

副主任：王大力

儿少/学校卫生中心

主　任：马　军

副主任：马迎华　王海俊

精神卫生中心

主　任：黄悦勤

常务副主任：马　弘

老年保健中心

主　任：黎　健

副主任：杨　泽　蔡剑平　郭　健

全国政协委员

王　宇（中国疾控中心）
董小平（中国疾控中心病毒病所）
邵一鸣（中国疾控中心性艾中心）

院　士

侯云德（中国疾控中心病毒病所）
曾　毅（中国疾控中心病毒病所）
洪　涛（中国疾控中心病毒病所）
徐建国（中国疾控中心传染病所）
高　福（中国疾控中心）

第六部分　大事记

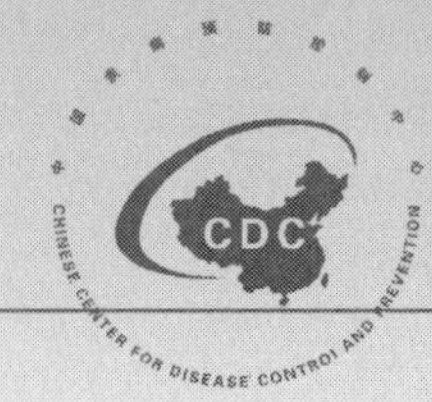

一　月

20—21日，病毒病所举办2014年度科技学术年会暨卫生部医学病毒和病毒病重点实验室年会。

21日，中心党委在京召开2014年度党员领导干部民主生活会，国家卫生计生委领导王国强及督导组参会。

27日，第三批援塞公共卫生培训队16名专家启程赴塞拉利昂（3月30日回国）。

31日，援塞固定生物安全实验室内部设备的安装和调试全部完成。

1月，国家卫生计生委整合慢性病与营养监测工作后第一次在全国范围内启动相关工作，慢病中心牵头，营养健康所、慢病社区处、控烟办共同执行。

二　月

6日，全国卫生12320微信公众号荣获"全国政务微信优秀账号"。

7日和14日，中心分两次共派出14人组成的第一批固定生物安全实验室检测队启程赴塞拉利昂（4月23日回国）。

10日，援塞固定生物安全实验室顺利通过商务部组织的专家组工程验收。

11日，援塞固定生物安全实验室举行竣工仪式。

10—11日，全国艾滋病性病丙肝防治工作会议在上海召开。

1—2月，根据人社部、财政部、国家卫生计生委批复和文件精神，规范中心职工工资中津贴补贴项目和标准，全面实施绩效工资和疾控特岗津贴，建立起由岗位工资、薪级工资、绩效工资和津贴补贴四部分组成的岗位绩效工资制度。

2月，国家卫生计生委党组对西非埃博拉出血热疫情防控工作先进集体和先进个人进行奖励，中国疾控中心病毒病所记大功，26名同志记功，11名同志给予嘉奖。

三　月

10日，塞总统科罗马率塞外交部、卫生部、国防部、埃博拉国家应对中心人员视察援塞固定生物安全实验室。同日，我驻塞大使宣布固定实验室正式启动。

10 日，援塞移动 P3 实验室停止运转。自 2014 年 9 月 28 日正式接收标本开展检测，援塞移动 P3 实验室累计检测样本 4867 份，其中埃博拉阳性 1484 份。

11 日，援塞固定生物安全实验室正式开始接收标本和开展埃博拉病毒检测，首日检出血液标本埃博拉阳性和疟疾阳性各 1 份。

11—12 日，妇幼中心承办的全国预防艾滋病、梅毒和乙肝母婴传播工作推进会暨培训班在上海市召开。

17 日，中国全球基金项目结束。自 2002 年以来，我国共成功申请了 19 个全球抗击艾滋病、结核病和疟疾基金项目，累计获得资金 8.04 亿美元，其中艾滋病占 40.3%、结核病占 45.5%、疟疾占 14.2%。

17—18 日，全国省级结核病防治所长会在北京召开。

19 日，第四批援塞公共卫生培训队 12 人启程赴塞拉利昂（5 月 19 日回国）。

20 日，“中国健康与营养调查”启动，本轮调查是自 1989 年以来对同一人群第十次追访调查，通过对 15 省、90 个市县、360 个社区 2 万名居民进行询问调查、体检、膳食调查和生物样本采集，建立人群营养变迁数据库。

20 日，2015 年全国省级妇幼保健院院长年会在北京召开。

23—24 日，由国家卫生计生委和世界卫生组织主办，中国疾控中心、巴斯德研究所和梅里埃基金会联合承办的埃博拉病毒病国际学术研讨会在北京召开，国内外相关领域专家约 150 人参会。

3 月，受国家卫生计生委宣传司委托，依托全民健康生活方式行动平台，在北京、山东、河南 3 省市开展“健康厨房”项目试点工作。

3 月，性艾中心先后为 31 省（区、市）举办三期艾滋病监测重点工作培训和为 18 省份提供艾滋病病例报告规范、哨点监测质量控制、全国艾滋病疫情分析与评估方法的技术支持工作，进一步加强艾滋病监测工作。

四　月

2 日，中国—英国—坦桑尼亚疟疾防治试点项目启动实施。

2 日，中国疾病预防控制中心云南省登革热和热带病防治瑞丽站挂牌成立。

8—9 日，中心召开 APEC 经济体卫生热线应对突发公共卫生事件能力建设培训班。

14—17 日，2015 年度全国脊灰和麻疹监测工作会议在广东省深圳市召开。

16 日，第二批援塞固定生物安全实验室检测队 23 人启程赴塞（6 月 30 日回国）。

23—24 日，2015 年全国农村环境卫生监测工作研讨会在四川省成都市召开。

23—24 日，世界卫生组织召开首届中非消除血吸虫病机构合作会议，中非消除血吸虫病机构合作网络正式成立。

25 日，尼泊尔发生 8.1 级地震，中心迅速启动应急响应，48 小时内组织完成了尼泊尔地震灾后风险评估报告，并派出 5 名先遣队成员加入中国政府卫生防疫队赴尼泊尔灾区现场开展灾后卫生防疫工作。5 月 28 日，5 名先遣队员圆满完成现场工作回国。

4 月，中心在西藏日喀则市萨迦县启动儿童疫苗接种信息报告手机 APP 工作试点。随后，对西藏日喀则市市级和县级免疫规划人员进行了培训，将试点的经验进行推广，并对当地接种信息报告手机APP试点工作给予了硬件设备上的支持，试点工作达到预期效果。

4月，中心出版《中国流动人口慢性病及其危险因素专题调查报告(2012)》，该报告是我国首次在全国范围内针对就业劳动人口慢性病及其危险因素流行状况的一部报告。

五　月

4—8日，第九届全国流行病学应用与实践系列培训班在西安举办。

5日，“妇幼健康中国行”活动启动仪式在浙江省丽水市举行。

5—14日，中心派遣4名先遣队员赴西藏日喀则地震灾区指导开展灾后卫生防疫工作。

11日，成立中心第五届学位评定委员会。

16日，“全民营养周”启动，中国营养学会、中国疾病预防控制中心营养与健康所、农业部食物与营养发展研究所、中国科学院上海生科院营养科学研究所共同发起，定于每年5月第三周为“全民营养周”。2015年主题为“天天好营养，一生享健康”。

19—20日，2015年度全国免疫规划工作会议在重庆市召开。

27日，寄生虫病所世界卫生组织疟疾、血吸虫病和丝虫病合作中心更名为世界卫生组织热带病合作中心。

29日，广东省诊断了我国首例输入性中东呼吸综合征(MERS)病例。6月10日，该病例所有密接均解除医学观察，未发生二代病例。6月26日，该病例痊愈出院。

5月，启动“中国卫生和人群健康状况报告标准框架及技术规范”专项工作。

5月，与清华大学共同举办“医生微视界—2015中国健康科普大赛”疾控赛区活动，截止10月15日，全国共有185个疾控机构参赛，共收到作品1222个。

4月13日至5月14日，中国疾控中心派3名专家赴埃塞俄比亚非盟总部工作，为非洲疾控中心的建设提供技术支持。

六　月

3日，由中国农工民主党中央委员会、北京林业大学、北京协和医学院和中国疾控中心联合组建的“生态与健康研究院”正式成立。

8日，中国成人慢性病与营养监测启动会在江苏省南京市召开，营养所相继在南京、重庆、杭州、烟台举办4期培训班，完成了16个省级疾控中心及154个监测点的技术负责人员及骨干600余人的培训工作。

14—28日，赴广西、上海等6省开展了我国新生儿乙肝疫苗首针及时接种工作现状及乙肝疫苗免疫策略调整可能带来问题的调研，为论证新生儿乙肝疫苗免疫策略提供依据，完成调研报告，上报国家卫生计生委疾控局。

15—28日，中国疾控中心与国家卫生计生委国际交流与合作中心合作承办“2015年中国—东盟流行病学专业人才培训班”。

17日，2015年全国疾控中心主任工作会议在京召开。

18—19日，营养与健康所和全国农村义务教育学生营养改善计划领导小组办公室合作，在北京启动了“农村义务教育学生营养改善计划”膳食指导培训班。

6 月，中国疾控中心梁晓峰副主任率团参加首届中国—中东欧卫生部长论坛期间，与捷克共和国国家公共卫生研究院签署了合作谅解备忘录。

七　月

1 日，中塞友好固定生物安全实验室援外技术合作项目正式启动，依托中塞固定生物安全实验室开展相关技术合作工作，截至 12 月 31 日中国疾控中心共派出两批援助塞拉利昂固定生物实验室检测队员共 28 人。

15 日，启动公共卫生疾控应用门户，实现中国疾控中心信息系统一体化的安全管理。

15—16 日，与中国动物疫病预防控制中心和中国人民解放军军事医学科学院联合举办全国病原微生物实验室管理培训班，全国业内共 120 余人参加。

21—22 日，突发急性传染病防控和突发中毒事件应急处置全国技能竞赛复赛在北京举行，来自全国各省、自治区、直辖市和新疆生产建设兵团的 210 余名专业技术人员参加了复赛。

7 月，完成全国血清流行病学调查抽样资料的整理、实验室检测、数据分析。7 月 23 日世界肝炎日相关宣传工作媒体通气会上通告全国乙肝血清流行病学调查初步结果。

7 月，制定中心 2009 年 10 月至 2014 年 12 月绩效工资补发方案，组织完成绩效工资补发。

7 月，根据人社部和国家卫生计生委统一部署，组织完成中心在职人员基本工资标准调整和建立养老保险与职业年金工作以及调整离退休人员离退休费工作。

八　月

4—24 日，受商务部委托，中国疾控中心与国家卫生计生委国际交流与合作中心第三次合作“2015 年亚洲国家现场流行病学官员研修班”。

10—13 日，2015 年农村环境卫生全覆盖项目工作会在广西南宁市召开。

12 日，天津港瑞海公司危险品仓库发生特别重大火灾爆炸事故后，中心迅速响应，参与天津港爆炸事件应急指挥部工作，并开展后续有关评估。

19 日世界卫生组织和美国疾病预防控制中心共同面向中外媒体发布《2013—2014 中国部分城市成人烟草调查报告》。该报告由中国疾控中心控烟办公室组织北京、天津等有地方性控烟立法或政策的城市，开展具有城市代表性调查后完成，报告结果广泛地应用于评价各城市的控烟政策实施。

20—21 日，第四届中国健康生活方式大会在北京召开。

九　月

10—11 日，2015 年全国职业病防治技术工作会在湖北省武汉市召开。

12 日，国家卫生计生委、中国疾控中心、宁夏回族自治区卫生计生委和中华预防医学会共同主办 2015 年中国—阿拉伯国家卫生合作论坛之传染病防控研讨会。

17—19 日，中国现场流行病学培训项目（CFETP）第十届年会召开，共计 500 余人参加会议。

18—22日，世界卫生组织专家组完成寄生虫病所“十二五”发展规划外部评估。

21—23日，寄生虫病所举办世界卫生组织西太区被忽略热带病实验室第四轮外部质量评估会议及蠕虫病诊断技术培训班。

23—24日，全国环境与健康工作研讨会暨2015年全国疾控系统环境与健康工作会议在宁波召开。

24—25日，全国疾控系统慢性病与营养工作年会在北京召开。

十 月

7—14日，寄生虫病所与世界卫生组织联合举办“首届NIPD/WHO国际医学贝类培训班”，15个亚非国家和全国10个省市学员参加培训。世界卫生组织同期举办灭螺药指南专家会，建议在寄生虫病所建立灭螺药筛选中心。

9日，全国放射卫生技术工作会议在北京召开。

10日，中心动物生物安全二级实验室通过中国合格评定国家认可委员会组织的实验动物机构示范认可。

16日，中国疾控中心承建的突发急性传染病防控队、突发中毒事件应急处置队、核和辐射突发事件卫生应急队等三支中央本级的国家卫生应急队伍顺利通过国家卫生计生委应急办组织的终期评估。

17日，世界卫生组织陈冯富珍总干事、国家卫生计生委马晓伟副主任、上海市人民政府翁铁慧副市长共同为寄生虫病所“世界卫生组织热带病合作中心”揭牌。

19日，世界卫生组织、国际烟草控制政策评估（ITC）项目和中国疾控中心在北京联合发布了《中国无烟政策——效果评估及政策建议》。

21日，中国疾病预防控制信息系统登录门户全面启动短信验证码功能，实现双因子认证，覆盖各级医疗卫生机构13.3万个用户。

29日，美国华盛顿大学健康测量与评价研究中心与中国疾控中心成立中国疾病负担研究合作中心。

4—10月，中心组织国内外专家对我国艾滋病流行状况开展系统评估。经综合评估认为，截至2015年底，估计我国存活艾滋病病毒感染者和艾滋病病人约85万（72万～102万）人。

9—10月，为期5年的联合国儿基会加强常规免疫与流动儿童免疫规划促进项目进行终期评估。此次评估共调查了7个省（市、自治区）的12个县级疾控中心、62个乡级接种单位、355名免疫规划服务人员和3238名监护人。

十一月

1日，在北京、内蒙古、吉林、江苏、浙江、安徽、河南、湖南、甘肃、广东和云南11省份正式启动手足口病专病监测试点运行工作，运行周期1年。

4日，2015年全国营养工作会议在天津召开。

7日，中心在甘孜州设立包虫病防控工作站，以推进当地各项包虫病综合防治措施的落实，降低包虫病对牧区群众的危害。

16日，中心印发《诺如病毒感染暴发调查和预防控制技术指南（2015版）》，为全国各级疾病预防控制机构、医疗机构和有关单位在开展诺如病毒感染暴发疫情的发现、报告、调查、处置、预防和感染控制等相关工作提供技术指导。

19日，由国家卫生计生委主办，中国疾控中心妇幼保健中心承办的全国爱婴医院复核工作总结大会在京举行。

20日，中心顺利完成中盖结核病项目三期申请并成功获批。项目三期实施周期为3年（2016—2018年），总经费1760万美元，旨在提高结核病控制，支持国家级推广结核病防治综合模式。

25日，埃博拉出血热疫情防控工作表彰大会在北京举行，中共中央政治局委员、国务院副总理刘延东出席会议。中国疾控中心卫生应急中心和病毒病所获得人力资源和社会保障部、国家卫生计生委等七部委授予的“埃博拉出血热疫情防控先进集体”，另有18位同志获得“埃博拉出血热疫情防控先进个人”。

27日，2015年度放射卫生技术机构检测暨“放射性核素γ能谱分析”“总α总β放射性测量”和“生物剂量估算”三项能力考核工作总结会在福州市召开。

4—11月，组织开展中心“三定规定”修订工作，并形成中心“三定规定”征求意见稿上报国家卫生计生委。

十二月

11月30日—12月4日，寄生虫病举办第四期世界卫生组织疟疾镜检能力评估研修班，10个省（市、区）12名疟疾防控人员参加评估。

1—2日，2015年全国疾控机构卫生应急工作会议在湖北武汉召开。

9日，全国母子健康手册试点工作启动会在北京召开。

18日，职业卫生所专家赴云南兰坪处理儿童铅超标事件。

28日，中心发布《2015中国成人烟草调查报告》。

4月至12月，中国疾控中心联合商务部国际商务官员研修学院完成4期公卫管理与疾病防控研修班以及6期疫情防控技术培训班，学员包括来自25个非洲国家的卫生官员和卫生专业人员共218名。

4—12月，受全国总工会女工部委托，职业卫生所在甘肃等7省开展女职工生殖健康调查，收回调查问卷14 614份，完成数据录入、统计分析，撰写调查报告和两会提案。

4—12月，职业卫生所开展劳动密集型电子制造服务业从业人员职业紧张状况及影响因素调查项目，对该行业分布密集的珠三角、长三角、环渤海和中西部的6个省市、19家企业、12 217名从业人员进行了调查，形成了职业紧张状况与影响因素分析报告。

5—12月，深入开展“三严三实”专题教育。经过学习、讲党课、专题辅导、研讨交流，在充分征求意见的基础上，认真撰写对照检查材料，为召开专题民主生活会和进一步整改落实做好准备。

9月至12月，持续追踪天津港“8·12”爆炸事故事态发展，组织专家开展事件健康影响与风险评估专题研讨，撰写《天津港“8·12”爆炸事故环境健康影响评估工作方案》并上报卫计委。

12 月，制定《中国疾病预防控制中心 2015 年绩效考核实施方案》，组织首次试行绩效考核，开始探索建立中心绩效考核制度，并根据考核结果完成年奖励性绩效工资分配。

12 月，召开 2015 年全国疾控机构教育培训工作会议。

2015 年，中心完成全民健康生活方式行动第一阶段工作。截至 2015 年 12 月 31 日，全国启动行动的县（区）数达到 2507 个，占全国县（区）总数的 80.90%，东、中、西部地区均已达到 2013—2015 年实施方案中 2015 年目标的要求。

2015 年，中心招收研究生新生共 196 人，其中博士生 49 人，统招学术型硕士生 58 人，全日制 MPH 硕士生 32 人，在职 MPH 硕士生 57 人，招收博士后研究人员 11 人，毕业 131 人。

2015 年 CFETP 招收 25 名 14 期学员，32 名学员毕业（13 期 27 名，12 期 4 名，11 期 1 名）。

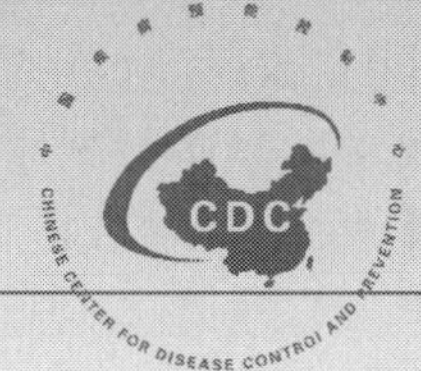

科研成果获奖

中华医学科技奖一等奖

人感染新型H7N9禽流感病毒的发现及其病原学研究

——中国疾病预防控制中心病毒病所

舒跃龙、管　轶、袁正宏、王大燕、朱华晨、周剑芳、高荣保、胡芸文、张　曦、曹　彬、王　宇、高　福、武桂珍、揭志军、蒋太交

中华医学科技奖二等奖

我国血吸虫病监测预警体系的建立与应用

——中国疾病预防控制中心寄生虫病所

周晓农、杨国静、李石柱、杨　坤、许　静、孙乐平、梁幼生、贾铁武、洪青标、曹淳力、邓　瑶、王　强

中华医学科技奖三等奖

流感时空变化规律、疾病负担和干预措施效果研究

——中国疾病预防控制中心

余宏杰、王全意、冯录召、杨　鹏、姜　慧、段　玮、杨　娟、张　莉

中华预防医学科技奖二等奖

中国成人肥胖控制策略及干预适宜技术的研究与应用

——中国疾病预防控制中心

陈春明、赵文华、翟　屹、杨正雄、施小明、武阳丰、李可基、贾伟平、王　梅、魏　民

我国手足口病病原学研究和关键防控技术的建立及推广应用

——中国疾病预防控制中心病毒病所

许文波、杨　帆、张　勇、胡永峰、张　燕、杜　江、崔爱利、吴志强、张　静、薛　颖

我国病原微生物实验室生物安全风险控制和管理体系的建立及应用

——中国疾病预防控制中心病毒病所

武桂珍、韩　俊、李振军、魏　强、赵赤鸿、王健伟、梁米芳、瞿　涤、卢金星、王子军

30 年中国艾滋病流行特征与防控对策研究

——中国疾病预防控制中心性艾中心

吴尊友、曾　毅、王　宇、王陇德、郑锡文、贾曼红、王　哲、汪　宁、张灵麟、朱效科

中华预防医学科技奖三等奖

我国耐药结核病流行状况及关键防治技术的研究

——中国疾病预防控制中心

何广学、程　京、王　宇、赵雁林、申阿东、逄　宇、邢婉丽、王胜芬

云南不明原因猝死病因和干预评价研究

——中国疾病预防控制中心

曾　光、黄文丽、刘吉开、施国庆、张　健、赵　红、申　涛、高　虹

中国小肠结肠炎耶尔森菌监测体系建立与流行传播规律研究

——中国疾病预防控制中心传染病所

景怀琦、王　鑫、杨维中、夏胜利、童　晶、郝　琼、邱海燕、肖玉春

我国隐孢子虫核酸检测和基因分型技术的研究及应用

——中国疾病预防控制中心寄生虫病所

曹建平、沈玉娟、尹建海、姜岩岩、刘爱芹、袁忠英、刘　华、汤林华

我国血吸虫病监测预警体系的建立与应用

——中国疾病预防控制中心寄生虫病所

周晓农、杨国静、李石柱、杨　坤、许　静、孙乐平、梁幼生、贾铁武

北京市奖一等奖

流感时空变化规律、疾病负担和干预措施效果研究

——中国疾病预防控制中心

余宏杰、杨　鹏、冯录召、王全意、彭质斌、吴双胜、杨　娟、张代涛、郑建东、张　奕、姜　慧、张　莉、秦　颖、段　玮、叶　楠

北京市奖二等奖

重大公共卫生疾病药品供给模式的研究及应用

——中国疾病预防控制中心性艾中心

刘中夫、晋灿瑞、张福杰、王　强、赵　燕、吴尊友、刘　霞、崔　岩、马春涛、刘世亮、刘玉芬、贺　雄、董兴齐、王爱玲、赖文红

获奖成果摘要

中华医学科技奖一等奖

人感染新型 H7N9 禽流感病毒的发现及其病原学研究

——中国疾病预防控制中心病毒病所

舒跃龙、管 轶、袁正宏、王大燕、朱华晨、周剑芳、高荣保、胡芸文、张 曦、曹 彬、王 宇、高 福、武桂珍、揭志军、蒋太交

本项目在国际上首次发现了一种新型重配 H7N9 禽流感病毒能突破种属屏障导致人的感染和死亡；率先揭示了该病毒的起源及其进化机制；深入研究了其感染、致病和跨种传播的分子机制：

1. 首次发现一种新型三源重配 H7N9 禽流感病毒可导致人的感染和死亡；同时也是首次发现对禽类低致病性的禽流感病毒可以导致人严重的临床感染。

2. 阐明了新型 H7N9 禽流感病毒是在 2011—2012 年左右，在我国长三角地区，由来自野禽与家禽中流行的病毒，通过至少两次重配而产生的。

3. 阐明了 H7N9 禽流感病毒 HA 基因关键位点的突变使其获得“双受体”结合能力是其突破种属屏障，比 H5N1 禽流感病毒更容易感染人的重要分子机制。

4. 揭示了低致病性 H7N9 禽流感病毒导致人严重临床感染的机制：H7N9 禽流感病毒在人肺组织中的高复制力造成了肺功能受损，“细胞因子风暴”所引起的免疫病理损伤以及人群缺乏对 H7N9 禽流感病毒的预存免疫力是导致 H7N9 感染临床重症的重要机制。耐药性突变的出现会导致临床抗病毒药物治疗的失败。

5. 系统评价了 H7N9 禽流感病毒的传播力：H7N9 禽流感病毒在上呼吸道的复制效率较低，在哺乳动物中经空气传播的能力有限，因此导致有效人际传播的风险较低，但可通过密切接触传播，故其导致流感大流行的潜能不容忽视。

6. 首个研发成功检测试剂，为及时采取有效的临床治疗和疫情防控提供了技术保障。

本项目研究成果达到国际领先水平，共发表 SCI 论文 9 篇，总影响因子 285.8，他引次数 935 次，单篇最高他引 522 次，包括 Nature 论文 2 篇，Science 1 篇，NEJM 2 篇，Lancet 1 篇。本项目研究成果得到了国际同行的高度肯定，主要研究论文被 Faculty1000 多次推荐，其中 3 篇入选 2013 年中国百篇最具影响国际学术论文；同时入选《2014 科学发展报告》和《2014 中国医学科技发展报告》，荣获 2013 年度中国科学十大进展。依据本研究成果，制定了《人感染 H7N9 禽流感疫情防控方案》等技术指南，科学指导了我国人感染 H7N9 禽流感的防控。本项目研发的 H7N9 检测试剂已被广泛应用于我国大陆所有流感监测网络实验室，在疫情早期即被世界卫生组织（WHO）所推荐，用于全球 H7N9 禽流感的应对。

本项目研究成果为我国成功防控 H7N9 禽流感疫情提供了理论基础和关键技术支撑，具有重大的社会和经济意义，被国际社会评价为传染病防控的典范。

（注：该项目同时获得中华预防医学科技奖一等奖）。

中华医学科技奖二等奖

我国血吸虫病监测预警体系的建立与应用

——中国疾病预防控制中心寄生虫病所

周晓农、杨国静、李石柱、杨　坤、许　静、孙乐平、梁幼生、贾铁武、洪青标、曹淳力、邓　瑶、王　强

血吸虫病是我国四大重要传染病之一，由于受到自然、社会和生物等多种因素的影响，血吸虫病的流行极具反复性，亟需利用现代技术推进我国血吸虫病控制和消除进程。如何综合运用现代信息和疾病控制技术，对血吸虫病传播态势进行动态监测预警、快速评估和响应处置，构建一套能够预测预报血吸虫病传播规律及其流行趋势的监测预警体系，推动国家层面的高效优化防控模式已成为当务之急。

本项目针对我国控制和消除血吸虫病的重大需求，综合运用空间流行病学、现代统计学、生物信息学和遥感等技术，分别从血吸虫病的检测评价体系、传播因素监测体系、传播风险预警体系和预警模型构建及其应用等方面开展了系列研究，获得了四方面的创新成果。

1. 率先构建了血吸虫病检测参比实验室体系，建立了我国血吸虫病血清学诊断试剂评价系统，提出了不同防治阶段的最优诊断与疗效评估策略；建立了基于贝叶斯模型的人群感染率推算新方法，实现了血吸虫病疫情评估方法的新突破。

2. 基于基本繁殖率概念建立了估算血吸虫病传播阈值的方法，提出了传播血吸虫病的钉螺密度阈值，为我国制定血吸虫病消除标准奠定了基础。

3. 建立了影响血吸虫病传播的自然、社会等因素的系列模型，阐明了血吸虫病时空分布格局与传播规律，丰富了血吸虫病流行病学理论认知。

4. 构建了我国血吸虫病预警响应体系，建立了血吸虫病传播风险快速评估技术，为我国血吸虫病突发疫情的应急处置提供了技术支撑。

项目组共在国内外25种核心期刊发表论文114篇，其中50篇核心论文有39篇被SCI收录，累计SCI影响因子95.44，被引用809篇次，他引538篇次，1篇论文被评为2008年中国百篇最具影响国际学术论文，3篇论文得到国际知名专家同期刊首文章高度评价，8篇论文受到新英格兰医学杂志和柳叶刀杂志11次正面引用。获得3个实用新型专利和3项软件著作权，制定2个行业标准。项目组成员多次参与全球血吸虫病防控与消除目标制订，引领了国际血吸虫病防治与研究方向。项目组在国际学术会议交流成果20余次，得到国际同行高度评价。

项目组建立的血吸虫病检测评价系统，推进了我国血吸虫病检测试剂的标准化和产业化。建立的血吸虫病传播因素监测体系已在全国12流行省应用与运行，并为评估南水北调、三峡工程等国家重大项目对血吸虫病传播的影响提供了重要技术支撑。建立的血吸虫病传播风险预警体系、风险评估技术和预警模型已在7个主要流行省的70多个县应用，加速推进了我国控制和消除血吸虫病的进程，取得了显著的社会经济效益。

（注：该项目同时获得中华预防医学科技奖三等奖）。

中华医学科技奖三等奖

流感时空变化规律、疾病负担和干预措施效果研究
——中国疾病预防控制中心

余宏杰、王全意、冯录召、杨　鹏、姜　慧、段　玮、杨　娟、张　莉

流感是一种传播迅速、病情凶险、病死率较高的急性呼吸道传染病，每年的暴发流行对人类健康造成严重危害。在科技部传染病防治科技重大专项、美国 NIH、世界卫生组织（WHO）等科技项目的支持下，项目组围绕流感的时空变化规律及其驱动因素、健康危害、疫苗和非药物干预措施效果评价等国际上急需解决的关键科学问题，运用经典流行病学、传染病学、现代统计学等多学科交叉技术，开展了长期、系统、深入的研究，取得的重大科技创新包括：

1. 国际科学界对流感病毒的时空变化规律已有广泛研究，一直以来认为 A 型和 B 型流感的季节性相同。项目组在全球首次揭示 A 型和 B 型流感截然不同的时空变化规律，定量测量了各区域流感病毒活动的周期、振幅、流行高峰和持续时间，明确了纬度和气候因素是其季节性的主要驱动因素（PLoS Medicine 2013）。该研究彻底改变了国际学术界对 A 型和 B 型流感具有相同季节性的结论，受到 WHO、NIH 和全球流感学术界的一致好评。

2. A 型流感的临床严重性和疾病负担比 B 型流感重是国际科学界的长期共识。项目组系统阐述了流感导致的死亡、住院和门急诊就诊负担，在全球首次发现了 B 型流感较 A 型流感可导致更为严重的死亡和住院负担（Bulletin WHO 2012; Influenza Other Respir Viruses [IRV] 2013/2014），此研究受到 WHO 流感负责人 Sylvie Briand 的高度肯定："研究结果凸显了 B 型流感对重症流感负担的重要意义，为 WHO 在推荐三价流感疫苗的基础上同时推荐四价疫苗（含 B 型流感 2 个系）提供了直接科学证据"。

3. 流感疫苗上市后的效果评价难度大，国际上研究结果差异明显。项目组对普通人群、老年人、医务人员、学生连续多个季节接种流感疫苗的保护效果进行了评价，显示对确诊流感和呼吸道感染有较好的保护作用（Emerging Infectious Disease [EID] 2013; IRV 2013; Vaccine 2014），为 WHO 和我国流感疫苗应用策略的制定和预防接种实施提供了有力证据，Test-negative 病例对照的研究设计也获得了国际科学界的认可。

4. 流感在密闭空间内可否通过空气传播，口罩对阻断流感病毒传播是否有效一直是国际研究的热点。项目组在国际上首次对环境密闭的国际长途商业航班内佩戴口罩对感染流感病毒的防控效果进行了定量评价，证明了佩戴普通外科口罩能有效阻断流感病毒传播，也进一步证明了流感可通过呼吸道飞沫而非气溶胶传播（EID 2013），为流感预防和暴发疫情处置的感染控制措施提供了科学证据。项目组发表文章 49 篇，其中 SCI 收录 22 篇，发表在 PLoS Medicine、EID、Bulletin WHO 等国际权威杂志，影响因子总计 90.2 分。主编流感专著 1 部。WHO 和国家卫生计生委根据项目成果制定了流感监测、暴发控制、疫苗应用等方案 20 项，指导全国的流感防控工作，降低了流感发病和死亡负担，圆满完成 APEC、两会等重大活动的公共卫生保障任务，取得了显著的社会效益。

中华预防医学科技奖二等奖

中国成人肥胖控制策略及干预适宜技术的研究与应用
——中国疾病预防控制中心

陈春明、赵文华、翟　屹、杨正雄、施小明、武阳丰、李可基、贾伟平、王　梅、魏　民

近 20 多年来，肥胖及相关慢性病的防控在国际上受到高度关注，但我国尚缺乏适合于国情的肥胖诊断标准及防控策略和适宜技术。1999 年开始，本课题组集营养、流行病、体育、内分泌、心血管病及卫生管理等方面专家，围绕中国成人体重指数（BMI）、腰围与相关慢性病关系、超重肥胖及中心型肥胖适宜切点，肥胖经济负担、人群防控指南、干预适宜技术等进行研究、试点和应用，为我国人群肥胖防控提供了重要技术保障。

1. 中国成人肥胖诊断标准。对覆盖我国 21 省、24 万人群的 13 项大型横断面调查及 7 万余人的 4 个队列研究数据进行深入挖掘，系统分析 BMI、腰围、超重、肥胖与相关慢性病发病、危险因素聚集及死亡风险的关系，提出有别于 WHO 的我国成人超重肥胖的 BMI 切点和中心型肥胖的腰围切点，具有原始创新性；在国际同类研究中处于先进水平，并已转化为中华人民共和国卫生行业标准《成人体重判定》，被广泛应用于国内流行病学调查、科学研究、高危人群筛查与干预效果评估等；并获得国际同行的高度赞赏。

2. 根据课题成果和参考国外同类指南，编制《中国成人超重和肥胖症预防控制指南》和《中国成人身体活动指南（试行）》，由原卫生部疾控局发布，在全国实施。在国内具有唯一性和权威性。

3. 适宜技术。组织多项包括卫生、体育、文化等多部门的体重控制与身体活动促进试点研究，开发出 BMI 计算尺、腰围尺、控油壶、限盐勺 / 罐等支持工具，编写和出版“平衡膳食　健康体重”和“个人身体活动指导方案”折页、《跟我学吃动两平衡》专著、食物模具与干预图谱等多项适宜技术，并成功研发出供社区医生使用的、涵盖个体膳食、身体活动、主要慢性病状况评估及健康处方为核心技术的慢病管理信息系统软件（著作权登记编号：100237 号），为以社区卫生服务中心为平台开展人群健康管理和慢病危险因素控制提供了强有力的技术支撑，大大提高了人群管理工作效率和水平。

4. 以多项科研成果为依据，开创性地提出维持健康体重应作为我国重要的公共卫生策略，通过 8 次大型全国性学术会议等进行广泛交流与传播，并成为国家“全民健康生活方式行动”和“国家慢性病综合防控示范区创建”的立项依据与重要策略；各项适宜技术也在各省实施的上述两项行动中广泛推广和应用。这种将科研成果转化为国家公共卫生策略和全国健康促进行动的成功案例，在国内具有唯一性，达到国际领先水平，经济效益和社会效益显著。

课题组发表近 80 篇论文，他引数近 5000 次；有代表性的 16 篇 SCI 英文论文，累计影响因子为 62.919。

我国手足口病病原学研究和关键防控技术的建立及推广应用
——中国疾病预防控制中心病毒病所

许文波、杨　帆、张　勇、胡永峰、张　燕、杜　江、崔爱利、吴志强、张　静、薛　颖

本项目围绕安徽阜阳 2008 年“幼儿不明原因重症肺炎”重大突发疫情和随后我国手足

口病（hand，foot，and mouth disease，HFMD）大规模暴发流行所面临的重大科学问题，率先开展了HFMD病原学和流行病学系统研究，建立了我国HFMD系列组合检测和监测技术，满足了我国省、市不同层次网络实验室和临床医疗机构对HFMD防控的迫切需求。

1. 24小时内迅速鉴定出EV-A71是引起安徽阜阳“幼儿不明原因重症肺炎”疫情的病原，为本土流行株，属于C4基因亚型；并证实该病毒是随后引起全国HFMD重症和死亡病例的绝对优势病原体。通过病原学回顾性研究，阐明该病毒由1998年深圳株衍生而来，全基因组序列证实其与CVA16、CVA14和CVA4发生了重组，重组现象可溯源至1998年。

2. 建立了我国HFMD病原学三级监测网络体系，实现了对我国HFMD疫情的实时动态监控；率先研制了针对我国HFMD防控所急需的检测和监测系列关键技术。通过培训和技术推广应用，使全国省、市级实验室和柬埔寨等部分东南亚国家具备了HFMD病原的检测和监测能力。

3. 率先证实了EV-A71在HFMD病原的构成比例与当地出现重症和死亡病例的多少呈高度正相关。为卫生行政机构集中优势医疗资源，开展重症早期救治，降低病死率提供了关键的病原学依据。

4. 首次在国际上依据C4基因亚型在人群流行传播10年间的基因组变异变迁，将C4基因亚型划分为C4a和C4b，2007年之后C4a完全替代C4b成为我国EV-A71绝对优势流行株，EV-A71 C4a的流行与我国HFMD重症和死亡病例增多密切相关。

5. 完成了EV-A71灭活疫苗种子毒株的筛选，并将其转让给疫苗研制公司，北京科兴已完成疫苗Ⅲ期临床试验，等待上市审批。

6. 通过系统流行病学和血清流行病学研究，阐明了我国HFMD流行特征及规律，揭示了健康人群中EV-A71和CVA16抗体水平及变化趋势，为我国HFMD的防控及疫苗免疫策略的制订提供了关键科学依据。

7. 通过连续多年、系统的HFMD病原学研究，阐明了我国HFMD病原谱构成，发现多种肠道病毒可引起HFMD疫情暴发；不同年代和地区HFMD病原谱构成存在动态变化。

8. 建立了中国本土特色的HFMD相关病毒毒株资源库和基因数据库，积累了大量HFMD相关肠道病毒分子流行病学研究数据，为HFMD早期诊断方法的建立、疫苗研制、临床救治和重症预警提供了重要的资源保障。

本研究是国内外唯一连续多年针对HFMD开展系统病原学监测和研究的项目。对我国HFMD防控，保护我国儿童生命健康有非常重要的科学意义，并取得了较好的社会效益和经济效益。发表文章87篇，SCI文章23篇，影响因子129.529；获得国家药监局颁发的HFMD诊断试剂批准文号10个，发明专利1项。

（注：该项目同时获得北京市奖三等奖）。

我国病原微生物实验室生物安全风险控制和管理体系的建立及应用

——中国疾病预防控制中心病毒病所

武桂珍、韩　俊、李振军、魏　强、赵赤鸿、王健伟、梁米芳、瞿　涤、卢金星、王子军

实验室生物安全不仅事关实验室人员的健康安全，而且事关公众和环境安全，是国家安全不可或缺的重要组成部分，全球予以高度重视。与发达国家相比，我国实验室生物安全发展起步较晚。2004年我国颁布实施《病原微生物实验室生物安全管理条例》，使实验室

生物安全建设纳入法制化轨道，但在管理体系、法规标准、风险控制措施等方面存在的多项空白成为制约我国实验室生物安全发展的瓶颈。

在国家多项课题的支持下，本项目主要取得以下创新：

1. 首次建立了我国固定及移动式病原微生物实验室生物安全管理及运行模式，创新性地提出生物安全分层管理体系和“金字塔”式文件体系构建架构，制定了国内首套病原微生物实验室生物安全管理体系文件，推进我国生物安全管理的规范化、标准化和科学化。

2. 率先开展了生物安全领域风险量化的研究，建立了我国生物安全实验室风险评估体系，显著提高了实验室生物安全风险管理能力。

3. 首次研制并推广集实验室检测质量和生物安全一体化管理的实验室信息管理系统（LIMS）和菌（毒）种保藏管理软件，为提升生物安全管理水平提供了科学支撑。

4. 首次在我国建立感染性物质运输规范管理制度，为国家重大疫情的应对及传染病监测和防控提供了感染性样本运输的生物安全保障。

本项目集成了实验室生物安全研究的多项成果，发表研究论文 33 篇，主编或参编法规文件及专著等 15 部，示范实验室 200 家，向全国共享 200 多个实验室、150 万字生物安全管理文件和操作规范。建立的我国病原微生物实验室生物安全管理模式，有力保障了高等级生物安全实验室和移动实验室的建设和应用，积极推动了全国疾控系统、高等院校和科研院所的生物安全管理建设和生物安全三级实验室认可体系建立，使我国生物安全管理由分散、无序状态提升至集中、规范、科学的全方位管理体系。通过项目实施，为全国培养实验室生物安全师资和骨干万余人次，编制的首套实验室生物安全培训教材和 DVD 培训教材用于全国 36 万余人次的专业培训，使得 3 万余个病原微生物实验室受益，为普及生物安全知识和人才培养提供有力支撑。近 10 年来，本项目成果为禽流感、甲流、发热伴血小板减少综合征、输入性脊灰等重大突发疫情应对及奥运、世博等重大国际活动提供了实验室生物安全保障，实现了卫生系统内生物安全实验室零感染，为我国政治、经济和社会的稳定发挥了重要的支撑作用。

30 年中国艾滋病流行特征与防控对策研究

——中国疾病预防控制中心性艾中心

吴尊友、曾　毅、王　宇、王陇德、郑锡文、贾曼红、王　哲、汪　宁、张灵麟、朱效科

艾滋病（病原 HIV）传入我国并发展为年死亡人数最多的严重传染病，威胁人民健康和社会稳定。在 1984—2013 年历时 30 年，对 HIV 传入我国并发生流行的规律与特征进行研究，根据各阶段研究成果提出多项防控策略建议。本项目创新点如下：

1. 首次报告我国不同人群艾滋病重大疫情。

（1）1985 年首次报告我国 4 名血友病人使用进口血制品感染 HIV，标志 HIV 传入我国。

（2）1989 年在云南瑞丽 175 名吸毒者中检测出 79 名 HIV 感染者（45%），为我国首次报告 HIV 感染暴发流行。

（3）1995 年发现有偿供血 / 浆员 HIV 感染大规模暴发流行，查明采浆污染是暴发流行原因，HIV 病毒株为泰国 B 亚型，源于吸毒者。

（4）2008 年首次报告四川凉山布托常住人口 HIV 感染率达 7%，为我国感染率最高地区。

（5）2008 年首次开展全球规模最大的男男同性恋者 HIV 感染率调查，查明我国该人群

HIV 流行状况。

2．创新应用信息和统计技术，研究我国艾滋病疫情变化及其特征，为国家制定防控策略提供了科学依据。创建了全球规模最大、覆盖面最广、功能最全的艾滋病综合防治信息系统，通过数据联接使疫情报告、监测、检测、干预、治疗等多个数据系统整合为一体。在此基础上，应用模型对我国艾滋病疫情进行参数估计和规模估计，总结出我艾滋病流行呈现总体低流行、局部地区和重点人群疫情严重、由经血传播为主转变为经性传播为主的流行特点。

3．率先提出将检测发现 HIV 感染者作为控制艾滋病策略，并采用实名制管理，用中国实践证明行之有效，在国内外重大会议及 Science 杂志上阐述，成为全球艾滋病控制的重要策略。

研究成果促进将艾滋病纳入《传染病防治法》、促进了《献血法》和《艾滋病防治条例》出台，检测发现 HIV 感染者作为控制艾滋病策略被纳入国务院文件和国家艾滋病防治“十二五”计划，并成为联合国艾滋病规划署全球消灭艾滋病三大策略之一。及时发现采浆污染造成供血员 HIV 感染暴发疫情，为紧急采取措施提供依据，及时阻断了 HIV 传播，预防了更多人感染。创新检测策略推动了 HIV 感染者发现，使得病人随访和治疗得到落实，促使我国艾滋病病死率在 2005—2013 年间下降 63%，HIV 新发感染率下降 31.4%。发表 SCI 论文 103 篇、呈国务院报告 2 份、党中央报告 1 份、博后及研究生论文 153 份。50 篇主要论文（SCI40 篇 + 中文 10 篇）的 SCI 总影响因子 505.648，他引 1181 次，单篇最高他引 143 次；国内文献他引 1388 次，单篇最高他引 347 次。

中华预防医学科技奖三等奖

我国耐药结核病流行状况及关键防治技术的研究

——中国疾病预防控制中心

何广学、程　京、王　宇、赵雁林、申阿东、逄　宇、邢婉丽、王胜芬

我国是全球结核病高负担国家之一，结核病尤其是耐药结核病仍然是严重威胁我国经济发展和人民健康的重大公共卫生问题。在国家科技重大专项和自然科学基金等多个科技项目的支持下，在全国首次系统、大规模地开展了创新性的耐药结核病防控研究。

1．首次开展了全球样本量最大并具有全国代表性的耐药结核病流行病学调查研究，准确把握了我国耐药结核病流行状况及特征，掌握了耐药结核病的危险因素，初步阐明了我国耐药结核病发病机制和流行规律，为我国科学防控耐药结核病提供重要的基础性科学依据和防治方向，也为全球耐药结核病防控做出重要贡献。

2．首次分析我国结核病主要流行株的生物学特性和基因型特点，并绘制了我国具有代表性的耐药结核分枝杆菌系统发生图谱，阐述了中国主要耐药流行株在全国不同区域的时空分布特点，建立了适用于我国的结核进化、溯源的分子标记物，探索了耐药结核分枝杆菌的产生机制；首次开展基于儿童结核的耐药及分子流行病学研究，为全面科学处置耐药结核病突发疫情及掌握传播模式提供了有效手段。

3．率先开发出适于我国流行菌株类型并具有自主知识产权的耐药结核病快速诊断设备及配套试剂盒，该试剂盒具有灵敏度高和特异性好的特点。将耐药结核病的诊断时间由原来的 3 个月缩短为 6 小时，已用于百余万结核病患者的早期诊断。

4. 首次建立了适用于我国的结核病快速诊断技术的筛选和评估方法，并将此方法应用于10余项新诊断技术的评估，筛选出适用于我国不同层级结核病防治机构应用的新诊断技术，为我国早期发现和治疗耐药结核病提供快速有效手段。

5. 率先大规模调查全国二线抗结核药物使用情况，发现我国二线抗结核药物滥用较为普遍，不规范治疗较严重，研究结果为规范治疗结核病、减少耐药结核病、提高治愈率具有重要的参考价值。

6. 在全国首次开展了结核感染控制的系统研究，填补了国内规范化结核感染控制的研究空白，率先在我国建立了结核感染控制新技术研发平台，制定出我国结核感染控制手册和标准操作程序，广泛应用于全国各级结核病防治系统，对有效预防结核菌的传播和感染，特别是降低耐药结核的感染和发病起到了重要作用。

总之，该项目的系列研究成果，为国家有效的防治耐药结核病做出了重大贡献，减少了耐药结核的感染和发病，产生了巨大的社会效益和显著的经济效益。

云南不明原因猝死病因和干预评价研究

——中国疾病预防控制中心

曾　光、黄文丽、刘吉开、施国庆、张　健、赵　红、申　涛、高　虹

20世纪70年代以来，云南省西北山区每逢夏季连年有不明原因猝死报告，多呈家庭聚集性，某些村庄反复发生，死者多为青壮年，严重威胁各民族健康，成为影响社会安定的重大公共卫生问题。经过各级卫生部门和许多研究机构历时27年的反复调查和大量研究，提出了克山病、病毒性心肌炎等很多病因假说，采取了相应的干预措施，但聚集性猝死依然发生，病因一直未被查明，云南省迫切请求支援。2005年6月科技部和卫生部紧急启动了《云南不明原因心源性猝死研究》，开展多学科联合攻关研究；2007年又设立了《云南不明原因猝死病因学研究》继续支持联合攻关。

本课题组织了多部门、多学科联合攻关队伍，以流行病学为主导，开展了临床、病理、动物实验、植物化学和现场干预评价等大量调查研究，查明了病因，控制了疾病，取得多项研究成果：

1. 首次制定了云南不明原因猝死监测报告病例定义，建立了监测系统，开展了新发和既往猝死病例调查，收集到1975—2009年9个州（市）和25个县（市、区）414例不明原因猝死病例，采集了近5000份人体和环境标本，解剖了18例新发猝死者遗体，为深入开展流行病学、临床病理特征和病因研究、人群干预实验效果评价奠定了基础。

2. 首次确立和阐明了一种新发疾病“云南猝死”的主要特征。该病具有高度的时空聚集性（夏季、家庭和村庄聚集），山区高发，发病地海拔越低发病时间越早，不同年龄、性别和民族及不同血缘关系人群均可同时发病，其中青壮年女性高发。急性发病至死亡约7小时，其中20%倒地而亡，13%睡眠时死亡，急性表现有昏迷、晕厥、呕吐等；病理学多有局灶性心肌炎、心肌细胞溶解和脏器出血等急性损伤，又有较高比例的心脏发育异常、致右室心律失常性心肌病等心脏病。

3. 首次提出和证实了食用毒沟褶菌（Trogia venenata）是“云南猝死”直接病因。根据流行病学、临床和病理研究结果，首先排除了克山病、病毒性心肌炎和遗传性疾病等原因导致聚集性猝死的可能性，提出了一种既往国际学术界不认识的野生菌是导致聚集性猝死的原

因，继而通过动物实验证实了该菌可致小鼠急性死亡，现已被课题组命名为毒沟褶菌。在既往病村开展干预活动后，2006—2009 年全省报告猝死病例 33 例较既往 4 年 112 例下降 71%，其中既往病村下降 92%。

4．首次分离到毒沟褶菌的毒性成分，并研究了致病机理。植物化学分析从该菌中分离到 2 种新的罕见非蛋白质氨基酸（2R-amino-4S-hydroxy-5-hexynoic acid 和 2R-amino-5-hexynoic acid），提纯物也可致小鼠死亡，并明确了分子结构。实验组小鼠血糖明显降低（中位数 0.66mmol/L），而甘油三酯、低密度脂蛋白胆固醇、肌酸激酶和肌酸激酶同功酶升高，病理表现主要为脑水肿、心肌细胞溶解及多脏器出血等，提示毒素可能通过干扰脂类转化为糖的代谢造成低血糖，从而加剧了小鼠急性心脑损伤而造成死亡的机理。

5．研究成果已被国家卫计委、云南省卫生厅和四川省推广应用，2013 年云南已无新发病例报告；2012 年四川省也发现相同原因的聚集性猝死，并采取了干预。

中国小肠结肠炎耶尔森菌监测体系建立与流行传播规律研究

——中国疾病预防控制中心传染病所

景怀琦、王　鑫、杨维中、夏胜利、童　晶、郝　琼、邱海燕、肖玉春

在国家自然科学基金、国家科技重大专项及国家卫生计生委重点传染病监测项目等科研项目的支持下，本项目连续 19 年对小肠结肠炎耶尔森菌展开了系统研究，研究结果填补了多项国内外空白：

1．以科技创新和科技突破为前提，率先建立了我国小肠结肠炎耶尔森菌监测体系：建立起覆盖全国 22 个省市自治区 80 余个地市的病原学监测网络；建成了全球最庞大的资源库（包括中国 1980 年至今的 6200 余菌株、184 700 余份标本）与分子分型数据库，共享用于全国疾控与临床机构进行菌株的溯源。阐明了该菌在我国流行的优势型别与欧美流行型别存在明显差异；发现了宿主动物带菌与气温、海拔、降水量等地理气候因素的关联。

2．首次在国际上提出了该菌的流行传播新理论，得到了国际同行的充分认可：创新性地提出了该菌的“同心圆分布”理论，在国际上率先证实了农家犬是导致人感染的一种重要传染来源，阐明了猪、犬是向其他家畜家禽、啮齿动物传播的核心宿主。而该菌从猪、犬向啮齿动物的传播亦与鼠疫耶尔森菌在疫源地中的保藏存在密切关联。确认了婴幼儿是最易感人群，尤其在大中型城市中的感染率已经超过了细菌性痢疾。传播规律的新发现为该病的防控指明了以猪、犬为主要控制传染源，婴幼儿为重点人群的关键点。

3．标准化检测技术的研发与应用：在国际上首次提出 *foxA-ail* 双基因快速检测方法，研制了多种性能优于进口分型血清的单克隆抗体，显著提高了检测效率，为病人及传染源的早发现、早诊断、早采取控制措施提供了强有力的科技支撑。制定的国家卫生计生委感染性腹泻诊断标准与病原学监测技术方案中小肠结肠炎耶尔森菌章节、国家质检总局出入境检验检疫该菌的行业标准，都已广泛应用于各级疾控中心、临床医院与出入境检验检疫部门，成为该菌的实验室检测与临床诊断的关键依据。

4．流行株基因组特征与进化路径的解析：在国际上首次解析了在中国流行的 O∶9 型菌株的全基因组序列，发现了新的Ⅲ型分泌系统等多个新结构；首次使用多位点序列分析方法解读了小肠结肠炎耶尔森菌与鼠疫耶尔森菌、假结核耶尔森菌的同源进化关系；发现了该菌最核心致病基因 *ail* 的新基因型；证实了 OmpA 在整个耶尔森菌属水平上都具有高度

保守性，发现了其是VW抗原外又一个对耶尔森菌在动物间播散的阻断起到重要作用的共同抗原，推进了该菌的基因组进化与致病机制研究。

本项目发表SCI收录英文论文14篇，被引用111次，影响因子合计41.195；中文论文46篇，主编专著1部，包含多个原创性研究，标志着我国对该菌的研究进入了国际领先水平。

我国隐孢子虫核酸检测和基因分型技术的研究及应用
——中国疾病预防控制中心寄生虫病所

曹建平、沈玉娟、尹建海、姜岩岩、刘爱芹、袁忠英、刘　华、汤林华

隐孢子虫病是人兽共患寄生虫病，世界六大腹泻病之一，为新发传染病，是重要公共卫生问题。通常通过被隐孢子虫卵囊污染的水和食物进行传播，而一般的水处理方法不能有效地杀死卵囊，易引起暴发，造成严重的突发公共卫生事件和重大的社会影响和经济损失。

1. 本项目建立了我国隐孢子虫巢式PCR和LAMP等核酸检测和基因分型技术，快速、灵敏，并制定了相应的标准操作规程。应用这些技术从人源、动物源和水源三个方面开展我国不同地区不同宿主来源隐孢子虫分子流行病学等研究：分离得到1200多个隐孢子虫虫株；明确了我国部分地区隐孢子虫的虫种分布、基因型/亚型、分子遗传特性以及种群结构特征；首次发现安氏隐孢子虫在人群的流行，为新的感染人的优势虫种；首次在犊牛体内发现重要人兽共患优势虫种火鸡隐孢子虫，且为新亚型IIIeA22G2R1；获得重要人兽共患虫种兔隐孢子虫的新亚型VbA21。为进一步研究人隐孢子虫病的传染源或污染源及可能的传播途径提供了依据，并提出了隐孢子虫跨种传播的科学问题。

2. 率先建立了具有自主知识产权的基于多重PCR技术和基因芯片技术的多病原和高通量检测技术，前者可同时检测隐孢子虫、贾第虫、环孢子虫和微孢子虫，与单虫检测吻合率达90%以上；后者可同时检测隐孢子虫、贾第虫、环孢子虫、微孢子虫等10多种肠道原虫，具有检测病原多、高通量、快速等优点。可适用于疾控现场、临床、院校及口岸检验检疫等机构开展肠道原虫筛查及研究。已申请国家发明专利。上述成果，在国际同类研究中处于先进水平，国内领先。这些技术适用于我国各级疾病预防控制机构、医疗机构、大专院校和口岸等样本进行隐孢子虫筛查、检测和研究。相关技术已成功应用于2010年上海世博会、多项国家级重大项目和多个省、市、县疾病预防控制中心和医疗机构对隐孢子虫病原的检测与鉴定，取得了较好社会效益。

3. 首次建立了“中国隐孢子虫基因信息库”，实现了资源在线分级共享，为隐孢子虫病的病原鉴定、监测、预警和防治，以及综合防控策略的制定提供了重要的技术支持。为指导全国各级医疗机构和疾病预防控制机构对隐孢子虫病的诊断，牵头制定国家卫生行业标准《隐孢子虫病的诊断》。

4. 获得软件著作权登记1项，申请国家发明专利2项，发表相关学术论文28篇。其中中文论文16篇，被引次数135，他引次数116；SCI论文12篇，被引次数80次，他引次数65次。兔隐孢子虫、隐孢子虫猪基因Ⅱ型、泛在隐孢子虫等论文，多次被隐孢子虫分子流行病学研究国际知名专家美国疾控中心Lihua Xiao博士、美国农业部农业研究局Ronald Fayer博士和澳大利亚默多克大学兽医和生命科学学院Una Ryan博士等引用。部分研究成果于2014年西班牙第13届国际机会致病原虫研讨会（IWOP）上作了交流，得到与会专家好评。

我国血吸虫病监测预警体系的建立与应用

——中国疾病预防控制中心寄生虫病所

周晓农、杨国静、李石柱、杨 坤、许 静、孙乐平、梁幼生、贾铁武

血吸虫病是我国四大重要传染病之一，由于受到自然、社会和生物等多种因素的影响，血吸虫病的流行极具反复性，亟须利用现代技术推进我国血吸虫病控制和消除进程。如何综合运用现代信息和疾病控制技术，对血吸虫病传播态势进行动态监测预警、快速评估和响应处置，构建一套能够预测预报血吸虫病传播规律及其流行趋势的监测预警体系，推动国家层面的高效优化防控模式已成为当务之急。

本项目针对我国控制和消除血吸虫病的重大需求，综合运用空间流行病学、现代统计学、生物信息学和遥感等技术，分别从血吸虫病的检测评价体系、传播因素监测体系、传播风险预警体系和预警模型构建及其应用等方面开展了系列研究，获得了四方面的创新成果。

1. 率先构建了血吸虫病检测参比实验室体系，建立了我国血吸虫病血清学诊断试剂评价系统，提出了不同防治阶段的最优诊断与疗效评估策略；建立了基于贝叶斯模型的人群感染率推算新方法，实现了血吸虫病疫情评估方法的新突破。

2. 基于基本繁殖率概念建立了估算血吸虫病传播阈值的方法，提出了传播血吸虫病的钉螺密度阈值，为我国制定血吸虫病消除标准奠定了基础。

3. 建立了影响血吸虫病传播的自然、社会等因素的系列模型，阐明了血吸虫病时空分布格局与传播规律，丰富了血吸虫病流行病学理论认知。

4. 构建了我国血吸虫病预警响应体系，建立了血吸虫病传播风险快速评估技术，为我国血吸虫病突发疫情的应急处置提供了技术支撑。

项目组共在国内外25种核心期刊发表论文114篇，其中50篇核心论文有39篇被SCI收录，累计SCI影响因子95.44，被引用809篇次，他引538篇次，1篇论文被评为2008年中国百篇最具影响国际学术论文，3篇论文得到国际知名专家同期刊首文章高度评价，8篇论文受到新英格兰医学杂志和柳叶刀杂志11次正面引用。获得3个实用新型专利和3项软件著作权，制定2个行业标准。项目组成员多次参与全球血吸虫病防控与消除目标制订，引领了国际血吸虫病防治与研究方向。项目组在国际学术会议交流成果20余次，得到国际同行高度评价。

项目组建立的血吸虫病检测评价系统，推进了我国血吸虫病检测试剂的标准化和产业化。建立的血吸虫病传播因素监测体系已在全国12流行省应用与运行，并为评估南水北调、三峡工程等国家重大项目对血吸虫病传播的影响提供了重要技术支撑。建立的血吸虫病传播风险预警体系、风险评估技术和预警模型已在7个主要流行省的70多个县应用，加速推进了我国控制和消除血吸虫病的进程，取得了显著的社会经济效益。

北京市奖一等奖

流感时空变化规律、疾病负担和干预措施效果研究

——中国疾病预防控制中心

余宏杰、杨 鹏、冯录召、王全意、彭质斌、吴双胜、杨 娟、张代涛、郑建东、张 奕、姜 慧、张 莉、秦 颖、段 玮、叶 楠

流感是一种传播迅速、病情凶险、病死率较高的急性呼吸道传染病，每年的暴发流行对人

类健康造成严重危害。在科技部传染病防治科技重大专项、美国NIH、世界卫生组织（WHO）等科技项目的支持下，项目组围绕流感的时空变化规律及其驱动因素、健康危害、疫苗和非药物干预措施效果评价等国际上急需解决的关键科学问题，运用经典流行病学、传染病学、现代统计学等多学科交叉技术，开展了长期、系统、深入的研究，取得的重大科技创新包括：

1. 国际科学界对流感病毒的时空变化规律已有广泛研究，一直以来认为A型和B型流感的季节性相同。项目组在全球首次揭示A型和B型流感截然不同的时空变化规律，定量测量了各区域流感病毒活动的周期、振幅、流行高峰和持续时间，明确了纬度和气候因素是其季节性的主要驱动因素（PLoS Medicine 2013）。该研究彻底改变了国际学术界对A型和B型流感具有相同季节性的结论，受到WHO、NIH和全球流感学术界的一致好评。

2. A型流感的临床严重性和疾病负担比B型流感重是国际科学界的长期共识。项目组系统阐述了流感导致的死亡、住院和门急诊就诊负担，在全球首次发现了B型流感较A型流感可导致更为严重的死亡和住院负担（Bulletin WHO 2012；Influenza Other Respir Viruses [IRV] 2013/2014），此研究受到WHO流感负责人Sylvie Briand的高度肯定："研究结果凸显了B型流感对重症流感负担的重要意义，为WHO在推荐三价流感疫苗的基础上同时推荐四价疫苗（含B型流感2个系）提供了直接科学证据"。

3. 流感疫苗上市后的效果评价难度大，国际上研究结果差异明显。项目组对普通人群、老年人、医务人员、学生连续多个季节接种流感疫苗的保护效果进行了评价，显示对确诊流感和呼吸道感染有较好的保护作用（Emerging Infectious Disease [EID] 2013；IRV 2013；Vaccine 2014），为WHO和我国流感疫苗应用策略的制定和预防接种实施提供了有力证据，Test-negative病例—对照的研究设计也获得了国际科学界的认可。

4. 流感在密闭空间内可否通过空气传播，口罩对阻断流感病毒传播是否有效一直是国际研究的热点。项目组在国际上首次对环境密闭的国际长途商业航班内佩戴口罩对感染流感病毒的防控效果进行了定量评价，证明了佩戴普通外科口罩能有效阻断流感病毒传播，也进一步证明了流感可通过呼吸道飞沫而非气溶胶传播（EID 2013），为流感预防和暴发疫情处置的感染控制措施提供了科学证据。项目组发表文章49篇，其中SCI收录22篇，发表在PLoS Medicine、EID、Bulletin WHO等国际权威杂志，影响因子总计90.2分。主编流感专著1部。WHO和国家卫生计生委根据项目成果制定了流感监测、暴发控制、疫苗应用等方案20项，指导全国的流感防控工作，降低了流感发病和死亡负担，圆满完成APEC、两会等重大活动的公共卫生保障任务，取得了显著的社会效益。

北京市奖二等奖

重大公共卫生疾病药品供给模式的研究及应用

——中国疾病预防控制中心性艾中心

刘中夫、晋灿瑞、张福杰、王　强、赵　燕、吴尊友、刘　霞、崔　岩、马春涛、刘世亮、刘玉芬、贺　雄、董兴齐、王爱玲、赖文红

研究目的：艾滋病是重大公共卫生疾病之一，尚不能治愈，及时的抗病毒治疗可以延长患者生命，提高生存质量。但项目之初药品可及性差，价格昂贵，制约病人及时获得治疗。为实现艾滋病抗病毒治疗药品可及，价格可控，迫切需要构建新的药品采购供应管理模式

和药品价格形成机制，并在病毒性肝炎和结核病等其他重大公共卫生疾病药品可及方面推广应用。

主要技术创新：本项目通过十余年的研究，完成可借鉴和可推广的适合于我国重大公共卫生疾病的药品采购供应模式和谈判关键技术策略最佳实践。

1. 确立了对重大公共卫生疾病药品需求的科学测算方法，构建全新的艾滋病抗病毒治疗药品“中央集中招标采购、地方分散签约”的采购模式。

2. 创新性建立艾滋病抗病毒治疗进口和国产药品的供应模式和定点发放、定人使用的药品管理模式。

3. 在国内首创针对进口专利药和独家仿制药采购谈判的关键技术策略，确保药品可及和“药”为我用。主要谈判策略包括：

（1）实施宏观政策干预与量价结合策略。结合世卫和国际社会推荐，与原研药企谈判，将是否纳入方案及协调审批绿色通道等作为谈判条件，只有达到远低于国际市场的可接受价格才能纳入。

（2）专利强制许可制衡、刚柔并举策略。结合我国技术储备情况及国际强制许可和仿制情况等，运用强制许可锐器，发起专利无效申诉，迫使原研药降价。

（3）推动本土化生产，控制和降低成本策略。对生产成本过高的进口药品，推动本土化生产，降低价格。

（4）对国产独家仿制药采取保留一年的进口原研药企与之同台参与竞争性谈判，控制独家仿制药品价格策略。避免其抬高甚至高于进口原研药价格。

4. 创建艾滋病抗病毒治疗药品全国信息管理系统平台，实现药品需求计划制定、效期预警及库存管理同疫情、感染者管理及病人转介等信息的无缝衔接。

成果产生的价值：

1. 应用于全国艾滋病抗病毒治疗药品的采购供给，累计治疗 30 余万艾滋病病人，艾滋病病死率从 2010 年的 10.7% 下降到 2013 年 6.6%，药品采购节省资金 21.7 亿元。

2. 应用于全国艾滋病母婴阻断药品的采购供给，艾滋病母婴传播率由 34.8% 下降到 6.1%，避免了近 7000 名新生儿感染 HIV。

3. 应用于吸毒人群美沙酮替代治疗药品的采购供给，避免了约 1.5 万名毒品滥用者感染 HIV，减少海洛因滥用逾 100 吨，减少毒资交易逾 650 亿元。

4. 该研究成果用于重大公共卫生疾病国家药品谈判价格形成机制，成为其他重大公共卫生疾病药品可及的成功范例。

本研究发表 SCI 论文 15 篇，总影响因子 114.843，SCI 他引 129 次；发表中文 12 篇，他引 156 次。

个人获奖

奖励名称	所在单位	姓名	授奖单位	授奖时间
2015年国家百千万人才工程	中国疾控中心传染病处	余宏杰	人力资源社会保障部	2015.11
西非埃博拉出血热疫情防控工作先进个人	中国疾控中心	王宇	中共国家卫生计生委党组	2015.2
西非埃博拉出血热疫情防控工作先进个人	中国疾控中心	高福	中共国家卫生计生委党组	2015.2
西非埃博拉出血热疫情防控工作先进个人	中国疾控中心	梁晓峰	中共国家卫生计生委党组	2015.2
西非埃博拉出血热疫情防控工作先进个人	中国疾控中心	冯子健	中共国家卫生计生委党组	2015.2
西非埃博拉出血热疫情防控工作先进个人	中国疾控中心应急中心	倪大新	中共国家卫生计生委党组	2015.2
西非埃博拉出血热疫情防控工作先进个人	中国疾控中心实验室处	王子军	中共国家卫生计生委党组	2015.2
西非埃博拉出血热疫情防控工作先进个人	中国疾控中心应急中心	张必科	中共国家卫生计生委党组	2015.2
西非埃博拉出血热疫情防控工作先进个人	中国疾控中心应急中心	孙辉	中共国家卫生计生委党组	2015.2
西非埃博拉出血热疫情防控工作先进个人	中国疾控中心应急中心	李雷雷	中共国家卫生计生委党组	2015.2
西非埃博拉出血热疫情防控工作先进个人	中国疾控中心传染病处	李中杰	中共国家卫生计生委党组	2015.2
西非埃博拉出血热疫情防控工作先进个人	中国疾控中心传染病处	郑建东	中共国家卫生计生委党组	2015.2
西非埃博拉出血热疫情防控工作先进个人	中国疾控中心免疫中心	余文周	中共国家卫生计生委党组	2015.2
西非埃博拉出血热疫情防控工作先进个人	中国疾控中心基建处	蒋晋生	中共国家卫生计生委党组	2015.2
西非埃博拉出血热疫情防控工作先进个人	中国疾控中心免疫中心	安志杰	中共国家卫生计生委党组	2015.2
西非埃博拉出血热疫情防控工作先进个人	中国疾控中心教育处	申涛	中共国家卫生计生委党组	2015.2
西非埃博拉出血热疫情防控工作先进个人	中国疾控中心环境所	张流波	中共国家卫生计生委党组	2015.2
西非埃博拉出血热疫情防控工作先进个人	中国疾控中心传染病所	熊衍文	中共国家卫生计生委党组	2015.2

续表

奖励名称	所在单位	姓名	授奖单位	授奖时间
西非埃博拉出血热疫情防控工作先进个人	中国疾控中心传染病所	李建东	中共国家卫生计生委党组	2015.2
西非埃博拉出血热疫情防控工作先进个人	中国疾控中心病毒病所	曹玉玺	中共国家卫生计生委党组	2015.2
西非埃博拉出血热疫情防控工作先进个人	中国疾控中心病毒病所	张晓光	中共国家卫生计生委党组	2015.2
西非埃博拉出血热疫情防控工作先进个人	中国疾控中心病毒病所	王力华	中共国家卫生计生委党组	2015.2
西非埃博拉出血热疫情防控工作先进个人	中国疾控中心病毒病所	徐子乾	中共国家卫生计生委党组	2015.2
西非埃博拉出血热疫情防控工作先进个人	中国疾控中心病毒病所	赵翔	中共国家卫生计生委党组	2015.2
西非埃博拉出血热疫情防控工作先进个人	中国疾控中心病毒病所	芜为	中共国家卫生计生委党组	2015.2
西非埃博拉出血热疫情防控工作先进个人	中国疾控中心寄生虫病所	吕山	中共国家卫生计生委党组	2015.2
西非埃博拉出血热疫情防控工作先进个人	中国疾控中心寄生虫病所	曹淳力	中共国家卫生计生委党组	2015.2
西非埃博拉出血热疫情防控工作先进个人	中国疾控中心寄生虫病所	臧炜	中共国家卫生计生委党组	2015.2
西非埃博拉出血热疫情防控工作先进个人	中国疾控中心性艾中心	王晓春	中共国家卫生计生委党组	2015.2
西非埃博拉出血热疫情防控工作先进个人	中国疾控中心性艾中心	徐杰	中共国家卫生计生委党组	2015.2
西非埃博拉出血热疫情防控工作先进个人	中国疾控中心传染病所	李振军	中共国家卫生计生委党组	2015.2
西非埃博拉出血热疫情防控工作先进个人	中国疾控中心病毒病所	张勇	中共国家卫生计生委党组	2015.2
西非埃博拉出血热疫情防控工作先进个人	中国疾控中心病毒病所	刘军	中共国家卫生计生委党组	2015.2
西非埃博拉出血热疫情防控工作先进个人	中国疾控中心病毒病所	王锋	中共国家卫生计生委党组	2015.2
西非埃博拉出血热疫情防控工作先进个人	中国疾控中心病毒病所	高荣保	中共国家卫生计生委党组	2015.2
西非埃博拉出血热疫情防控工作先进个人	中国疾控中心病毒病所	王宏	中共国家卫生计生委党组	2015.2
西非埃博拉出血热疫情防控工作先进个人	中国疾控中心病毒病所	陈操	中共国家卫生计生委党组	2015.2

续表

奖励名称	所在单位	姓名	授奖单位	授奖时间
西非埃博拉出血热疫情防控工作先进个人	中国疾控中心性艾中心	张大鹏	中共国家卫生计生委党组	2015.2
埃博拉出血热疫情防控先进个人	中国疾病预防控制中心应急中心	涂文校	国家卫生计生委等七部委联合	2015.11
埃博拉出血热疫情防控先进个人	中国疾病预防控制中心应急中心	姚建义	国家卫生计生委等七部委联合	2015.11
埃博拉出血热疫情防控先进个人	中国疾病预防控制中心传染病处	殷文武	国家卫生计生委等七部委联合	2015.11
埃博拉出血热疫情防控先进个人	中国疾病预防控制中心免疫中心	尹遵栋	国家卫生计生委等七部委联合	2015.11
埃博拉出血热疫情防控先进个人	中国疾病预防控制中心结控中心	李新旭	国家卫生计生委等七部委联合	2015.11
埃博拉出血热疫情防控先进个人	中国疾病预防控制中心国际处	刁　菲	国家卫生计生委等七部委联合	2015.11
埃博拉出血热疫情防控先进个人	中国疾病预防控制中心教育处	施国庆	国家卫生计生委等七部委联合	2015.11
埃博拉出血热疫情防控先进个人	中国疾病预防控制中心实验室处	魏　强	国家卫生计生委等七部委联合	2015.11
埃博拉出血热疫情防控先进个人	中国疾病预防控制中心运管中心	杜　娟	国家卫生计生委等七部委联合	2015.11
埃博拉出血热疫情防控先进个人	中国疾病预防控制中心病毒病所	梁米芳	国家卫生计生委等七部委联合	2015.11
埃博拉出血热疫情防控先进个人	中国疾病预防控制中心病毒病所	苏晓婷	国家卫生计生委等七部委联合	2015.11
埃博拉出血热疫情防控先进个人	中国疾病预防控制中心病毒病所	王环宇	国家卫生计生委等七部委联合	2015.11
埃博拉出血热疫情防控先进个人	中国疾病预防控制中心病毒病所	杜海军	国家卫生计生委等七部委联合	2015.11
埃博拉出血热疫情防控先进个人	中国疾病预防控制中心病毒病所	朱武洋	国家卫生计生委等七部委联合	2015.11
埃博拉出血热疫情防控先进个人	中国疾病预防控制中心病毒病所	朱炳立	国家卫生计生委等七部委联合	2015.11
埃博拉出血热疫情防控先进个人	中国疾病预防控制中心病毒病所	刘宏图	国家卫生计生委等七部委联合	2015.11
埃博拉出血热疫情防控先进个人	中国疾病预防控制中心病毒病所	尹文娇	国家卫生计生委等七部委联合	2015.11
埃博拉出血热疫情防控先进个人	中国疾病预防控制中心应急中心	刘波	国家卫生计生委等七部委联合	2015.11

续表

奖励名称	所在单位	姓名	授奖单位	授奖时间
全国疾病预防控制工作先进个人	中国疾控中心性艾中心	刘康迈	国家卫生计生委	2015.3
全国疾病预防控制工作先进个人	中国疾控中心环境所	张流波	国家卫生计生委	2015.3
国家卫生计生委直属机关优秀共产党员	传染病所	李振军	国家卫生计生委直属机关党委	2015.6
国家卫生计生委直属机关优秀共产党员	传染病所	熊衍文	国家卫生计生委直属机关党委	2015.6
国家卫生计生委直属机关优秀共产党员	传染病所	王多春	国家卫生计生委直属机关党委	2015.6
国家卫生计生委直属机关优秀共产党员	传染病所	汪诚信	国家卫生计生委直属机关党委	2015.6
国家卫生计生委直属机关优秀共产党员	病毒病所	赵　翔	国家卫生计生委直属机关党委	2015.6
国家卫生计生委直属机关优秀共产党员	病毒病所	王　芹	国家卫生计生委直属机关党委	2015.6
国家卫生计生委直属机关优秀共产党员	病毒病所	殷绍华	国家卫生计生委直属机关党委	2015.6
国家卫生计生委直属机关优秀共产党员	性艾中心	刘中夫	国家卫生计生委直属机关党委	2015.6
国家卫生计生委直属机关优秀共产党员	性艾中心	李培龙	国家卫生计生委直属机关党委	2015.6
国家卫生计生委直属机关优秀共产党员	慢病中心	王临虹	国家卫生计生委直属机关党委	2015.6
国家卫生计生委直属机关优秀共产党员	营养健康所	刘开泰	国家卫生计生委直属机关党委	2015.6
国家卫生计生委直属机关优秀共产党员	营养健康所	张　兵	国家卫生计生委直属机关党委	2015.6
国家卫生计生委直属机关优秀共产党员	营养健康所	张　宇	国家卫生计生委直属机关党委	2015.6
国家卫生计生委直属机关优秀共产党员	环境所	林少彬	国家卫生计生委直属机关党委	2015.6
国家卫生计生委直属机关优秀共产党员	环境所	张流波	国家卫生计生委直属机关党委	2015.6
国家卫生计生委直属机关优秀共产党员	环境所	赵康峰	国家卫生计生委直属机关党委	2015.6
国家卫生计生委直属机关优秀共产党员	职业卫生所	段化伟	国家卫生计生委直属机关党委	2015.6

续表

奖励名称	所在单位	姓名	授奖单位	授奖时间
国家卫生计生委直属机关优秀共产党员	职业卫生所	蒋绍锋	国家卫生计生委直属机关党委	2015.6
国家卫生计生委直属机关优秀共产党员	辐射安全所	寇子春	国家卫生计生委直属机关党委	2015.6
国家卫生计生委直属机关优秀共产党员	辐射安全所	刘青杰	国家卫生计生委直属机关党委	2015.6
国家卫生计生委直属机关优秀共产党员	辐射安全所	欧向明	国家卫生计生委直属机关党委	2015.6
国家卫生计生委直属机关优秀共产党员	改水中心	张　荣	国家卫生计生委直属机关党委	2015.6
国家卫生计生委直属机关优秀共产党员	妇幼中心	吴久玲	国家卫生计生委直属机关党委	2015.6
国家卫生计生委直属机关优秀共产党员	中国疾控中心	梁晓峰	国家卫生计生委直属机关党委	2015.6
国家卫生计生委直属机关优秀共产党员	中国疾控中心	李雷雷	国家卫生计生委直属机关党委	2015.6
国家卫生计生委直属机关优秀共产党员	中国疾控中心	宁桂军	国家卫生计生委直属机关党委	2015.6
国家卫生计生委直属机关优秀共产党员	中国疾控中心	王庆梅	国家卫生计生委直属机关党委	2015.6
国家卫生计生委直属机关优秀共产党员	中国疾控中心	高　福	国家卫生计生委直属机关党委	2015.6
国家卫生计生委直属机关优秀共产党员	中国疾控中心	蒋晋生	国家卫生计生委直属机关党委	2015.6
国家卫生计生委直属机关优秀共产党员	中国疾控中心	李新旭	国家卫生计生委直属机关党委	2015.6
国家卫生计生委优秀党务工作者	中国疾控中心	孟宪平	国家卫生计生委直属机关党委	2015.6
国家卫生计生委优秀党务工作者	中国疾控中心	白雪平	国家卫生计生委直属机关党委	2015.6
国家卫生计生委优秀党务工作者	中国疾控中心	刘海龙	国家卫生计生委直属机关党委	2015.6
国家卫生计生委优秀党务工作者	性艾中心	葛利荣	国家卫生计生委直属机关党委	2015.6
国家卫生计生委优秀党务工作者	慢病中心	段蕾蕾	国家卫生计生委直属机关党委	2015.6
国家卫生计生委优秀党务工作者	营养健康所	赵　萍	国家卫生计生委直属机关党委	2015.6

续表

奖励名称	所在单位	姓名	授奖单位	授奖时间
国家卫生计生委优秀党务工作者	环境所	张全增	国家卫生计生委直属机关党委	2015.6
国家卫生计生委优秀党务工作者	职业卫生所	苏保春	国家卫生计生委直属机关党委	2015.6
国家卫生计生委优秀党务工作者	改水中心	孙伯寅	国家卫生计生委直属机关党委	2015.6
国家卫生计生委优秀党务工作者	妇幼中心	孙志城	国家卫生计生委直属机关党委	2015.6
中央国家机关第五届青联委员	中心实验室处	魏　强	中央国家机关团工委	2015.8
“最美家风故事”	病毒病所	李　杰	中央国家机关工委	2015.9
“最美家书手札”	环境所	王玲芬	中央国家机关工委	2015.9
全国巾帼建功标兵	结控中心	王黎霞	中华全国妇女联合会	2015.7

集体获奖

奖励名称	获奖单位	评奖单位	授奖时间
西非埃博拉出血热疫情防控工作先进集体	中国疾控中心病毒病所	中共国家卫生计生委党组	2015.2
全国疾病预防控制工作先进集体	中国疾控中心信息中心	国家卫生计生委	2015.3
全国疾病预防控制工作先进集体	中国疾控中心寄生虫病所疟疾室	国家卫生计生委	2015.3
埃博拉出血热疫情防控先进集体	中国疾控中心病毒病所	国家卫生计生委等七部委联合	2015.11
埃博拉出血热疫情防控先进集体	中国疾控中心应急中心	国家卫生计生委等七部委联合	2015.11
国家卫生计生委直属机关先进基层党组织	中国共产党中国疾病预防控制中心委员会	国家卫生计生委直属机关党委	2015.6
国家卫生计生委直属机关先进基层党组织	中国共产党中国疾病预防控制中心病毒病预防控制所委员会	国家卫生计生委直属机关党委	2015.6
国家卫生计生委直属机关先进基层党组织	中国共产党中国疾病预防控制中心辐射防护与核安全医学所委员会	国家卫生计生委直属机关党委	2015.6
国家卫生计生委直属机关先进基层党组织	中国共产党中国疾病预防控制中心机关第二总支部委员会	国家卫生计生委直属机关党委	2015.6
国家卫生计生委直属机关先进基层党组织	中国共产党中国疾病预防控制中心传染病预防控制所第三支部委员会	国家卫生计生委直属机关党委	2015.6
国家卫生计生委直属机关先进基层党组织	中国共产党中国疾病预防控制中心机关第五支部委员会	国家卫生计生委直属机关党委	2015.6
2015 年度“最具活力团支部”	中国疾病预防控制中心团委	中央国家机关	2016.3
2013—2014 年度“全国青年文明号”	病毒病所埃博拉病毒青年检测队	共青团中央等 18 部委	2015.4
国家卫生计生委第一届运动会最佳团队奖	中国疾病预防控制中心	国家卫生计生委直属机关党委	2015.11
2013—2014 年度先进基层工会组织	中国疾病预防控制中心工会	国家卫生计生委直属机关工会	2015.4
2014 年度“最具活力团支部”	环境所团总支	国家卫生计生委直属机关临时团委	2015.3
“全国模范职工之家”	病毒病所	全国总工会	2015.4